脂質栄養学
Lipid Nutrition

『日本人の健康と脂質』の理解を求めて

菅野道廣
九州大学・熊本県立大学名誉教授

幸書房

序　文

　本書は 2013 年 4 月から 26 か月間にわたり食品栄養学の視点から「油脂」誌に執筆した「油脂の栄養」シリーズに，執筆後の新しい知見を加え編纂したものである．拙著「あぶらは訴える」（講談社サイエンティフィック，2000 年）でも，同じ視点から油脂栄養学のあり方を主張してきたが，この間，栄養所要量は食事摂取基準へと改称され，かつ関連分野での幾多の新しい展開があり，大幅な増補改訂が必要な状況にあった．加えて，「油脂」誌への連載中に食事摂取基準 2015 年版が策定され，脂質の摂取基準がかなり改定されるなどの劇的とも言える変化が見られた．そこで，連載中に発表された油脂の栄養に係わる新情報を加え，題名もより普遍的な「脂質栄養学」とし，本書の目的とする「脂質の摂取と健康」との関係を紐解くために，―「日本人の健康と脂質」の理解を求めて―との副題を付して出版するに至った．

　すべての生物は生命の維持のため「食べ物」を摂らなければならない．人間の場合には，さらに自己の判断と責任において「おいしい」食べ物を選ぶという習慣を身につけている．脂質は，おそらくその「おいしさ」にもっとも係わりが深い栄養素である．それにもかかわらず，わが国の脂質栄養学が提供してくれる情報はきわめて限られており，肥満が社会問題となっている現状では，脂質はむしろ摂取を控えるべき栄養素となっている．本書は，このおいしい脂質を安心して食べるために求められる科学的情報を提示した書物であるとも言える．

　一般に，栄養学は食品が口に入るところから始まると理解されている．確かに，栄養学はヒトの体内での食事成分の代謝と健康との係わりを中心課題としていることから，このような論拠もうなずける．しかし，健康に資するのは食品成分であり，その多様な機能性が明らかにされてきている現時点では，日本人が摂取する食品を基盤とする栄養学の立場からの論究でなければ，日本人のための食と健康の問題を正しく理解し実践することは難しい．とくに脂質の栄養に関しては，この論理に基づく理解が不可欠である．食品学と栄養学は車の両輪に例えられるように，本来不可分の学問領域であるべきである．ところが，わが国では脂質の健康機能に関する信頼に足る介入試験の成果は欠如しており，諸外国からの関連情報をどう読み取ればよいのかと言う大きな問題点がある．本書では，健康との係わりが深い脂質（油脂）成分の栄養問題を科学的のみならず学問的に中立的な立場から理解するため，できるだけ多くの情報を解りやすく解説することで読者の判断を容易にするように努めた．ただし，栄養学の常識とは言え，明確な結論を導けないことも避けられない．

序　文

　本書は，研究者だけでなく，栄養指導に係わる管理栄養士の皆さんにも広く利用して頂きたい．絡まった糸のような状態にある脂質（脂肪酸）と健康との関係を正しく理解するのに本書が役立てれば，著者として望外の喜びである．

　最後に，「油脂の栄養」の連載執筆に加え，今回の出版の機会をも与えて下さった幸書房の夏野雅博さん，編集上多大なご配慮を頂いた畠山あきさんに深甚の謝意を表します．また，執筆に際し文献の収集・解釈，情報の提供などにご協力頂いた東北大学　池田郁男，宮城大学　西川正純，明治大学　長田恭一，長崎県立大学　古場一哲，九州大学　佐藤匡央・城内文吾，前北海道大学　斉藤昌之の各先生方，並びに種々の油脂製品情報を提供頂いた関連企業の方々に併せて厚くお礼申し上げます．

　平成28年2月

菅　野　道　廣

目　　次

はじめに　脂質栄養学における食品栄養学的な考え方……………………… 1

第1章　脂質栄養を理解するための基礎知識 ……………………… 3

1.1　用語の問題 ……………………………………………………… 3
1.2　食品中の脂肪酸 ………………………………………………… 3
1.3　食 用 油 脂 ……………………………………………………… 5
　　1.3.1　植 物 油 脂 ………………………………………………… 5
　　1.3.2　動 物 油 脂 ………………………………………………… 12
　　1.3.3　食用油脂消費の現状 ……………………………………… 14
　　1.3.4　トリグリセリド構造（構造脂質） ……………………… 16
　　1.3.5　脂肪酸以外の成分 ………………………………………… 16
　　1.3.6　油脂の特数 ………………………………………………… 18

第2章　脂肪の消化と吸収 ……………………………………………21

2.1　消化・吸収機構 …………………………………………………21
2.2　吸収された脂肪の動き …………………………………………23
2.3　中鎖脂肪酸の吸収機構 …………………………………………24
2.4　難消化性油脂 ……………………………………………………24

第3章　脂質の栄養機能 ………………………………………………26

3.1　栄養機能の概要 …………………………………………………26
　　3.1.1　エネルギー価 ……………………………………………27
　　3.1.2　必須脂肪酸の給源 ………………………………………27
　　3.1.3　脂溶性成分の給源と吸収促進作用 ………………………29
3.2　油脂と味覚 ………………………………………………………30

第 4 章　脂質の生理機能 …………………………………… 35

- 4.1　飽和脂肪酸 ……………………………………………… 36
  - 4.1.1　飽和脂肪酸リスク説の背景 ………………………… 36
  - 4.1.2　飽和脂肪酸リスク説への反論 ……………………… 37
  - 4.1.3　飽和脂肪酸無罪論の展開 …………………………… 41
  - 4.1.4　飽和脂肪酸問題の決着 ……………………………… 45
  - 4.1.5　パーム油は危険な油か ……………………………… 47
  - 4.1.6　パルミチン酸以外の飽和脂肪酸の影響 …………… 48
  - 4.1.7　食品業界の対応：加工肉製品での脂肪置換 ……… 50
  - 4.1.8　まとめ ………………………………………………… 52
- 4.2　一価不飽和脂肪酸（モノ不飽和脂肪酸） ……………… 55
  - 4.2.1　オレイン酸の有用性 ………………………………… 55
  - 4.2.2　オレイン酸は「静かな脂肪酸」 …………………… 57
  - 4.2.3　静かな脂肪酸説への反論 …………………………… 59
  - 4.2.4　オレイン酸以外の一価不飽和脂肪酸 ……………… 60
  - 4.2.5　まとめ ………………………………………………… 62
- 4.3　多価不飽和脂肪酸 ……………………………………… 64
  - 4.3.1　必須脂肪酸としての多価不飽和脂肪酸 …………… 64
  - 4.3.2　n-6 系脂肪酸と心疾患 ……………………………… 65
  - 4.3.3　n-3 系脂肪酸と心疾患 ……………………………… 70
  - 4.3.4　n-6/n-3 比問題 …………………………………… 75
  - 4.3.5　必須脂肪酸の代謝 …………………………………… 77
  - 4.3.6　多価不飽和脂肪酸の比較生理機能論 ……………… 83
  - 4.3.7　アラキドン酸の機能 ………………………………… 85
  - 4.3.8　血液濃度からの多価不飽和脂肪酸摂取量の評価 … 86
  - 4.3.9　オメガ 3 製品（サプリメント）についての理解 … 88
  - 4.3.10　まとめ ……………………………………………… 91
  - 4.3.11　多価不飽和脂肪酸と冠動脈心疾患：総括 ……… 92
- 4.4　トランス脂肪酸 ………………………………………… 94
  - 4.4.1　トランス脂肪酸とは ………………………………… 94
  - 4.4.2　トランス脂肪酸と冠動脈心疾患のリスク ………… 97
  - 4.4.3　リノール酸によるトランス脂肪酸のリスク低減 … 99
  - 4.4.4　トランス脂肪酸が心疾患リスクを高めるメカニズム … 102
  - 4.4.5　閾値あるいは許容上限量の問題 …………………… 104

         4.4.6　どのトランス異性体に責任があるのか ………………………… 105
         4.4.7　天然型トランス脂肪酸擁護論 …………………………………… 106
         4.4.8　トランス脂肪酸規制策 ……………………………………………… 109
         4.4.9　トランス脂肪酸規制の効果 ……………………………………… 112
         4.4.10　わが国での現状と対応状況 …………………………………… 116
         4.4.11　トランス脂肪酸問題の今後 …………………………………… 118
         4.4.12　ま　と　め ……………………………………………………………… 123
   4.5　中鎖脂肪酸（medium-chain fatty acid）……………………………………… 124
         4.5.1　中鎖脂肪酸と中鎖脂肪（medium-chain triglyceride, MCT）……… 124
         4.5.2　中鎖脂肪酸の消化吸収 …………………………………………… 125
         4.5.3　中鎖脂肪酸のβ酸化とケトン体の生成 ………………………… 129
         4.5.4　MCT・MLCT に期待される生理的機能 ……………………… 131
         4.5.5　ま　と　め ……………………………………………………………… 139
   4.6　短鎖脂肪酸（short chain fatty acid, SCFA）……………………………… 140

第 5 章　油脂と肥満 …………………………………………………………………………… 154

   5.1　嫌われる「あぶら」………………………………………………………………… 154
   5.2　肥満を巡るわが国の現状 ………………………………………………………… 155
   5.3　「あぶら」を食べると本当に肥るのか ………………………………………… 161
         5.3.1　現　状　理　解 ……………………………………………………………… 161
         5.3.2　高炭水化物食（低脂肪食）で体重は増加する ……………… 161
   5.4　「脂肪の摂取と肥満との関係」の理解 ………………………………………… 164
   5.5　すべての油脂が同様な効果を示すか？ ……………………………………… 166
   5.6　わが国における状況 ……………………………………………………………… 170
   5.7　肥満の遺伝子メカニズム：脂肪酸のβ酸化との関連性 ……………… 172
   5.8　褐色脂肪組織 ……………………………………………………………………… 174
   5.9　異所性脂肪 ………………………………………………………………………… 179
   5.10　脂肪酸のβ酸化の熱力学 …………………………………………………… 180
   5.11　食事脂肪と肥満を巡る現状 …………………………………………………… 181
   5.12　ま　と　め …………………………………………………………………………… 183

第 6 章　コレステロールの栄養学 ……………………………………………………… 189

   6.1　食品中のコレステロール含有量と摂取源 …………………………………… 189

6.2　コレステロール代謝：吸収 ……………………………………… 190
　　6.3　コレステロール代謝：体内合成・異化・排泄 ………………… 193
　　6.4　血液コレステロール濃度と心疾患リスク ……………………… 195
　　　　6.4.1　コレステロールの摂取と血清コレステロール濃度 ……… 195
　　　　6.4.2　食事脂肪と血清コレステロール濃度 ……………………… 202
　　　　6.4.3　血液コレステロール濃度と癌 ……………………………… 204
　　6.5　酸化コレステロール ……………………………………………… 205
　　　　6.5.1　コレステロールの自動酸化 ………………………………… 205
　　　　6.5.2　生体内で生成した酸化コレステロール …………………… 208
　　6.6　ま　と　め ………………………………………………………… 213

第7章　植物ステロールの栄養学 ……………………………………… 218

　　7.1　植物ステロール・植物スタノール ……………………………… 218
　　7.2　植物ステロールの種類と存在 …………………………………… 218
　　7.3　植物ステロール・スタノールの降コレステロール作用とその特性 … 221
　　7.4　コレステロール吸収阻害機構と植物ステロールの吸収 ……… 224
　　　　7.4.1　植物ステロールのコレステロール吸収阻害機構 ………… 224
　　　　7.4.2　植物ステロールの吸収 ……………………………………… 227
　　7.5　その他の機能 ……………………………………………………… 229
　　7.6　植物ステロール酸化物 …………………………………………… 229
　　7.7　植物ステロールの有効利用 ……………………………………… 233
　　7.8　ま　と　め ………………………………………………………… 234

第8章　脂質の食事摂取基準 …………………………………………… 238

　　8.1　食事摂取基準の基本理念と特徴 ………………………………… 238
　　8.2　食事摂取基準2015年版 …………………………………………… 239
　　　　8.2.1　脂質の総エネルギーに占める割合（脂肪エネルギー比率） … 239
　　　　8.2.2　飽和脂肪酸 …………………………………………………… 242
　　　　8.2.3　n-6系脂肪酸 ………………………………………………… 244
　　　　8.2.4　n-3系脂肪酸 ………………………………………………… 245
　　　　8.2.5　その他の脂肪酸 ……………………………………………… 245
　　　　8.2.6　コレステロール ……………………………………………… 246
　　　　8.2.7　生活習慣病の重症化予防 …………………………………… 247

8.3　脂質栄養学の真髄 ………………………………………………… 247

第9章　食用油脂の安全性を巡って ……………………………………… 250
　9.1　油脂の精製中に生成する健康リスク成分 ……………………… 251
　　9.1.1　MCPDとグリシドール ………………………………………… 251
　　9.1.2　トランス脂肪酸 ………………………………………………… 254
　9.2　油脂を用いる加熱加工・調理に伴い生成する成分 …………… 255
　　9.2.1　還元糖との反応で生成するアクリルアミド ………………… 255
　　9.2.2　加熱に伴う過酸化脂質 ………………………………………… 258
　9.3　ま と め …………………………………………………………… 260

第10章　脂質と健康：新しい情報を中心に …………………………… 263
　10.1　歴史的背景と現実 ………………………………………………… 263
　10.2　地中海型食事とオレイン酸の効用 ……………………………… 265
　10.3　n-3系長鎖多価不飽和脂肪酸を巡る議論 ……………………… 267
　10.4　肥満との関係―食事脂肪低減化の問題点 ……………………… 269
　10.5　食事脂肪とリポタンパク質代謝 ………………………………… 272
　10.6　脂肪酸の供給源としての植物油 ………………………………… 274
　10.7　食事脂肪と腸内細菌：炎症，バリアー機能および代謝的効果 … 274
　10.8　ま と め …………………………………………………………… 275

索　　引 ……………………………………………………………………… 281

はじめに
脂質栄養学における食品栄養学的な考え方

　油脂（脂質）と健康の問題は，きわめて重要な国家的テーマの一つであるにもかかわらず，わが国の「食事摂取基準 2015 年版」からも読み取れるように，脂質成分についてはほとんどが「目標量」として策定されているに過ぎない．脂質と健康の問題を理解するための日本人についての科学的知見が，余りにも不足しているのである．そのため，欧米情報を適宜援用して対応せざるを得ない局面が多く，そのことが大きな誤解を招きかねないリスクをはらんでいる．すなわち，日本人の平均的脂質摂取状況は欧米諸国のそれとは大きく異なり，非常に特徴的（健康的）であることを基にして対応しなければならないが，欧米情報の鵜呑みによって，消費者だけでなく専門家さえも迷路に迷い込んでいる．実際に，日本人の脂質摂取状況は平均的には問題はないが，過不足は全体の 2/3 にも及ぶだけでなく，とくに過剰摂取者の摂取脂質内容が非常に非健康的であるという現状（国民栄養調査）の改善が，喫緊の課題となっている．

　問題の根幹は栄養学の理解度にある．ほとんどすべての人が，多少にかかわらず栄養知識を有している．だが，そのほとんどは表面的で真髄を知らず，すぐに善悪を決めようとする傾向がある．現時点では絶対に不可能な「数値化」さえも図ろうとする．本来，ヒトを対象とした栄養研究においては，明確な結論が得られることはほとんどなく，不確かな結果には解釈が求められる．しかし，解釈はしばしば必ずしも科学的とは言い切れない個人的見解の影響を受けることになる[1]．結局，解釈は判断する側の見識に委ねられることになるので，同じ結果からいろいろな結論が導かれる可能性さえある．余りにも曖昧な結論であると，科学的評価に値しない．その時点で得られているすべての信頼できる科学情報に基づいて判断されるべきであるが，それは至難のことであり，断片的判断の結果が「あぶらを食べると肥る」，「リノール酸は危険」，そして「魚油神話」というような俗説を生むことになる．加えて，介入（臨床）試験を含むヒトでの栄養学研究の実施はかなり困難であり，対応策としての動物実験の結果評価に対する研究者の姿勢が問題となる．動物実験に始まり遺伝子レベルにまで至る研究は，確かに食物成分の多様な機能性と作用メカニズムの解析にきわめて有用な情報を提供するが，得られた結果をどのようにヒトへ演繹するかが問題であり，あくまでも慎重でなければならない．得られた成果がヒトの体全体のレベル

でどう反映されるのかを論ずるに際しては，細心の注意が求められるが，往々にして短絡する主張が幅を利かせている．マスコミの情報にはとくに注意が必要である．あくまでも食品栄養学的基盤に立つ判断が求められる．少なくとも現時点では「体によい油」とか「体に悪い油」といった短絡的な判断は許されない．

　いずれにしても，食と健康の問題は基本となる食品を基盤とした栄養学として把握することが不可欠である．本書では，食品栄養学の視点で油脂栄養の最新情報を食生活の全体像から総合的に考察し，もっとも妥当な判断の基準が得られるように解説することを基本理念とする．

参 考 文 献

1) Nestle M, Eating made simple. *Scientific American*, **297**: 60–69 (2007)

第1章　脂質栄養を理解するための基礎知識

1.1　用語の問題

　脂質（lipid）は三大栄養素の一つであるが，タンパク質と炭水化物（糖質）が「化学構造」によって定義付けられているのに対し，有機溶媒に溶ける成分，すなわち「物性」によって定義付けられている成分である．したがって，脂質には多種多様な化学構造を有する成分が含まれ，いろいろな用語が適宜用いられている．すなわち，脂質，油脂，脂肪，油，脂，そして「あぶら」などの用語がある．それらはそれぞれ特定の定義を有していて，使い分けなければならないが，往々にして曖昧に使われている（ただし，脂質栄養の理解度の如何によっては，許される場合もあるだけに厄介である）．栄養領域では，すべての油脂成分を包含する「脂質」が常用されているが，食品領域では，業界を含め，トリグリセリドを指す「油脂」（fat and oil）が汎用されている．おそらく実際に対象となる主成分に視点をおいた用法であろう．「脂肪」（fat）は，トリグリセリドを指す用語である．常温で液体の油脂を「油」，固体の油脂を「脂」と俗称しているが，パーム油（融点約34℃）は生産地（主としてインドネシア，マレーシア）では「油」でも，わが国では「脂」と記すべきものである．時には「あぶら」とひらがなで書き，強調する文学的（？）な表現も散見される．なお，トリグリセリド（triglyceride）はトリアシルグリセロール（triacylglycerol）と記すべきであるが，本書では汎用されているトリグリセリドを用いている．

　われわれが摂取している油脂は，ほとんどが「脂肪」であるが，一部リン脂質やステロール類などを含んでいるので，「脂質」と呼ぶのがふさわしい．実際に食事摂取基準では「脂質」が用いられている．ところが，食品分析の領域では，脂質は「粗脂肪」として定量され，食品成分表には「脂質」として記載されている．このように，油脂を巡る用語は錯綜しており，明確な使い分けは難しい．それで，これまで慣用的に使われている用語に準ずるのも妥当な対応である．

1.2　食品中の脂肪酸

　脂質の栄養生理機能のほとんどは，それを構成する脂肪酸に依存している．したがって，通常摂取する食品中の主な脂肪酸の性質について理解しておくことが基本的に必要である．表1.1に，そのような脂肪酸について油脂の栄養の理解に必要と思

われる情報をまとめている．油脂関連の成書では，脂肪酸組成の情報に先立って脂質の分類（例えば，単純脂質や複合脂質など）について学ぶが，ここでは省略する．なお，炭素数20を指す化学用語は「イコサ，icosa」であるが，本書では常用されている「エイコサ，eicosa」を用いている．脂肪酸は通常，不飽和度（不飽和結合の数）によって分類されるので，表1.1 もそれに準じている．食品中の脂肪酸の二重結合（不飽和結合）は，ほとんどがシス型であり，同じ炭素鎖数の脂肪酸であっても，不飽和度が高いほど融点は低くなる．二重結合の幾何異性体として，反芻動物および部分水素添加植物油中のトランス型の不飽和脂肪酸（トランス脂肪酸）があるが，その融点は対応するシス型の脂肪酸よりかなり高い．

脂肪酸の分類法としては，その他，炭素鎖数に応じて短鎖，中鎖および長鎖脂肪酸に分類されることもある．ただし，それぞれの区切りは便宜的である．例えば，炭素

表 1.1 食品中に含まれる主な脂肪酸の種類と性質

脂肪酸（慣用名）	炭素数：二重結合数	融点（℃）	主 な 存 在
飽和脂肪酸			
中鎖脂肪酸			
カプリル酸	8:0	16.7	やし油，パーム核油，乳脂
カプリン酸	10:0	31.3	やし油，パーム核油，乳脂
長鎖脂肪酸			
ラウリン酸	12:0	43.5	やし油，パーム核油
ミリスチン酸	14:0	54.4	やし油，パーム核油，動物性脂肪
パルミチン酸	16:0	62.9	パーム油，動物性脂肪，牛乳脂
ステアリン酸	18:0	69.6	動物性脂肪
アラキジン酸	20:0	75.4	落花生油
一価不飽和脂肪酸			
パルミトレイン酸	16:1 n-7	0.5	マカダミアナッツ油，魚油
オレイン酸	18:1 n-9	13.4	動植物油脂
エライジン酸	9t-18:1（トランス）	51	部分水素添加植物油
バクセン酸	11t-18:1（トランス）	44	反芻動物乳脂肪・体脂肪
エルシン酸（エルカ酸）	22:1 n-9	33.5	なたね油
多価不飽和脂肪酸			
n-6（オメガ6）系			
リノール酸	18:2	−5.2	植物油
γ-リノレン酸	18:3	−6	月見草，ボラージ油
アラキドン酸	20:4	−49.5	卵黄，肝臓，魚油
n-3（オメガ3）系			
α-リノレン酸	18:3	−11	植物油（あまに油，なたね油，大豆油）
エイコサペンタエン酸	20:5	−53	魚油
ドコサヘキサエン酸	22:6	≪−75	魚油
共役脂肪酸　共役リノール酸	9c, 11t-18:2	−	反芻動物乳脂肪・体脂肪

二重結合はトランス（t）表示以外すべてシス（c）型．エルカ酸は，最近のなたね油（カノーラ油）にはほとんど含まれていない．共役リノール酸は rumenic acid とも呼ばれるが，市販品は 10t,12c-18:2 との混合物である．多価不飽和脂肪酸の融点は一例．例えば，DHA の融点は−44℃との記載もある．

数 12 のラウリン酸は中鎖と長鎖の脂肪酸の中間的性質を持ち，中鎖脂肪酸に分類されることもある．もっとも，ラウリン酸はパーム核油やココナッツ油（やし油）以外に多く含む油脂はない．なお，脂肪酸はその炭素数：二重結合数で略記される（例．パルミチン酸，16:0）．ただし，不飽和脂肪酸の場合には，その系列を明示するため，必要に応じて二重結合の位置を併記することもある．オレイン酸は 18:1 *n*-9，リノール酸は 18:2 *n*-6．"*n*-6"（*n* マイナス 6）は，炭素鎖のメチル基末端から数えて 6 番目の炭素に最初の二重結合を持つことを示す．欧米では，"omega"（オメガ）方式を慣用しているが，これはカルボキシル基末端から遠く離れているところを意味するオメガ位から数えて最初の二重結合がある位置を示す言葉であり，数字は "*n* マイナス方式" と同じ結合位置を示すが（例．omega-3，ω3），便宜的な用語である．一価不飽和脂肪酸（monounsaturated fatty acid，MUFA）はモノ不飽和脂肪酸とも呼ばれる．多価不飽和脂肪酸（polyunsaturated fatty acid，PUFA）は，その炭素鎖長が 20 以上のものを長鎖多価不飽和脂肪酸（long-chain polyunsaturated fatty acid，LCPUFA）とも呼ぶ習わしがあり，これと同義語の高度多価不飽和脂肪酸（highly unsaturated fatty acid）という用語も使われることがある．炭素鎖数が多いか，二重結合が多いかのいずれに重点を置くかによって，使い分けられているようであるが，曖昧な場合もある．さらに，後述するように，飽和脂肪酸（saturated fatty acid，SFA）やトランス脂肪酸（*trans* fatty acid，TFA）の場合には，飽和脂肪やトランス脂肪が同義語として使われる例が散見される（正確には使い分けしなければならないが，便宜的に使用されている．予め両者は同義語であると断わっている例もある）．

1.3 食用油脂

1.3.1 植物油脂

図 1.1 に，食用植物油の脂肪酸組成をまとめている．五訂増補日本食品標準成分表ではなく，JAS 規格のための分析データを引用したのは，できるだけ新しい情報を提示するためである（ただし，五訂値とほぼ同値）．それぞれを高リノール酸型（その中の α-リノレン酸含有型），オレイン酸型（一価不飽和脂肪酸型）あるいは飽和脂肪酸型に分類することができる．この図から解るように，α-リノレン酸を有効量含む食用植物油は限られている．食用油の脂肪酸組成はほぼ一定しているが，なたね油におけるように，従来含まれていたエルカ酸（22:1 *n*-9）が心臓機能に悪影響を及ぼすことが指摘され，現在ではこの脂肪酸をほとんど含まない品種に代わっている例もある（カノーラ油，キャノーラ油，Canola oil）．

最近では，大豆油，なたね油を中心に脂肪酸組成の改変が盛んに行われ，育種や遺伝子組換えにより多種多様な組成を有する油の生産が可能となっている．大豆油は，

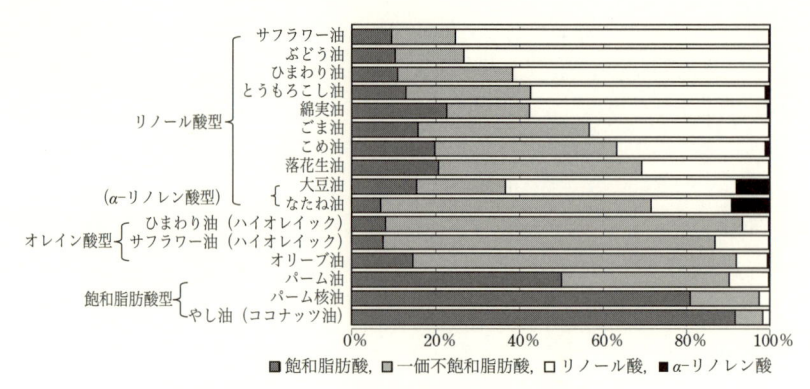

図 1.1　食用植物油の脂肪酸組成（%）
農林水産省食品製造卸売課「我が国の油脂事情」(2012)

　比較的多く含まれる α-リノレン酸が空気中で酸化されやすく，品質の劣化だけでなく健康障害をも引き起こす可能性があることから，大豆油を最大の消費油とする米国では，軽度の部分水素添加を行って酸化安定性を高めてきた．しかし，後述するように，この処理で生成するトランス脂肪酸が，冠動脈心疾患に対し最も危険な脂肪酸であることが明らかにされ，対応策として脂肪酸組成の改変が展開されてきているわけである．表 1.2 にそのような改変型大豆油の脂肪酸組成を例示している[1]．このような脂肪酸組成改変大豆油の使用について，わが国では「従来のものと組成，栄養価等が著しく異なるもの」は義務表示となっており，「大豆（高オレイン酸遺伝子組換え）等」と表示しなければならない．生産性を上げるために組み換えられた大豆（除草剤・殺虫剤耐性）からの油は脂肪酸組成に変化はなく，組み換えられた DNA またはこれによって生じたタンパク質は残存しないので，食用大豆油として一般に使われている．実際にはこれらの遺伝子組換え大豆油が，血液コレステロール像に好ましい影響を与えることも，すでに報告されていて問題はなさそうであるが（表1.3）[2]，n-3 系 PUFA の摂取量が極端に少ない米国人の場合には，さらにその欠乏状態を高める可能性があり，むしろ健康（とくに心疾患予防）への悪影響に注意すべきではないかと思われる．

　ステアリドン酸（18:4 n-3）に富む大豆油[3] は米国食品医薬品局（FDA）の GRAS（Generally Recognized As Safe）認可を受けており，体内でのエイコサペンタエン酸（EPA）への転換効率が高い．1 g の EPA を生成するのに，α-リノレン酸では 14～20 g 必要であるのに対し，ステアリドン酸では 3～4 g で十分である（ただし，ドコサヘキサエン酸 DHA へは変換されない）．したがって，2 位パルミチン酸型構造脂質の構成脂肪酸として育児用乳への適用が可能である．しかも，生産効率が高く（環境共生型），1/2 ヘクタール以下の農地で，サケ 1 万食分に相当する EPA 量の産生が可能

1.3 食用油脂

表 1.2 遺伝子組換え大豆の脂肪酸組成

品　　種	16:0	18:0	18:1	18:2 n-6	18:3 n-3	18:3 n-6	18:4 n-3
食用大豆油（非組換え）	10.4	3.2	23.5	54.6	8.3	―	―
組換え大豆油							
低リノレン酸型	10.1	5.3	41.1	41.2	2.2	―	―
高オレイン酸型	6.4	3.3	85.6	1.6	2.2	―	―
低パルミチン酸型	5.9	3.7	40.4	43.4	6.6	―	―
低ステアリン酸型	3.0	1.0	31.0	57.0	9.0	―	―
高パルミチン酸型	26.3	4.5	15.0	44.4	9.8	―	―
高ステアリン酸型	12.0	21.0	63.0	1.0	3.0	―	―
高ステアリドン酸型	9～13	2.0～5.5	10～20	15～30	19～12	5～8	15～30

18:3 n-6 γ-リノレン酸，18:4 n-3 ステアリドン酸．高ステアリドン酸（文献 2）以外は文献 1 から典型的なものを抜粋．

表 1.3 遺伝子組換え大豆油の血液コレステロール濃度への影響[2]

油の種類	コレステロール（mmol/L）	
	LDL	HDL
大豆（通常品）	3.66 ± 0.67[b]	1.32 ± 0.32[ab]
低飽和脂肪酸油	3.53 ± 0.77[b]	1.32 ± 0.35[b]
高オレイン酸油	3.70 ± 0.66[b]	1.39 ± 0.33[a]
低 α-リノレン酸油	3.71 ± 0.64[ab]	1.32 ± 0.33[b]
部分水素添加油	3.92 ± 0.70[a]	1.32 ± 0.32[ab]

32 人の軽度高脂血症者（LDL-コレステロール＞130 mg/dL）に，脂肪エネルギー比 30％（その 2/3 が試験油）の食事を 35 日間投与．
a, b 異なった文字間で有意差あり，P＜0.05．

であるなどの利点を有する．そして実際に，この油を使ったマーガリンが既に試作されている[4]．このマーガリンは，最近のトランス脂肪酸低減化製品と比較し，官能的に差はなく，トランス脂肪酸はゼロであり，好ましい多形性，温度特性およびソフトマーガリンとしての品質を備えているようである．さらに，ステアリドン酸を含む油が 2 型糖尿病の予防と改善に，魚油代替え油として有用である可能性も指摘されている[3]．EPA，DHA を含むカノーラ油を 2020 年までに市場化する取り組みも行われている．

遺伝子組換え油糧作物由来の精製植物油の安全性に関しては，アレルゲン性の有無は一つの判断基準となろう．精製食用植物油中のタンパク質含量は非常に少なく，大豆油の場合，油 1 g 当たりのタンパク質量は例えば 62～265 ng に過ぎず（粗油では 86,000～87,900 ng），もっとも敏感な人でも，少なくとも 50 g の精製油を摂取しない限り，明確な症状は現れないと判断されている[5,6]．したがって，栽培省力化のために作出された遺伝子組換え大豆由来の大豆油は，少なくともアレルギーに関しては安

全であると判断できよう．

植物油としては，α-リノレン酸に富むあまに油（フラックス油）・えごま油（しそ油），オレイン酸に富むつばき油・茶油，γ-リノレン酸を含むボラージ油・月見草油，ココアバター代用脂のシア脂・ボルネオ脂，シアドン酸 (5,11,14-20:3) を含むかや（榧）の実油（天ぷら油）などがあり，それぞれの特徴を生かし食用として利用されている（表1.4）[7]．食用以外であるが機能性油脂として，ひまし油，きり（桐）油，カポック油，ホホバ油，ローズヒップ油などがある．その他，共役型（二重結合が共役している多価不飽和脂肪酸）や二重結合の位置が特異的な脂肪酸など，機能性研究の対象となっている植物油がある．

ヒトの健康にとって，種々多様な脂肪酸，とくに PUFA は重要な役割を果たしているが，体内でのリノール酸 (LA) からのアラキドン酸 (ARA)，α-リノレン酸 (ALA) からの EPA, DHA の産生効率が低いので，これらの LCPUFA の供給源が必

表1.4 特殊な食用植物油の脂肪酸組成（％）

油　　脂	14:0	16:0	18:0	18:1	18:2	18:3	その他の脂肪酸
ココアバター	—	27	33	32	3	<0.5	
シア脂	—	6	41	49	4	—	
ニガー種子油	2	8	35	50	—	—	
ボルネオ脂	—	15	40	38	—	—	
ババス油	19	8	5	15	4	—	8:0, 4.5; 12:0, 47
くるみ油	—	12	40	40	—	—	
オート油	—	10	—	59	31	—	
パンプキン種子油	—	16	5	24	54	0.5	
小麦胚芽油	—	13	1	30	44	11	
マカダミアナッツ油	1	9	3	58	2	—	16:1, 21; 20:1, 2
ヘーゼルナッツ油	<0.3	6	1.2	87	6	—	
アーモンド油	<1.5	4	3	77	18	—	
アボカド油	—	15	—	59	12	—	16:1, 8
コーヒー油	3	28	12	18	36	—	
つばき油	—	18	3	50	22	—	
茶油	—	<5	<1.5	<87	7	—	
ペカン油	—	4	3	75	15	—	20:0, <2
白マスタード油	<0.5	1.5	<0.5	22	14	—	22:1, 44
黒マスタード油	<1.0	<1.0	<0.3	21	—	—	22:1, 40.5
あまに（フラックス）油	—	5	3	18	14	58	
えごま油	—	2	1	7	5	24	
月見草油	—	6	2	8	74	—	γ-リノレン酸, 10
ボラージ油	—	10	4	17	38	—	γ-リノレン酸, 22
ブラックカラント種子油	—	7	2	11	48	13	γ-リノレン酸, 18
かやの実油	—	6	2	18	56	1	5,9,12-18:3, 7; 5,11,14-20:3*, 7
松の実油	—	4	2	26	48	—	5,9-18:2, 1.8; 5,9,12-18:3**, 15

脂肪酸組成は一例，品種・栽培地などでかなりの幅がある．* シアドン酸，** ピノレン酸．主として文献7および五訂増補日本食品標準成分表による．

1.3 食用油脂

表 1.5 α-リノレン酸を比較的多く含む植物油 (g/100 g)

脂肪酸	黒ラズベリー	赤ラズベリー	ボイセンベリー	マリオンベリー	ブルーベリー	クランベリー	Buckthorn sinensis	Buckthorn rhamnoides	O. basilicum (バジル)	麻の実
16:0	1.2~1.6	1.2~2.7	4.2	3.3	5.7	3.0~7.8	7.7~9.6	6.7~8.2	6.8~8.8	5.8~6.7
18:0	tr	1.0	4.5	3.1	2.8	0.2~1.9	2.1~3.3	2.3~4.1	2.0~2.8	2.6~3.2
18:1	6.2~7.7	12.0~12.4	17.9	15.1	22.8	20.0~27.8	12.9~26.1	13.7~20.0	8.7~11.6	9.9~15.6
18:2 n-6	55.9~57.9	53.0~54.5	53.8	62.8	43.5	35.0~44.3	38.2~43.6	36.7~43.0	18.3~21.7	53.4~60.0
18:3 n-3	35.2~35.3	29.1~32.4	19.5	15.7	25.1	22.3~35.0	20.2~36.3	25.4~36.0	57.4~62.5	15.1~19.4
その他	nd	nd	nd	nd	nd	2.5	1.9~2.5	1.8~3.8	tr	0~1.8

脂肪酸	エゴマ	アマナズナ	チア	アマ	ゴム種子*	バラ果実	クルミ	ルピナス	カノーラ	大豆
16:0	7	6	6	5.3	8.56	1.7~3.1	8.1	8.7	3.8	11.2
18:0	2	2	3	3.3	10.56	1.7~2.5	2.8	0.8	1.7	4.1
18:1	14	13	7	17.9	22.95	14.7~18.4	15.9	45.8	58.2	24.3
18:2 n-6	17	16	20	17.7	32.28	48.6~54.4	59.7	24.1	20.1	54.6
18:3 n-3	61	39	63	58.7	19.22	16.4~18.4	13.1	11.3	9.6	8.3

nd: 検出せず, tr: 痕跡, * Malaysian rubber seed oil. あまなずな油 (camelina oil) には 20:1 n-9 が約 14%, 22:1 n-9 が約 3% 含まれる。
文献 8 および Yu L, Parry JW, Zhou K, Bailey's Industrial Oils and Fat Products (Shahidi F ed.), Vol. 3, p.283-258, John Wiley & Sons (2005)

表1.6 γ-リノレン酸を比較的多く含む植物油 (g/100 g)

脂肪酸	ブラックカラント油	月見草油 O. spp.	月見草油 O. biennis	月見草油 O. lamarckiana	エキウム油	麻実油	ボラージ種子油	カビ（ムコール油）
16:0	6.0〜6.3	7〜10	9.1	5.8〜7.2	6.2	6〜9	10〜11	9〜12
18:0	1.3〜1.6	1.5〜3.5	3.1	1.5〜3.1	3.8	2〜3	3.5〜4.54	1〜2
18:1	8.9〜9.6	6〜11	17.7	9.2〜20.1	16.9	10〜16	16〜20	20〜40
18:2 n-6	42.7〜43.5	65〜80	64.3	62.0〜74.6	19.1	50〜70	35〜38	1〜20
18:3 n-6	22.0〜24.6	8〜14	4.9	5.5〜9.6	10.5	1〜6	17〜28	20〜40
18:3 n-3	10.0〜11.5	nd	tr	nd	29.4	15〜25	1	0

月見草油（*Oenothera*），エキウム油（Echium oil）にはステアリドン酸（18:4 n-3）が約13%含まれる．
文献8および Yu L, Parry JW, Zhou K, Bailey's Industrial Oils and Fat Products (Shahidi F ed.), Vol. 3, p.283-258, John Wiley & Sons (2005)

要である．近年，遺伝子組換え技術を用いて，既存油糧作物（大豆・なたねなど）によるLCPUFAの生産が可能となってきているが，消費者の安全安心感を満足させるためには，天然資源の活用が求められる．種々の植物に加え，微小藻類，微生物などの利用も展開されている．EPA，DHAは魚類から得られるが，資源維持の問題が付きまとう．ARAにはよい供給源がなく，微生物生産に頼るしかない．自然界には，ALA（表1.5）やγ-リノレン酸（表1.6）を多く含む植物油がある[8]．ここでは，比較的よく知られているPUFA源について以下に説明する．

1) 共役リノール酸（conjugated linoleic acid, CLA）[9-12]

抗変異原性を示す脂肪酸として，焦げた肉から発見されたCLAについては，これまで制癌，体脂肪低減，抗動脈硬化，抗糖尿病，血圧上昇抑制，免疫機能改善，骨代謝改善など多様な生理機能が知られてきて，すでに体脂肪低減サプリメントとして流通している（実験動物では成長促進・飼料効率向上作用も観察されている）．CLAは反芻胃内のバクテリアにより飼料中のLAからつくられ（主たるCLAは 9c,11t-18:2, rumenic acid（ルーメン酸），図1.2），乳や肉中に含まれるが，その量は僅かである（牛乳，牛肉の脂肪中4〜5 mg/g程度．飼料により幾らか増加させることが可能であるが不十分）．そのため，サプリメントとしてはLAに富む植物油のアルカリ異性化により調製された製品が用いられているが，通常 9c,11t- と 10t,12c-18:2 をほぼ同量含んでいる．天然型には独自の生理活性があるが，反芻動物脂中では少ない 10t, 12c-異性体が天然型よりかなり高い生理活性を示すことから，天然物としての判断の支障となる．近年，光異性化（photoisomerization）法による調製技術も開発されているが，満足のいく結果は得られていない[13]．細菌による天然型の生合成が可能である[14]．

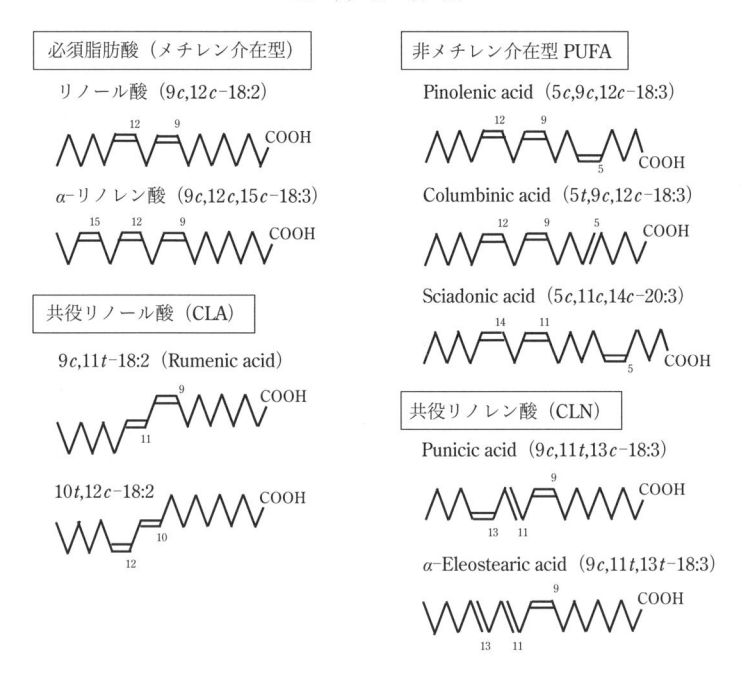

図 1.2　各種多価不飽和脂肪酸の構造

2) 共役リノレン酸（conjugated linolenic acid, CLN）[15-17]

　ある種の植物種子は CLN を比較的多く含む（図 1.2）．表 1.7 に示すように，多様な CLN が知られていて，抗癌，抗炎症，抗肥満，抗酸化，脂質代謝制御などの生理作用が観察され，CLA 以上の効果も認められているが（ある種の CLN は体内で CLA に転換されて機能する可能性がある），動物実験の域を出ていない．個々の CLN にそれぞれ特徴的な生理活性が期待され，今後の研究に待つ部分が多い．これら CLN は，通常トリグリセリドの 2 位に多く含まれている（ただし，ザクロ油ではプニカ酸含量が 80％ にも及ぶので，すべての位置に分布している）．CLA 同様，種々の細菌により ALA からの CLN の生産が可能である[18]．

3) 非メチレン介在型多価不飽和脂肪酸 [19,20]

　図 1.2 に 5 位に二重結合をもつ PUFA を例示している．動物実験のレベルではあるが，これらの脂肪酸については必須脂肪酸としての活性を有するものの，生体内でエイコサノイドに代謝されにくい可能性が指摘されており，種々の炎症反応に対する抑制効果が期待されている．ピノレン酸（5c,9c,12c-18:3）は松の実油に 0.1～25.3％ 程度含まれ（朝鮮松の実油で約 15％），かつグリセロールの sn-3 位に濃縮されているため，エステル交換処理も行われている[20]．コロンビン酸（西洋オダマキには種

表 1.7　天然種子油中の共役リノレン酸

脂　肪　酸	キ　リ	ニガウリ	カラスウリ	ザクロ	キササゲ	キンセンカ	ジャカランダ
16:0	2.6	1.5	5.3	2.3	2.8	2.4	4.0
18:0	2.1	17.4	8.2	1.8	2.7	1.2	5.6
18:1 n–9	6.6	14.6	16.4	4.0	7.7	4.0	14.6
18:1 n–7	0.4	0.1	0.5	0.4	1.0	0.5	—
18:2 n–6	7.1	8.6	17.2	4.2	40.0	27.9	44.3
18:3 n–3	0.1	—	—	—	0.6	0.7	—
9c,11t,13c-18:3[1]	1.3	0.5	48.5	83.0	—	—	—
9c,11t,13t-18:3[2]	67.7	56.2	3.4	3.2	—	—	—
9t,11t,13c-18:3[3]	0.2	—	0.4	0.2	42.3	—	—
9t,11t,13t-18:3	11.3	0.3	—	—	0.6	—	—
8t,10t,12c-18:3[4]							
8c,10t,12c-18:3[5]	—	—	—	—	—	62.2	28.7
8t,10t,12t-18:3	—	—	—	—	0.2	—	—
20:0	—	0.3	—	0.4	0.2	0.2	—
20:1	0.5	0.3	—	0.5	0.4	0.3	—

1：プニカ酸，2：α-エレオステアリン酸，3：カタルピン酸，4：カレンジン酸，5：ジャカル酸．
Takagi T, Itabashi Y, *Lipids*, **16**: 546-551 (1981), Hopkins Y, *Topics Lipid Chem*, **3**: 37-87 (1972).

子油中 60％程度含むものもある）はピノレン酸のトランス異性体である（5t,9c,12c-18:3）．シアドン酸は天ぷら油として重宝されているかやの実油に含まれる脂肪酸（油脂中約 11％）でもある．これらの脂肪酸についても，より系統的な試験の結果が待たれる．

　以上のように，自然界は多種多様な脂肪酸源を供給している．それらの活用はまだ残された部分が多く，今後の展開に期待したい．未知の機能が眠っている可能性が大いにある．ただし，CLA の例に見られるように，特定の脂肪酸だけに効果を期待するのは良策ではない．通常の食用油脂でも，その種類によって健康効果に違いがあり，例えばコーン油（とうもろこし油）はエキストラバージンオリーブ油より高コレステロール血症者の血漿リポタンパク質の脂質像改善効果が優れるとの報告もある[21]．

1.3.2　動　物　油　脂

　図 1.3 に代表的な動物性油脂の脂肪酸組成をまとめている．反芻動物以外の陸上動物由来の脂肪の脂肪酸組成は飼料の脂肪酸組成に影響されるので，ここに示された値はあくまでも代表的な例である．豚脂（ラード）や鶏卵の脂肪酸組成をより健康的に変えることが可能である（LA や EPA，DHA レベルを高めたものなど）．反芻動物では，反芻胃内の微生物（細菌）により牧草中の LA や ALA が水素添加を受けた後，体内に吸収されるため，肉や乳中の PUFA 含量は非常に低い．この微生物の作用を受けないようにすれば，牛肉中の PUFA 含量を増やすことが可能であり，実際に動

脈硬化改善対策のために種々の対策がとられ，LA を増量した牛肉が生産されたこともある（ただし，生産方法や食味の点などが問題で，最近では余り例を見ない）．しかし，ごく最近 ALA を多く含む「アマ種子（あまに）」を泌乳中の牛に与え，牛乳中の飽和脂肪酸の割合を下げ，n-3 系脂肪酸の割合を上げることができたとの報告もある．人乳と牛乳との間で脂肪酸組成には大きな違いがあり，とくに牛乳では PUFA の含量が少ない．育児用粉乳などには DHA や ARA が補足されているのは当然の対応策である．

　魚油は n-3 系 PUFA の供給源として利用されているが，魚種により EPA，DHA の含有割合にも相当な違いがあることを理解しておくべきである（図 1.4）．心疾患の予防のために摂取が勧められているのは，青魚など「油が多い魚」（oily fish）である．n-6 系の ARA を結構含むものもある．飽和脂肪酸含量もかなり多い．ただし，魚類

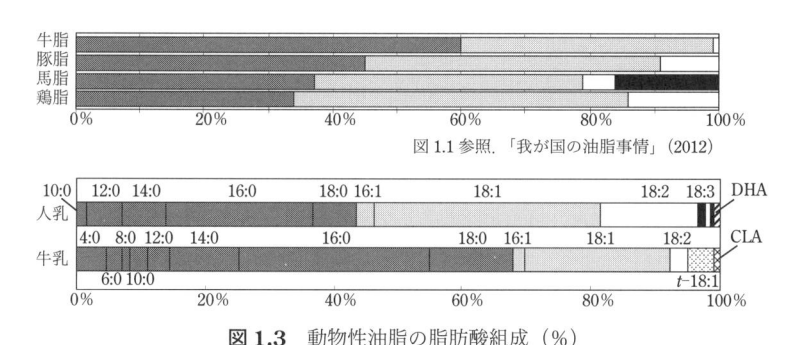

図 1.1 参照．「我が国の油脂事情」(2012)

図 1.3 動物性油脂の脂肪酸組成（%）

人乳：18:3 と DHA の間はアラキドン酸，EPA．牛乳：CLA 共役リノール酸（9c,11t-18:2）．牛乳は五訂増補日本食品標準成分表，人乳は日本人のデータ例．

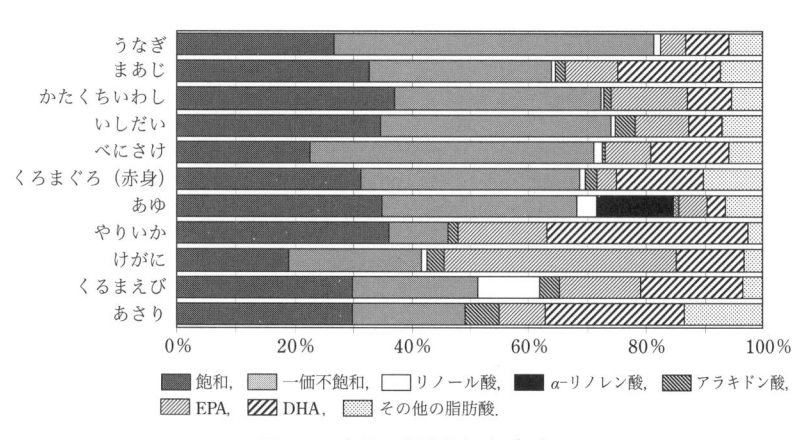

図 1.4 魚油の脂肪酸組成（%）
五訂増補日本食品標準成分表．

資源保護のため「オキアミ」，さらには「微小藻類」からの抽出が試みられているが，本格的な保護策には至っていない．なお，食用油脂の特性と応用の詳細は成書[22]を参照されたい．魚の脂肪酸組成および関連情報に関しては，日本水産油脂協会から詳細なデータが提供されていて，参考となる[23]．

1.3.3 食用油脂消費の現状

2011年におけるわが国での油脂消費実績は，なたね油，パーム油および大豆油の3種で全体の約83％を占め，これにとうもろこし油（コーン油），こめ油がそれぞれ3％台で続く構成になっている（図1.5）．近年，植物油脂の総消費量はほぼ横ばいないしは減少傾向にあるが，なたね油の占める割合が増加し，大豆油は減少傾向にあり，パーム油が第2位を占めてきている（平成25年の実績では，総量2,306,553トンで，なたね油44.1％，パーム油21.4％，大豆油15.9％）．食用油脂の品質には酸化安定性，機能性および栄養価値の3条件が必須要件と考えられている（図1.6）[1]．つまり，加熱（あるいは空気）酸化に強く，幅広い利用性を有し，栄養的ないしは生理的効果が期待できることが条件となっている．ただし，これら機能の重要順位は利用目的によって異なるようであり，家庭用の油では「おいしい」ことや「体によい」ことが求められ，業務用の油では「おいしさ」と「経済性」（安定性や低コスト）が必須要件である．一般の食用油は種類が多いが，これらの条件のすべてを満たすのは容易

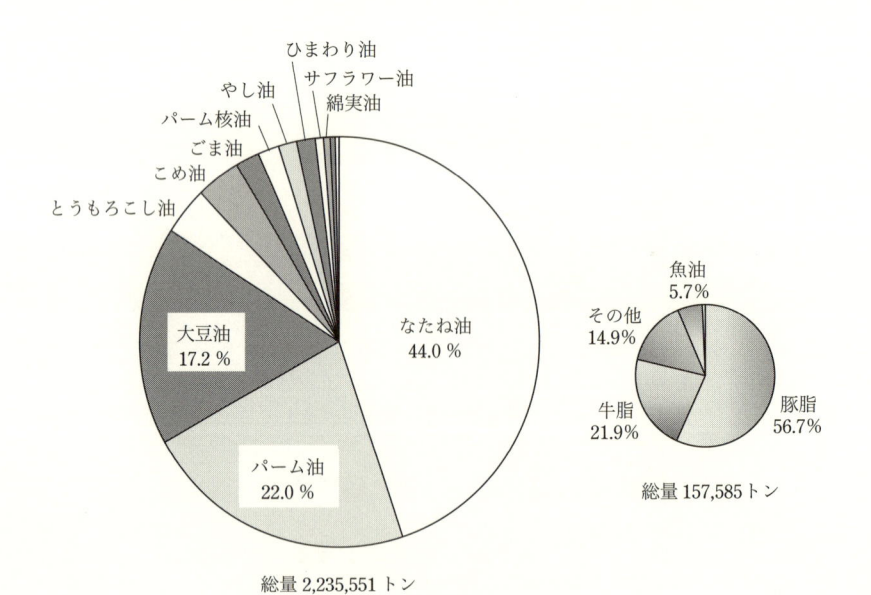

図1.5 油脂消費実績（平成23年）
我が国の油脂事情（2012）

植物油（総量 2,235,551トン）: なたね油 44.0％，パーム油 22.0％，大豆油 17.2％，とうもろこし油，こめ油，ごま油，パーム核油，やし油，サフラワー油，ひまわり油，綿実油

動物油脂（総量 157,585トン）: 豚脂 56.7％，牛脂 21.9％，魚油 5.7％，その他 14.9％

1.3 食用油脂

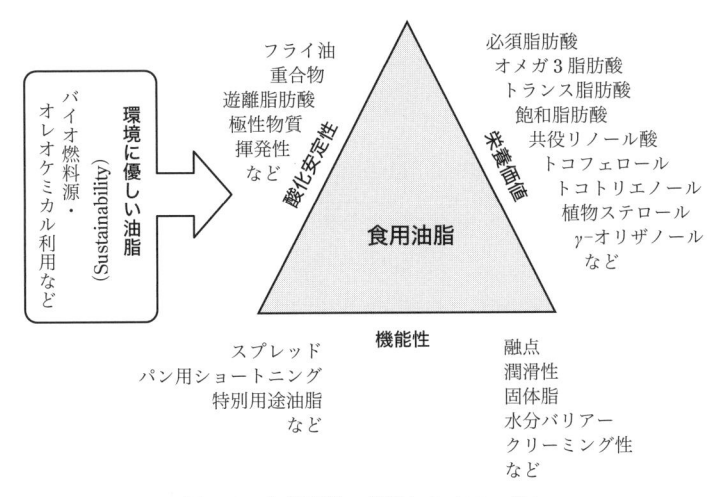

図 1.6 食用油脂の品質トライアングル
文献1のトライアングル概念をもとに作成．

ではないようである．例えば大豆油は栄養的価値は優れるものの酸化安定性は低く，かつ固体脂の割合が低くサラダ油や調理油としての適性は有するが，ショートニングやマーガリンの製造には適していないようである．これらの欠点を改善するために，とくに大豆では遺伝子組換えを含む品種改良が行われている．問題はそのような油の安全性である．先述のようにタンパク質（アレルゲン）の残存量から判断する限りとくに問題はないと見なされるが，今後のより綿密な安全性対策の進展を見守りたい．

食用植物油脂の生産に関しては，自然保護のため環境に優しい油脂であることが求められている．この問題は東南アジアにおけるパーム油の生産急増に伴う自然破壊が引き金となって近年指摘され始めたものであり，最近解決策が報告されている（Roundtable for Sustainable Palm Oil，RSPO）．持続可能な油脂生産の概念は，地球環境の保全のために今後一層重要な課題となろう．その他，特定の植物油脂はオレオケミカルに加えバイオ燃料としての利用が広がっており，食用としての利用と競合する部分もある．さらに，オレオケミカルの原料として使われている動物脂肪をバイオ燃料源とする計画も展開されている．現在では図1.6に示したように，トライアングル的な視点に加え，このような観点を含めて食用油脂のあり方を理解することが求められてきている．油脂業界は持続性に適う油脂の精製方法の改善に努力を重ねてきており，安全で健康な油脂の提供が中心課題となっている[24]．微生物による油脂の生産は，環境問題の面からは好ましい対策のひとつであり，自然界によい給源がないARAは現時点では微生物により産生されている．

1.3.4 トリグリセリド構造（構造脂質）

```
sn-1    H₂C-O-18:0      H₂C-O-18:1
         |                |
sn-2    HC-O-18:1       HC-O-16:0
         |                |
sn-3    H₂C-O-18:0      H₂C-O-18:2

        ココアバター      母乳脂肪
```

図 1.7　構造脂質の例

油脂の栄養生理機能は脂肪酸の種類だけでなく，脂肪酸がグリセロールのどの位置に結合しているのかによってもいくらか影響を受ける．特定の脂肪酸を特定の位置に結合し，特定の機能を発揮する油脂を「構造脂質」(structured lipid) と呼んでいる（図 1.7 参照）．

　構造脂質の例としては，ヒトの乳脂肪がある．乳脂肪中のパルミチン酸の 60％ 程度はグリセロールの 2 位に結合しており（1,3 位はオレイン酸とリノール酸），消化吸収機能が十分に発達していない乳児では吸収されにくいこの高融点の脂肪酸の吸収を，少しでも効率的にする仕組みとなっている[25]（第 2 章参照）．最近のラットでの研究では，吸収効率だけでなく抗炎症性，飼料効率の改善，さらには体脂肪蓄積や脳機能調節にも係わることが示唆されている[26]．植物脂としてはココアバター（カカオ脂）があり，主成分の SOS（グリセロールの 1,3 位にステアリン酸，2 位にオレイン酸が結合した構造）のほか，POS および POP（P はパルミチン酸）の 3 種のトリグリセリドからなる簡単な構成となっており，チョコレート用として最適の油脂である（速やかな口溶け）．このグリセリド組成に似た構造脂質がチョコレート代替脂としてパーム油などを原料にして製造され汎用されている．なお，チョコレートのブルーミングを抑える油脂として開発されているものも構造脂質である（BOB 型，B はベヘン酸，22:0）．

　おそらく，消化器系が未発達あるいは疾患などの場合には，構造脂質はいくらかでも効率よく吸収できる油脂として有用であろう．エステル交換法で製造された中鎖脂肪酸と長鎖脂肪酸を一定の割合で含む油脂は体脂肪の蓄積を防止する効果が認められ，特定保健用食品（トクホ）として認可されている[27]．トクホ認定（体脂肪蓄積抑制効果）を受けていたジアシルグリセロールも構造脂質の一種とみなされよう．構造脂質の栄養生理機能や薬理機能に関しては第 4 章で説明するが，2004 年頃までの情報は他の成書を参照されたい[28]．

1.3.5　脂肪酸以外の成分

　油脂にはトリグリセリド以外にも健康との係わりが深い多種多様な成分が含まれている．栄養学の分野では，ステロール類，カロテノイド類，トコフェロール・トコトリエノール，リン脂質（レシチンなど）についてある程度の理解が必要である[29]．

1）ステロール類

　動物脂中のコレステロール（炭素数 27），植物油中の植物ステロール（炭素数 28〜

29) がある．植物油中にはコレステロールは事実上含まれていないので，あえて「コレステロールゼロ」を標榜するのはいかがなものであろうか．血液中のコレステロール量は体内コレステロール量のごく僅か（8％程度）を占めるに過ぎないが，健康との係わりで関心が深い．しかし食品中のコレステロールの存在を一方的に忌避するのは，健常者の場合無意味なことである．卵はコレステロールをもっとも多く含む食品の一つであるが，摂取してもコレステロール値に影響が見られない大多数の人にとっては，1日1個程度ならむしろ種々の栄養素の宝庫としての意義の方が大きい[30]（第6章参照）．植物ステロールは，化学的にはコレステロールと近似した構造を持つが，その僅かな違いをヒトの小腸は識別でき，ほとんど吸収されないうえにコレステロールの吸収を抑えるので，安全な血液コレステロール低下作用を示す成分である（第7章で詳述する）．わが国ではトクホなどとして使われている．植物ステロールにはコレステロールと同様に，遊離型と脂肪酸エステル型がある．β-シトステロール，カンペステロール，スチグマステロールなど種類は多く，海藻には特徴的なステロールも含まれている（例．フコステロール）．

2) カロテノイド類，トコフェロール・トコトリエノール

植物中にはβ-カロテンをはじめ種々のカロテノイドが含まれているが，不安定な成分であり油脂の精製中にほとんど失われる．トコフェロール（ビタミンE）は動植物油脂中に普遍的に存在するが（ヒトの体内のものは食事由来），植物油，とくにこめ油，大豆油，なたね油，小麦胚芽油などに多く含まれている．抗酸化性を有する脂溶性ビタミンで，α, β, γ および δ の4種のトコフェロール（およびトコトリエノール）があり，ビタミンE活性はα-トコフェロールがもっとも強く，抗酸化活性はδ型が強い．多くの生活習慣病が過酸化脂質の生成により誘発され，あるいは重篤化することから，トコフェロールは健康維持に重要な機能を果たしている．トコトリエノールはトコフェロールに類似の化学構造を有するが，生理機能には違いがあり特別な作用（コレステロール濃度低下，癌細胞増殖抑制など）を示す．ただしトコトリエノールを含む油脂は限られており，こめ油，パーム油など特定の植物油だけである．なお，トコフェロール類も油脂の精製工程でかなり失われるが，通常は油脂の安定性維持に必要な量は残存している（精製後に再添加されることもある）．

3) リン脂質

いろいろな種類のリン脂質があるが，トリグリセリドの脂肪酸の一つがリン酸化された塩基と置き換わった構造を持つグリセロリン脂質がもっとも普遍的である．塩基がコリンのものがホスファチジルコリン（phosphatidylcholine）であり，一般にレシチン（lecithin）と呼ばれる（レシチンは種々のリン脂質の混合物の通称でもある）．

卵黄，大豆などに多く含まれ乳化剤として汎用されている．その他，ホスファチジルエタノールアミンやスフィンゴ脂質などがある．リン脂質は，われわれが通常摂取する脂質の5%程度を占めるに過ぎないが，特別の生理機能を有しており（コレステロール低下，肝機能亢進など），今後の研究が待たれる成分である．なお，リン脂質は一般にトリグリセリド（脂肪）よりもPUFAを多く含んでおり，それらのよい供給源でもある．

1.3.6 油脂の特数

　油脂の一般的な品質特性を示す特数には，酸価（Acid value，酸敗度），けん化価（Saponification value，脂肪酸の平均分子量），ヨウ素価（Iodine value，不飽和度），過酸化物価（Peroxide value，過酸化度），カルボニル価（Carbonyl value，過酸化度）などがある．このほか，体内での酸敗度の指標としてTBA値（Thiobarbituric acid value）がよく測定される（TBA値に関連してTBARS, TBA reactive substanceと言う用語も使われる）．ただし生体内での脂質の過酸化とTBA値との間の関係は明確ではない．血液や組織のリン脂質中のヒドロペルオキシド（–OOH）を直接測定することもでき，動脈硬化をはじめいろいろな疾患で増加することが示されている．近年，分析技術の進歩に伴い，食用油脂についてもグリシドール（およびその脂肪酸エステル）や3-MCPD（3-monochloropropane-1,2-diol）などの微量成分の存在に関心が持たれてきている．これらは主として油脂の精製中に生成するものであり，監視が必要な成分であろうが，通常の食用植物油中には健康に係わるような量は含まれておらず，食用油脂精製技術が優れているわが国では問題とはならない（第9章参照）．

参 考 文 献

1) Liu KS, Soy oil modification: products, applications. *Inform*, **10**: 868–875 (1999)
2) Lichtenstein AH, Matthan NR, Jalbert SM *et al.*, Novel soybean oils with different fatty acid profiles alter cardiovascular disease risk factors in moderately hyperlipidemic subjects. *Am. J. Clin. Nutr.*, **84**: 497–504 (2006)
3) Banz WJ, Davis JE, Clough RW *et al.*, Stearidonic acid: is there a role in the prevention and management of type 2 diabetes mellitus? *J. Nutr.*, **142**: 635S–640S (2012)
4) Pande G, Akoh CC, Shewfelt RL, Production of *trans*-free margarine with stearidonic acid soybean and high-stearate soybean oils-based structured lipid. *J. Food Sci.*, **77**: C1203–C1210 (2012)
5) Rigby NM, Sancho AI, Salt LJ *et al.*, Quantification and partial characterization of the residual protein in fully and partially refined commercial soybean oils. *J. Agric. Food Chem.*, **59**: 1752–1759 (2011)
6) 菅野道廣，大豆油はアレルギー反応を引き起こすか？　日本栄養・食糧学会誌，**59**: 313–321 (2006)
7) Bockisch M, Fats and Oils Handbook, AOCS Press (1993)
8) Abedi E, Sahari MA, Long-chain polyunsaturated fatty acid sources and evaluation of their

nutritional and functional properties. *Food Sci. Nutr.*, **2**: 443-463 (2014)
9) 古場一哲, 共役リノール酸 (CLA) の生理機能と食品への応用. オレオサイエンス, **10**: 415-422 (2010)
10) Derakhshande-Rishehri S-M, Mansourian M, Kelishadi R *et al.*, Association of foods enriched in conjugated linoleic acid (CLA) and CLA supplements with lipid profile in human studies: a systematic review and meta-analysis. *Public Health Nutr.*, **18**: 2041-2054 (2015)
11) Moon H-S, Biological effects of conjugated linoleic acid on obesity-related cancers. *Chem. Biol. Interact.*, **224C**: 189-195 (2014)
12) Wang T, Lee HG, Advances in research on *cis*-9, *trans*-11 conjugated linoleic acid: a major functional conjugated linoleic acid. *Crit. Rev. Sci. Food Nutr.*, **55**: 720-731 (2015)
13) Gangidi RR, Lokesh BR, Conjugated linoleic acid (CLA) formation in edible oils by photoisomerization: a review. *J. Food Sci.*, **75**: R781-R785 (2014)
14) Gorissen L, Leroy F, De Vuyst L *et al.*, Bacterial production of conjugated linoleic and linolenic acid in foods: a technological challenge. *Crit. Rev. Food Sci. Nutr.*, **55**: 1561-1574 (2015)
15) Koba K, Belury MA, Sugano M, Potential health benefits of conjugated trienoic acids. *Lipid Technol.*, **19**: 200-203 (2007)
16) Hennessy AA, Ross RP, Devery R *et al.*, The health promoting properties of the conjugated isomers of α-linolenic acid. *Lipids*, **46**: 105-119 (2011)
17) Yuan GF, Chen XE, Li D, Conjugated linolenic acids and their bioactivities: a review. *Food Funct.*, **5**: 1360-1368 (2014)
18) Tuner TD, Meadus WJ, Mapiye C *et al.*, Isolation of α-linolenic acid biohydrogenation products by combined silver ion solid phase extraction and semi- preparative high performance liquid chromatography. *J. Chromatog. B,* **980**: 34-40 (2015)
19) Houtsmuller UMT, Columbinic acid, a new type of essential fatty acid. *Prog. Lipid Res.*, **20**: 889-896 (1981)
20) No DS, Kim I-H, Pinolenic acid as a new source of phyto-polyunsaturated fatty acid. *Lipid Technol.*, **25**: 135-138 (2013)
21) Maki KC, Lawless AL, Kelley KM *et al.*, Corn oil improves the plasma lipoprotein lipid profile compared with extra-virgin olive oil consumption in men and women with elevated cholesterol: results from a randomized controlled feeding trial. *J. Clin. Lipidol.*, **9** : 49-57 (2015)
22) 戸谷洋一郎監修, 油脂の特性と応用, 幸書房 (2012)
23) 和田 俊監修：日本水産油脂協会編, 食品中の *n*-3 系・*n*-6 系脂肪酸―新しい NMR 分析技術を応用して―, 日本学会事務センター (2003)
24) De Greyt WFJ, Current and future technology for the sustainable and cost-efficient production by high quality food oils. *Eur. J. Lipid Sci. Technol.*, **114**: 1126-1139 (2012)
25) Innis SM, Dietary triacylglycerol structure and its role in infant nutrition. *Adv. Nutr.*, **2**: 275-283 (2011)
26) Carta G, Murru E, Lisal S *et al.*, Dietary triacylglycerols with palmitic acid in the *sn*-2 position modulate levels of *N*-acylethanolamides in rat tissues. *PLoS ONE*, **10**(3): e0120424 (2015). doi: 10.1371/journal.pone.0120424
27) Kasai M, Nosaka N, Maki H *et al.*, Effect of dietary medium- and long-chain triacylglycerols (MLCT) on accumulation of body fat in healthy humans. *Asia Pacific J. Clin. Nutr.*, **12** :151-160 (2003)
28) 原 健次, 生理活性脂質 ストラクチャード・トリグリセリドの生化学と応用, 幸書房 (2005)
29) 日本油化学会編, 油脂・脂質の基礎と応用―栄養・健康から工業まで― (2005)

30) Rong Y, Chen L, Tingting Zhu *et al.*, Egg consumption and risk of coronary heart disease and stroke: dose-response meta-analysis of prospective cohort studies. *BMJ*, **346**: e8539 (2013)

第2章　脂肪の消化と吸収

2.1　消化・吸収機構

　これまで述べてきたような油脂成分がヒトの体内で多様な栄養・生理機能を発揮するためには，消化吸収という過程を経なければならない．水に溶けない油脂は実に巧妙なメカニズムで消化吸収される[1,2]．消化吸収系の概要は図2.1にまとめている．

　ほとんどが長鎖の脂肪酸からなる食事脂肪は，まず口腔内で舌腺リパーゼによる加水分解を受けるが，その程度は通常きわめて僅かで無視できるので，食事由来の脂肪はそのまま胃内へ運ばれる．胃内では蠕動運動やタンパク質消化酵素ペプシンの作用により食塊はこなされ，水に溶けない脂肪は分離し乳化される．胃内にも酸性条件下で働くリパーゼが分泌され（舌腺リパーゼ由来とも言われる），その貢献度については諸説があるが成人ではあまり大きくないようである．したがって，摂取した脂肪のほとんどはそのまま十二指腸へと運ばれ，ここではじめて消化の主役である膵リパーゼによる加水分解を受ける．膵液中には膵リパーゼと膵リパーゼ様タンパク質1と2が分泌され，前二者が脂肪の消化に係わると考えられている．

　水に溶けない脂肪に酵素がよく作用するためには，胆汁酸の助けが必要である．十二指腸に入ってきた脂肪が引き金となり，十二指腸や空腸から分泌される消化管ホ

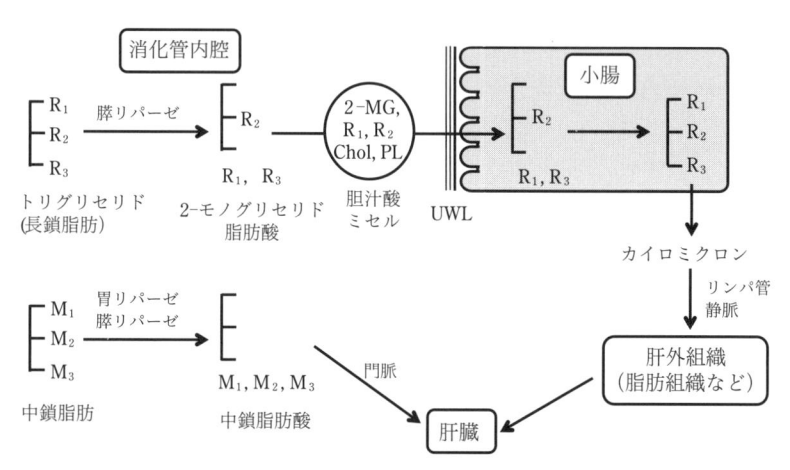

2-MG：2-モノグリセリド，Chol：コレステロール，PL：リン脂質，UWL：不撹拌水層．
図2.1　脂肪（トリグリセリド）の消化吸収系概要

ルモンのコレシストキニン（cholecystokinin，語意は「胆嚢を収縮するもの」）の作用によって胆汁の分泌が促される．十二指腸内で胆汁中の胆汁酸塩によって乳化された油脂は，より細かい粒子となり酵素との接触面が拡大する．この時，膵液中のコリパーゼと呼ばれる比較的少分子量のタンパク質が脂肪と酵素を結び付ける「錨」の役割を果たし，同時に胆汁酸によるリパーゼの失活を防ぎ脂肪の消化を促す．膵リパーゼは 1,3 位のグリセリド結合に特異的に作用し，脂肪（トリグリセリド）は脂肪酸と 2-モノグリセリド（2-MG）に加水分解される．これら加水分解産物は，他の脂質成分（ステロール類，リン脂質など）と共に胆汁酸ミセル（micelle）に溶解し，吸収の場である小腸上皮粘膜を覆う unstirred water layer（不撹拌水層）と呼ばれる薄い水層を通過する．この水層を通過するためにはミセルへの溶解が必須条件である．

小腸の吸収細胞の表面に達するとミセルは壊れ，2-MG と脂肪酸は吸収され細胞内に取り込まれる．吸収機構の詳細は十分には明らかではないが，大部分は受動拡散による吸収と見なされている．吸収細胞の表面にある脂肪酸結合タンパク質である CD36 を介する取り込みや細胞間隙を通って吸収される可能性も指摘されているが，その程度は僅かである．なお，腸管内で小腸リパーゼなどが働き，2-MG は更に加水分解され，遊離脂肪酸として吸収される可能性もあるが，主経路は 2-MG ルートであり，少なくとも摂取した脂肪の 70％以上はこの経路で吸収されると見なされている．消化器系の発達が未熟な新生児では，成人の場合とは異なり，膵臓由来のリパーゼ様タンパク質（protein 2）と胆汁酸により活性化されるリパーゼが脂肪消化の主役を果たし，吸収には異なったメカニズムが係わっているようである[3]．

小腸粘膜細胞内に取り込まれた 2-MG と脂肪酸はここでトリグリセリド（TG）に再合成されるが，この際まず脂肪酸は ATP のエネルギーを使って活性化（アシル-CoA 化）されなければならない．なお，消化の過程でなぜ TG のすべての脂肪酸が遊離化されないのか理由はよくわからないが，2 位に結合した脂肪酸の特別の効果を維持活用するために，このような吸収方式が選ばれた可能性がある．一方，エネルギー的に見ると少なくとも吸収後の脂肪再合成に必要なエネルギー量の省力化機構となっている．2 位に結合した脂肪酸は，遊離型よりもより容易に吸収され TG 再合成の骨格となるが，この位置には一般に多価不飽和脂肪酸が多く結合している．動物実験の結果ではあるが，2 位に結合したリノール酸は，1,3 位に結合したリノール酸と比較し，組み合わせた脂肪酸の種類にかかわらず吸収効率がいくらか優れているようである（図 2.2）[4,5]．リノール酸の結合部位の違いはコレステロールの吸収には影響しないようであるが，2 位に結合したリノール酸は 1,3 位のリノール酸より血清コレステロール濃度低下作用に優れることが観察されていることなどから推定すると，脂肪の消化吸収は合目的な機構であると推察できる．魚油では DHA は 2 位に多く結合しているが，海産獣（アザラシなど）ではむしろ 1,3 位に多く結合しており，DHA 含有量が

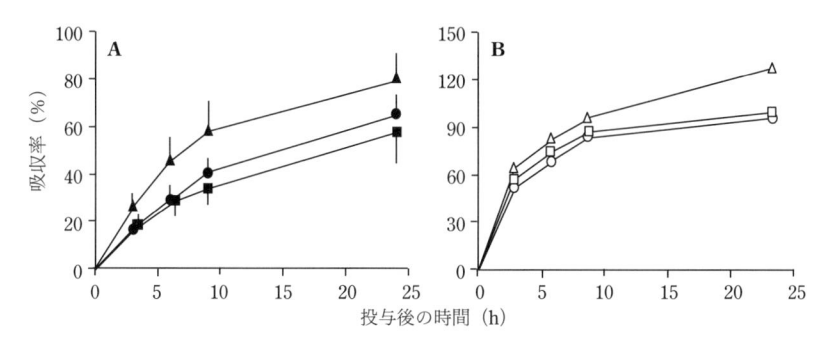

図2.2 グリセロールとの結合位置によるリノール酸吸収率の違い
リンパ管にカニューレを挿入したラットの胃内に試料脂肪を投与し，リンパ中のトリグリセリド濃度を測定.
A：▲ CLC, ● LLL, ■ LCL. C：カプリン酸 (8:0), L：リノール酸. (文献4)
B：△ SLS, ○ LLL, □ SLL. S：ステアリン酸 (18:0). (文献5)

同じでも両者間で生理的効果に違いがあるのではないかと想定されている．

2.2 吸収された脂肪の動き

　再合成されたTGはコレステロールやタンパク質（アポリポタンパク質）などと共にカイロミクロン（chylomicron）と呼ばれる大きなリポタンパク質（85％程度はTG）を形成し，リンパ管を経て下大静脈へと運ばれ，高密度リポタンパク質（HDL）からアポリポタンパク質A–IとE（Apo A–I, Apo E）を受け取り，肝外組織（脂肪組織，筋肉など）へ運ばれる（図2.3）．そして，それらの組織の毛細血管の内皮細胞表面に存在するリポタンパク質リパーゼ（lipoprotein lipase, LPL）の作用を受けてTGは加水分解され，遊離した脂肪酸は組織に取り込まれる．このとき，カイロミクロンの表面にあるApo C–IIがリパーゼを活性化する（Apo A–Iは再びHDLへ移る）．このようにして，かなりの部分のTGが失われコレステロールに富むカイロミクロンレムナント（chylomicron remnant, カイロミクロン残遺体）として血管系を経て肝臓へと運ばれ，Apo Eに特異的な受容体（カイロミクロンレムナント受容体）を介して取り込まれる．カイロミクロンや超低密度リポタンパク質（VLDL）のレムナントは血管内皮に取り込まれ，動脈硬化を進展させると考えられており，継続しての食後高脂血症には注意が必要である．肝臓に取り込まれたレムナントはコレステロール合成を制御し，過剰産生を抑える．カイロミクロンが増加する高カイロミクロン血症者では，血清の上層に白いクリーム層が見られる．油脂中に含まれる脂溶性成分（ビタミンA，E，Kなど）も吸収後カイロミクロンとして体内に運ばれる．

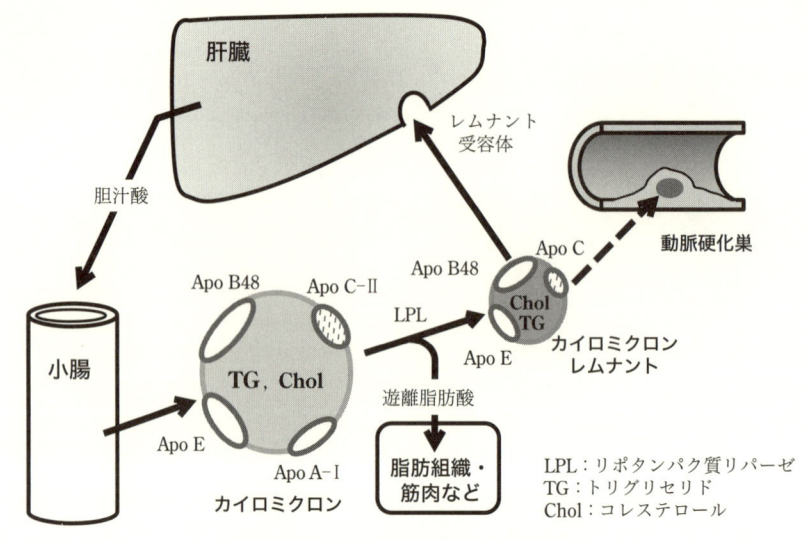

図 2.3 カイロミクロンの代謝経路

　吸収された脂肪が直接肝臓に運ばれないのは一面では合理的であり，脂肪酸の β 酸化活性が高い肝臓での脂肪酸の独り占めを避け，他の組織へ優先して利用させる仕組みとなっている．脂肪の消化吸収には水溶性成分の吸収におけるより時間がかかり，摂取後，通常3～4時間を要する．ヒト小腸の脂肪吸収能はかなり大きく，相当多量（例えば通常の2倍量，100 g/日程度）の脂肪を摂取してもほぼ定量的に吸収でき，糞便中の脂肪量はほとんど増加しない．脂肪の消化吸収不全時には，糞便中の脂肪量が著増し脂肪便となることがある．

2.3　中鎖脂肪酸の吸収機構

　水に溶けやすい性質を持つ中鎖脂肪酸を含む油脂（中鎖脂肪, medium-chain triglyceride, MCT）を摂取した場合には，中鎖脂肪酸の一部は胃内でリパーゼの作用を受け遊離し，その後十二指腸内で胆汁酸塩存在の有無にかかわらず各種リパーゼによる消化を受け，すべての中鎖脂肪酸が遊離され，吸収されて門脈系を介して肝臓に直接運ばれる．そのため，MCT はエネルギー源として有用であり，医療用として未熟児，透析患者さらには高齢者の栄養補給などに利用されている（第4章参照）．

2.4　難消化性油脂

　脂肪の吸収を抑えて肥満の防止を図る目的で，消化吸収されない，あるいはされに

くい油脂が開発されている．米国で開発された Olestra（ショ糖脂肪酸エステル，脂肪酸 6～8 分子結合）はまったく消化吸収されない油脂であるが，脂溶性成分の吸収阻害，大量摂取による脂肪便などのため限定的な使用に留められている．その他，Caprenin（6:0, 10:0 および 22:0 からなるトリグリセリド）や Salatrim（2 位に 2:0～4:0, 1 および 3 位は 18:0 のトリグリセリド）も代替脂肪（fat substitute）として開発されている（ともにエネルギー価は 5 kcal/g）．わが国では，リパーゼ阻害成分や脂肪の吸収を抑制する成分（ウーロン茶重合ポリフェノール，リンゴ由来プロシアニジン，コーヒーマンノオリゴ糖，難消化性デキストリン）を添加した種々の飲料がトクホとして認可されている．これら飲料の脂肪吸収阻害率は 10 % 以下で，脂溶性ビタミン類の吸収に影響は及ぼさないようである（これ以上の吸収阻害は脂肪便を惹起する）．

参 考 文 献

1) Abumrad NA, Davidson ND, Role of the gut in lipid homeostasis. *Physiol. Rev.*, **92**: 1061-1085 (2012)
2) Pan X, Mahmood Hussain M, Gut triglyceride production. *Biochim. Biophys. Acta*, **1821**: 727-735 (2012)
3) Lindquist S, Hernell O, Lipid digestion and absorption in early life: an update. *Curr. Opin. Clin. Nutr. Metab. Care*, **13**: 314-320 (2010)
4) Ikeda I, Tomari Y, Sugano M *et al.*, Lymphatic absorption of structured glycerolipids containing medium-chain fatty acids and linoleic acid, and their effect on cholesterol absorption. *Lipids*, **26**: 369-373 (1991)
5) Yagi T, Yasuda F, Fushimi N *et al.*, Lymphatic absorption of structured triacylglycerols, 1(3)-stearoyl-2,3(1)-dilinoleoylglycerol and 2-linoleoyl-1,3-distearoylglycerol in rats. *J. Nutr. Sci. Vitaminol.*, **50**: 446-448 (2004)

第3章 脂質の栄養機能

3.1 栄養機能の概要

　脂質の栄養機能のほとんどは，それを構成する脂肪酸に依存している．したがって，食品中に含まれる主な脂肪酸の性質についてはある程度の理解が必要であるが，栄養学的には必須脂肪酸としての役割を除けば，それ以外の脂肪酸の栄養機能には大きな違いはない．このことは表3.1に示したエネルギー源や生体膜の構成成分としての役割の例からも理解できよう．しかし，この表からも解るように生理機能となると相当な違いがある．

表 3.1　脂肪酸の固有な機能

機　能	飽和	一価不飽和	n-6 多価不飽和	n-3 多価不飽和
エネルギー源	○	○	○	○
膜の構成成分	○	○	○	○
エイコサノイドの前駆体	×	×	○	○
タンパク質のアシル化*	○	×	×	×
セカンドメッセンジャー**	×	○	○	○

　＊ 脂肪酸によるタンパク質のアシル化はパルミチン酸によるものがもっとも普遍的で，神経機能などに重要な役割を果たしている．
　＊＊ ホルモンなどによる刺激を伝達するために新たにつくられる情報伝達物質（二次情報伝達物質）．

表 3.2　脂質の栄養機能概要

1. **高カロリー価**：通常の油脂は易吸収性で，高融点の脂肪だけを多量摂取しない限り吸収率はほぼ100％に近く，エネルギー価は1g当たり9kcalで，糖質の2.25倍．
2. **必須脂肪酸の供給源**：最少必須量はエネルギー比でn-6系ではリノール酸として2％程度，n-3系脂肪酸ではα-リノレン酸0.5％，EPA＋DHA 0.1〜0.2％程度．植物油はリノール酸の良い給源，α-リノレン酸は大豆油・なたね油が給源．アラキドン酸を多く含む油脂はないので種々の動物性食品から摂取すること．EPA, DHAは油が多い魚（あるいは魚油）から十分必要量を満たせる．
3. **脂溶性ビタミンの供給源**：カロテノイド，ビタミンA，ビタミンEなどの供給源としての働き．
4. **脂溶性ビタミンの吸収促進作用**：脂溶性成分は油脂の存在下で吸収率が高まる（油脂が共存しないと吸収率はきわめて低い）．
5. **油脂の嗜好性・満腹感**：油脂は「第六の味」とも言われ，食べ物のおいしさに深く係わっている．胃内滞留時間が長く満腹感を与える．

3.1 栄養機能の概要

表 3.2 に脂質の栄養機能をまとめている．健康との関連から油脂の機能性を把握するためには，通常の摂取で期待される栄養機能とそれ以上に摂取した場合に発現する生理機能（薬理機能とも言える）とは区別して理解することである．

3.1.1 エネルギー価

日常的に摂取している油脂の間で，エネルギー価には差は認められない．融点が体温より非常に高い脂肪だけを多く摂取した場合，吸収率は低くしたがってエネルギー価も低くなってくるが，通常の食生活ではそのような特殊な摂取状況はない．ただし，脂質のエネルギー価は平均 9 kcal/g であるが，動植物油脂間で僅かではあるが違いがある．五訂増補食品成分表では，植物油脂と動物油脂のエネルギー価はそれぞれ 9.21 と 9.42 kcal/g であり，約 2% の違いがある．油脂そのものとしては，融点が低い植物油で動物油脂よりも吸収率が低いことは考え難いので逆になるべきであろうが，理由ははっきりしない．なお，動物油脂でもバターでは 9.16 kcal/g で，植物油から製造されるマーガリンの 9.21 kcal/g とは逆転している．この差はバター中に約 10% 含まれる短鎖および中鎖脂肪酸によるものと判断されるが，通常の食事ではこの程度の違いは問題とはならない．油脂のエネルギー価については日本食としての実測値が必要である．

3.1.2 必須脂肪酸の給源

リノール酸および α-リノレン酸，さらにこれらから体内で生成する長鎖多価不飽和脂肪酸（long-chain polyunsaturated fatty acid, LCPUFA）であるアラキドン酸（ARA）およびエイコサペンタエン酸（EPA），ドコサヘキサエン酸（DHA）はすべて必須脂肪酸（essential fatty acid, EFA）に含められる．実際に，EFA 欠乏症状はリノール酸や α-リノレン酸の摂取により改善されるが，ARA や DHA もまた同様な効果を有することが実験動物で観察されている．EFA として作用するためには二重結合がすべてシス型で，かつ二重結合間にメチレン基が介在する化学構造が必須要件である（図 1.2 および図 3.1）．ヒトでの EFA 欠乏は実際には認められないが，実験動物では n-6 系脂肪酸の欠乏時には成長阻害，皮膚障害，生殖不全，多飲などが知られている．n-3 系脂肪酸の欠乏時には，さらに脳や視覚の障害などが観察されている．リノール酸の機能のほとんどは ARA で置き換えできるが，セラミドとしての皮膚のバリアー機能はリノール酸に特有な機能である．α-リノレン酸は後述するように体内で β 酸化を受けやすいが，ある程度は EPA に転換される（DHA への転換は限られている）ことなどから，EFA として不可欠な脂肪酸である．

EFA は生体膜を構成するリン脂質に多く含まれ，膜の構造・膜受容体の活性などの機能維持に不可欠の成分であり，さらに代謝産物が各種の生理活性成分（エイコ

リノール酸（メチレン介在型）
cis-9, cis-12 18:2
(18:2 n-6)
CH₂（メチレン基）

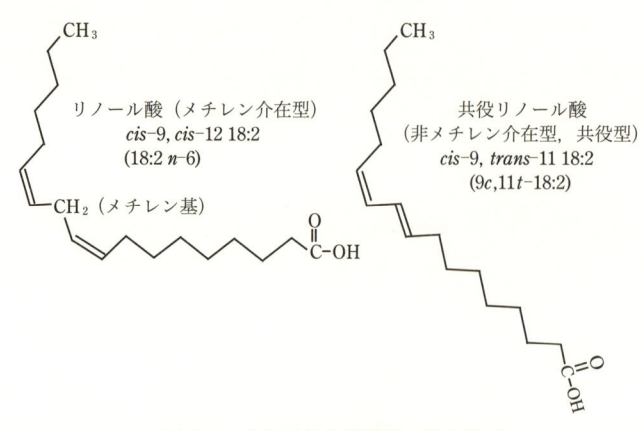

共役リノール酸
(非メチレン介在型，共役型)
cis-9, trans-11 18:2
(9c,11t-18:2)

図 3.1 多価不飽和脂肪酸の結合様式

サノイドなど）としても機能するので，欠乏症状は全身的症状として現れる．なお，EFA の摂取量が不足すると脂肪酸組成に特徴的な変化が認められるようになるので，血液リン脂質の脂肪酸組成を測定して EFA の栄養状態を判定することができる．すなわち，n-6 系 EFA の欠乏時には不足する ARA を補うために，オレイン酸からつくられるエイコサトリエン酸（20:3 n-9，発見者の名をとってミード酸，Mead acid）が蓄積してくる．n-3 系 EFA 欠乏の場合には，DHA の不足を補うために ARA（20:4 n-6）からつくられるドコサペンタエン酸（22:5 n-6，アドレン酸）が増加する．これらは生体防御機構を反映する応答である．生理的な意義は不明だがミード酸はロイコトリエン B_4（LTB_4）の合成を抑え，抗炎症作用を示すことなどが知られている．いずれにしても，EFA がその機能を発揮するためには，両系列の脂肪酸が互いに不足しないことが前提条件である．

　植物油にはリノール酸に富むものが多く，その中でもなたね油や大豆油は α-リノレン酸の供給源としても重要である（第 1 章，図 1.1 参照）．日本人はリノール酸および α-リノレン酸の摂取量のそれぞれ 40％および 30％に相当する量を植物油に依存していると見積もられ，重要な供給源である．リノール酸の代謝産物である γ-リノレン酸を含む植物油があるが（ボラージ油，月見草油など），ARA を含むものはない．もっとも ARA を含む食品は卵黄，肝臓などに限られる上に含有量も少なく，先述のように現在では微生物により生産されたものが主な供給源となっている．n-3 系の α-リノレン酸から生成する EPA，DHA は油を多く含む魚（魚油）がよい供給源である（第 1 章，図 1.4 参照）．

　ヒトの EFA 必要量はエネルギー比で n-6 系ではリノール酸として 2％程度，n-3 系では α-リノレン酸として 0.5％，EPA ＋ DHA として 0.1～0.2％程度である．しかし，上記のリノール酸の必要量は無脂肪食，すなわちリノール酸だけでなく α-リノ

表 3.3 成人における多価不飽和脂肪酸の摂取推奨量[3]

脂 肪 酸	推 奨 基 準	推 奨 量 (エネルギー%)
***n*-6 系脂肪酸**	AMDR (LA)	2.5〜9
	平均 LA 必要量	2
	個人レベルでの LA 必要量	2.5
***n*-3 系脂肪酸**	AMDR (*n*-3)	0.5〜2
	最低必要量 (ALA)	≧ 0.5
	AMDR (EPA + DHA), g/日	0.25〜2
	最大必要量, g/日	3
総多価不飽和脂肪酸	AMDR (LA + ALA + EPA + DHA)	6〜11
	最大必要量	11
	最低必要量 (欠乏予防)	3
	最低必要量 (慢性疾患予防)	6

LA：リノール酸, ALA：α-リノレン酸, AMDR：Acceptable Macronutrient Distribution Range (エネルギー源として重要な役割を果たし, かつ発症しやすいある種の慢性疾患のリスクを最低限に抑えるために予め決められた必要な栄養素の摂取量範囲).

レン酸の欠乏した飼料を摂取したラットでの EFA 欠乏改善に必要な量 (エネルギー比 2.2%) を基にして求められているものであり, ラットでは α-リノレン酸が共存するとリノール酸の必要量はエネルギー比で 1〜1.5% となることが最近確認されている[1,2]. リノール酸の過剰摂取を避けるためにも, 必要量は低くすべきであるとの見解もある. 表 3.3 に成人についての多価不飽和脂肪酸の推奨量をまとめているが, 判断基準によりかなりの幅がある[3]. いずれにしても日本人は平均的には食事としてこれらの量を十分満たしており, 通常の食生活で不足することはない. ARA の必要量は明確でないが, 摂取量の幅が非常に大きく (例えば 1 日当たりの摂取量はオーストリアの菜食主義者での 0.03 g からドイツ人雑食男性での 0.23 g), 適正摂取量を決めるのは難しい. しかし, 体内でリノール酸からつくられるので不足することはないと見なす判断は必ずしも正しくない. リノール酸からの ARA の生成は, ヒトの栄養・生理状態や健康状態によって大きく影響を受けるからである. 少なくとも, 育児用調製乳では DHA だけでなく ARA の含有量も母乳のレベルになるように補足することが勧められている.

3.1.3 脂溶性成分の給源と吸収促進作用

油脂には種々の脂溶性成分 (脂溶性ビタミンやカロテノイドなど) が含まれていて, それらが効率的に吸収されるためには油脂の共存が必要であることはよく知られている. しかし, その情報源は比較的最近まで僅か男女計 3 名のスウェーデン人を対象とし, 糞中排泄率から求めたカロテノイドの吸収率がニンジンだけの摂取では非常

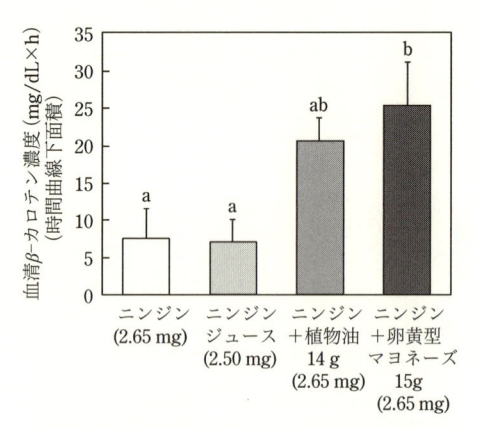

図 3.2 植物油の β-カロテンの吸収促進効果 [4]
対象者：日本人健常成人男性 9 名（24～44 歳）．
ニンジンは 100 g（ジュースは 50 g）．カッコ内は β-カロテン当量．a,b 異なった文字間で有意差あり．

に低く，油脂と同時に摂取すると明らかに高まることを示した 1949 年の研究論文だけであった．近年ようやく日本人を対象として血液中のカロテノイド量を測定した研究結果が報告され，ニンジン中の β-カロテンは，ジュースとしても吸収率は改善されず，油，とくに卵黄型マヨネーズとの同時摂取で顕著に高まることが認められた（図 3.2）[4]．ブロッコリの場合には，マヨネーズの効果がより顕著であった．スクランブルエッグと同時に摂取すると生野菜の各種カロテノイドの吸収が高まることも確かめられている [5]．高エネルギー価の油を避けノンオイルドレッシングを選ぶ食べ方が目につくが，そのような摂取法では折角の野菜の有効成分の吸収が非常に低いことが消費者にはよく浸透していないようである．なお最近，各種のカロテノイドの吸収に及ぼす油脂の種類の影響が検討され，同時に摂取する油脂の量が多いほど吸収率は高くなるが，一価不飽和脂肪酸に富む植物油（この場合，なたね油と大豆油）は，飽和脂肪酸に富むバターより β-カロテンやルテインなどの吸収率改善効果が高いことも観察されている（図 3.3）[6]．リン脂質がカロテノイドの吸収を高めるようである．

3.2 油脂と味覚

脂質（油脂）を多く含む食品（マグロの大とろ，霜降り牛肉，ケーキなど）がおいしいことは誰でも経験するところであるが，なぜおいしいのかについて近年かなりの知見が集積してきている．油脂の栄養を論ずるとき，「おいしさ」はきわめて重要な要因である．ただし，このことが油脂を多く含む食品は肥満と結び付くとの誤解を招

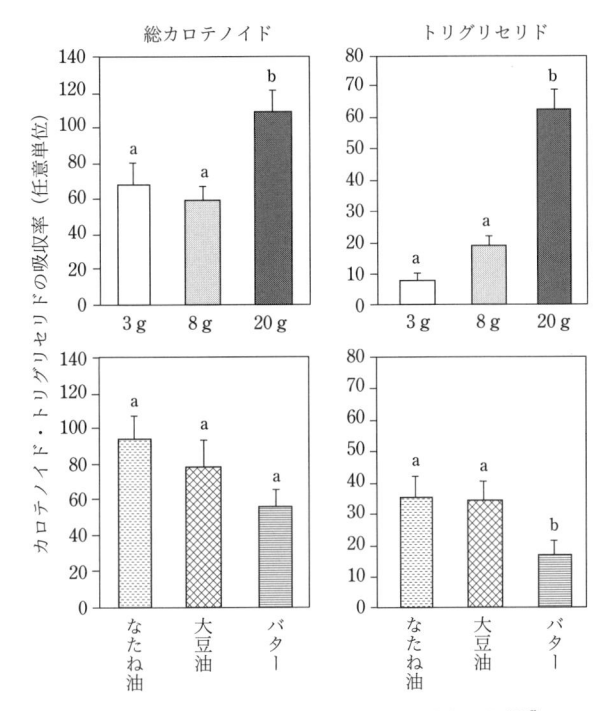

図 3.3 カロテノイドの吸収に及ぼす油脂の影響[6]
健常者 29 名に異なった量のなたね油，大豆油あるいはバターを使った野菜サラダ（262 g，総カロテノイド 25 mg）を摂取させ，10 時間にわたって採血し，カロテノイドとトリグリセリドを測定．
a,b 異なった文字間で有意差あり（$P < 0.05$）．

く一因となっている側面もある．

われわれが油脂（トリグリセリド）を摂取すると，舌腺リパーゼにより遊離された脂肪酸が「舌の味蕾の味覚細胞の先端表面に発現している脂質味覚受容体 "CD36" に結合し，そのシグナルが神経線維に送られ味覚が認識され，同時に胆汁の分泌が促されて脂肪の消化吸収系が作動する」という一連のメカニズムが明らかにされてきている[7]．引き金としての脂肪酸の効果はその種類には依存しないようであるが，ヒトはオレイン酸よりもリノール酸や α-リノレン酸の味に敏感であるとの報告もある[8]．なお，ヒトの食事には遊離脂肪酸がいくらか含まれているので，必ずしもリパーゼ作用は必要でない可能性もある．

本来，油脂には味はないが食品の味を「まるく」する，あるいは食品の「コク」に関係すると見なされてきたが，上記のようなシステムが解明されてきて無味の油脂が味蕾の細胞を刺激して油脂を多く含む食品を格段においしく感じさせ興奮状態を引き起こし，「共存するものをおいしく感じさせることが油のおいしさ」と理解されてい

る．つまり，「おいしいから欲しいへ」という報酬系が作動する可能性が指摘されおり，油脂を「第六の味」と見なす考えも出されている[9]．

　味覚は食物選択のきわめて重要な決定因子であるため，美味でエネルギー密度が高い脂肪を多く含む食物の過剰摂取が近年における肥満の多発と深く係わると考えられている．したがって，脂肪の口腔味覚認識機構についての理解が公衆衛生上重要な課題となる[10]．つまり，脂肪の味の認識は哺乳類では高度に制御されていることから，おいしくてエネルギー価が高い食品の選択を可能とする味覚様式と肥満との間の関係の証明は喫緊の研究課題である（図3.4）[10-12]．高エネルギー食品の過食は肥満をもたらし，その結果，味に対する感受性と快楽的応答を乱すことになる．舌の味蕾に発現する脂質受容体（CD36/GPR120）の機能を制御する機構と，それに伴う味覚経路の理解が肥満の栄養的，薬理的対応に新しい道を拓くと期待されている．食事性肥満は末梢の味覚受容体細胞の応答を有意に低下させ，結果的に中枢神経系の味覚系に変化をもたらし，肥満を増長するようである（表3.4）[11]．このように，脂肪は基本的味覚が備えるべき要件を満たしており，「第六の味覚」として認識されることへの期待は大きい[12,13]．

　このようなメカニズムでは，CD36の発現程度によって油脂に対する敏感さに差が

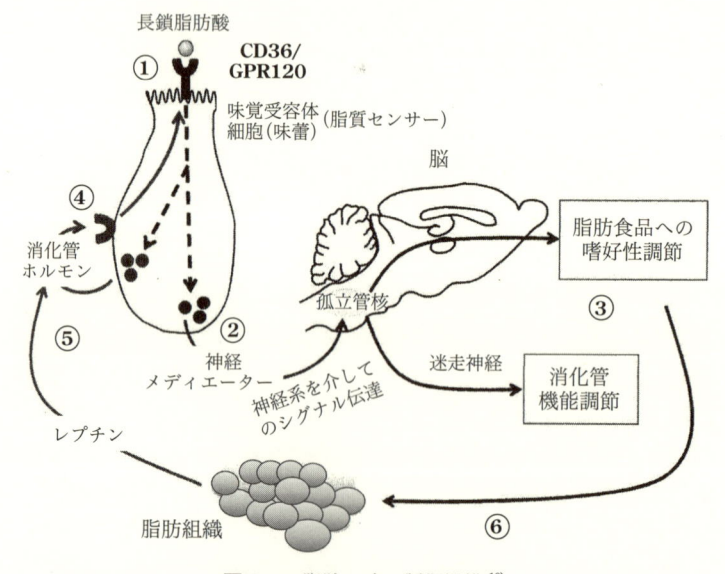

図3.4　脂肪の味の制御機構[10]
①脂肪酸と受容体との結合，②神経系を介してのシグナル伝達，③脳でのシグナル統合，脂肪嗜好の調節および脂肪消化態勢の構築，④消化管ホルモンの分泌を介する受容体機能の調節，⑤末梢メディエーター（レプチン）による制御，⑥血漿レプチンの上昇による肥満が脂肪のおいしさに対する感受性を低下．

表3.4 口腔内および消化管内での脂肪酸の化学的受容機構：痩身者と肥満者での比較 [11]

① 食物中の脂肪（トリグリセリド）から口腔内リパーゼの作用により脂肪酸が生成
② 脂肪酸が味雷細胞の受容体（CD36, GPCR 40, 41, 43, 120 および細胞内の遅延整流カリウム（DRK）チャンネル）に結合する．やせた人では肥満者と比較し上記の受容体を多く持っている．受容体は細胞内 Ca^{2+} の放出を促し，その結果，脳の応答に係わる神経伝達物質やホルモンを活性化する．
③ 脂肪の消化に際し，胃や膵臓のリパーゼは脂肪を加水分解して小腸の内分泌細胞上の脂肪酸受容体へのアクセスを可能にする．その結果，飢餓を促すグレリン（ghrelin）に対する感受性が阻害されるが，満腹を誘導するホルモンレプチン（leptin）と消化管ホルモンの CCK, PYY, GLP-1 が放出される．
④ やせた人では多くの脂肪酸受容体が発現し，消化管内での脂肪感受能が高まり，その結果エネルギー摂取量が減少する．
⑤ これに比較して，肥満者では脂肪酸受容体の発現が少なく，脂肪感受能が低下し，エネルギー摂取量が高まる．

出ることになり，「油脂のおいしさの判断能」が遺伝的要因の支配下にあることも指摘されている（ただし，油脂の好みは後天的なものであるという考えもある）．いずれにしても，油脂の摂取は健康へのインパクトよりも，味覚的な満足感によって決まるようである [14]．

油脂はその脂肪酸構成にかかわらず満腹応答性が低いため，食べ過ぎを引き起こす可能性があり，そのため高脂肪食は肥満の発症を促すと考えられてきた．しかし，同カロリーであればタンパク質食や炭水化物食に比べ，脂肪食でも食欲そして食物摂取を抑制する能力には差はなく，とくに油脂の摂取と肥満とは結び付かないようである．一方，油脂は胃内滞留時間が長く，食事摂取を抑えることなども知られているが，満腹感への影響の詳細は今後の研究に待つ部分が多い．

しかし，高エネルギー価であるが故に，一方では脂質に代わる種々の成分の開発研究が展開されている．「コク味」ペプチドを用いてピーナツバターの風味の改善と低脂肪化を図るような検討もなされている [15]．しかしながら，過食者は別として，平均的には低脂肪食の日本人にとって，本当に低脂肪化が必要なのであろうかという疑問は残る．

参 考 文 献

1) Choque B, Gatheline D, Delphlanque B et al., Dietary linoleic acid requirements in the presence of α-linolenic acid are lower than the historical 2% of energy intake value, study in rats. Br. J. Nutr., **113**:1056-1068 (2015)
2) Spector AA, Kim H-Y, Discovery of essential fatty acids. J. Lipid Res., **56**:11-21 (2015)
3) Elmadfa I, Kornsteiner M, Fats and fatty acid requirements for adults. Ann. Nutr. Metab., **55**:56-75 (2009)
4) Takeda S, Kimura M, Marushima R et al., Mayonnaise contributes to increasing postprandial

serum α-carotene concentration through the emulsifying property of egg yolk in rats and humans. *J. Nutr. Sci. Vitaminol.*, **57**:209-215 (2011)

5) Kim JE, Gordon SL, Ferruzzi MG *et al.*, Effects of egg consumption on carotenoid absorption from co-consumed, raw vegetables. *Am. J. Clin. Nutr.*, **102**:75-83 (2015)

6) Goltz SR, Campbell WW, Chitchumroonchokchai C *et al.*, Meal triacylglycerol profile modulates postprandial absorption of carotenoids in humans. *Mol. Nutr. Food Res.*, **56**:866-877 (2012)

7) Pepino MY, Love-Gregory L, Klein S *et al.*, The fatty acid translocase gene CD36 and lingual lipase influence oral sensitivity to fat in obese subjects. *J. Lipid Res.*, **53**:561-566 (2012)

8) Running CA, Mattes RD, Humans are more sensitive to the taste of linoleic and α-linolenic than oleic acid. *Am. J. Physiol. Gastrointest. Liver Physiol.*, **308**: G442-G449 (2015)

9) 伏木 亨, 油脂とおいしさ, 化学と生物, **45**: 486-494 (2007)

10) Passilly-Degrace P, Chevrot M, Bernard A *et al.*, Is the taste of fat regulated? *Biochimie*, **96**: 3-7 (2014)

11) Newman L, Haryono R, Keast R, Functionality of fatty acid chemoreception: a potential factor in the development of obesity? *Nutrients*, **5**: 1287-1300 (2013)

12) Tucker RM, Mattes RD, Running CA, Mechanisms and effects of "fat taste" in human. *BioFactors*, **40**:313-326 (2014)

13) Keast RSJ, Costanzo A, Is fat the sixth taste primary? Evidence and implications. *Flavour*, **4**: 5 (2015)

14) Running CA, Craig BA, Mattes RD, Oleogustus: the unique taste of fat. *Chem. Senses.*, **40**:507-516 (2015)

15) Miyamura N, Jo S, Kuroda M *et al.*, Flavour improvement of reduced-fat peanut butter by addition of *kokumi* peptide, γ-glutamyl-valyl-glycine. *Flavour*, **4**: 16 (2015)

第 4 章　脂質の生理機能

　油脂は三大栄養素のなかでいわゆる生活習慣病（最近，WHO 提唱の non-communicable (chronic) diseases, NCD「非感染性（慢性）疾患」という用語が一般化しつつある）の発症ともっとも係わりが深い栄養素の一つであり，ほとんどの疾患の発症や病態の進展に関連している．油脂の過剰摂取や脂肪酸バランスの乱れが原因となる疾病は余りにも多岐にわたるので，ここでは世界的に見ても死亡原因の第 1 位となっている冠動脈硬化症を起因とする循環器疾患リスクとの関係に焦点を当てる．わが国の食事摂取基準策定に際しても，脂質については心疾患関連情報は重要な判断基準となっており，このような視点からの取り組みは妥当であろう．

　食事脂質（脂肪酸）が血液コレステロール（Chol）濃度に及ぼす影響は広く知れ渡っているが，ここでも消費者の理解は往々にして混乱している．表 4.1 に常識的となっている情報をまとめているが，同じグループの脂肪酸でも影響を異にする場合があり，単純に識別することは許されない．なお，この表にまとめられた効果はあくまでもこれまでの理解に基づく分類であり，近年個々の脂肪酸について疫学研究のメタ分析が行われ，従来の通説の見直しを示唆する成績も報告されてきている．以下，個々の脂肪酸について新しい情報を紹介し，どのように理解すればよいのか現状につ

表 4.1　食品中の主な脂肪酸が血清コレステロール濃度に及ぼす影響

脂　肪　酸	影　　響
飽和脂肪酸	
ミリスチン酸（14:0）	LDL-コレステロール上昇
パルミチン酸（16:0）	LDL-コレステロール上昇・動脈硬化促進
ステアリン酸（18:0）	LDL-コレステロール濃度に対し中性
一価不飽和脂肪酸	
オレイン酸（18:1）	LDL-コレステロール低下〜上昇しない
多価不飽和脂肪酸	
n-6 系	
リノール酸（18:2）	LDL-コレステロール低下・動脈硬化抑制
アラキドン酸（20:4）	LDL-コレステロール低下・動脈硬化抑制（推定）
n-3 系	
α-リノレン酸（18:3）	
EPA（20:5）	｝中性脂肪低下，動脈硬化抑制
DHA（22:6）	

n-3 系脂肪酸のコレステロール低下作用は顕著でなく，*n*-6 系脂肪酸とは異なったメカニズムで動脈硬化を抑制する．

いて解説する．

4.1 飽和脂肪酸

4.1.1 飽和脂肪酸リスク説の背景

　冠動脈心疾患（coronary heart disease, CHD）に対するトランス脂肪酸のリスクが明らかにされるまで，飽和脂肪酸（saturated fatty acid, SFA）は長年にわたって食事中でもっとも危険な脂肪酸と見なされてきた．確かにトランス脂肪酸のリスクはSFAを上回るものではあるが，摂取量はトランス脂肪酸規制以降劇的に減少してきているので，摂取量が多いSFAは依然として危険な脂肪酸と名指しされている．現状理解のために，歴史的背景から説明する．

　SFA危険説は有名なA. KeysのSeven Countries Studyの成果に端を発する．この研究は1958年に開始され50年間以上にわたって継続されてきたもので，CHD発症率に影響する環境因子，とくに食事脂肪との関係を明らかにした最初の疫学研究である（わが国での調査結果も取り入れられている）．この研究によって心疾患発症率がSFAの摂取量に依存して高まることが明示された（図4.1)[1]．この成果は，1977年米国上院によるDietary Goals for the United States（米国の食事目標）に採択され，現在のDietary Guidelines for Americans 2010（米国人のための食事ガイドライン2010）に至るまで，米国の食事摂取基準におけるSFA低減対策の原点となっている．実験方法上の不的確さやタンパク質摂取の影響がむしろ大きいことなどが指摘されてはいたが問題とはならず，その後の前向きコホート研究によっても飽和脂肪のリスクが再確認され，飽和脂肪の摂取はLDL-Chol濃度を上昇させ，心疾患発症のリスクを高め

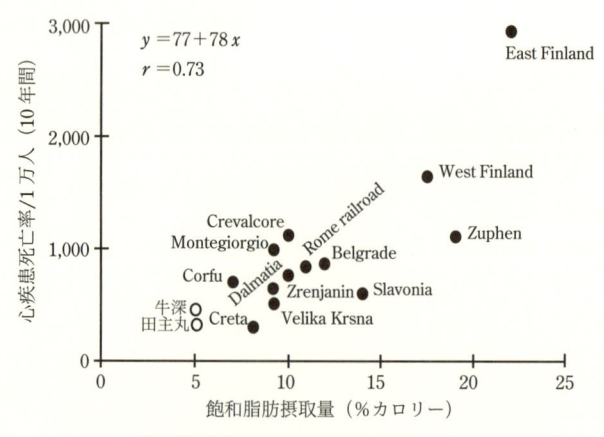

図 4.1　飽和脂肪酸の摂取量と心疾患死亡率との関係[1]
　　　　　Keys A (1980) を一部変更した図．

るという論拠は確固たる事実として現在に至るまで広く世界中で合意されてきた．なお，関連文献では「飽和脂肪」と「飽和脂肪酸」とが識別されずに使われている例が多いが，ほとんどの場合両者は同義語と理解してよい．

4.1.2 飽和脂肪酸リスク説への反論

2003年，Mensinkら[2]によって60例の介入試験のメタ分析が行われ，食事脂肪酸が総Chol/HDL-Chol比に及ぼす影響が検討された．それまでは総CholあるいはLDL-Chol濃度への影響が判断指標とされてきたが，冠動脈疾患に対してより特異性が高い指標である上記の比が適用された．その結果，総Chol/HDL-Chol比は炭水化物をシス型不飽和脂肪酸で置換すると低下するが，SFAとの置換ではほとんど変化しないことが示された（図4.2）[2]．この図から解るように，SFAは血清のLDL-Chol濃度を上昇させるが同時にHDL-Chol濃度をも上昇させるので，総Chol/HDL-Chol比としては，ほとんど上昇作用を示さなかった．しかしシス型不飽和脂肪酸によるこの比の低下は顕著であり，CHDの予防・改善にはSFA（そしてトランス脂肪酸）を不飽和脂肪酸で置き換えることが重要であると結論付けられた[3]．

2009年，コホート研究と無作為化比較研究のメタ分析の結果が報告され，SFAはこれまで考えられてきたように危険な脂肪酸ではないことが報告された[4]．図4.3に示すように，SFAの摂取はCHDによる死亡と有意な相関性はなく，摂取量最高分位と最低分位との間での相対リスク（RR）は1.14（95％信頼区間CI 0.82-1.60, $P=0.431$）に過ぎず，その差は統計学的に有意ではなく，CHDの発症とも相関しない（RR=0.93, $P=0.269$）ことが報告された．そして，SFA摂取量が総エネルギーの5％分増加しても，CHDによる死亡とは有意な相関は認められなかった（RR=1.11, $P=0.593$）．

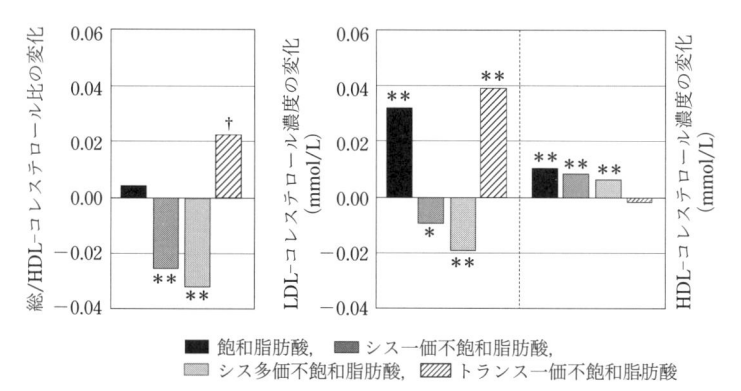

図4.2 炭水化物（1エネルギー％）を同カロリーの各脂肪酸で置換した場合の血清コレステロール濃度の変化予測値[2]
† $P<0.05$, * $P<0.01$, ** $P<0.001$.

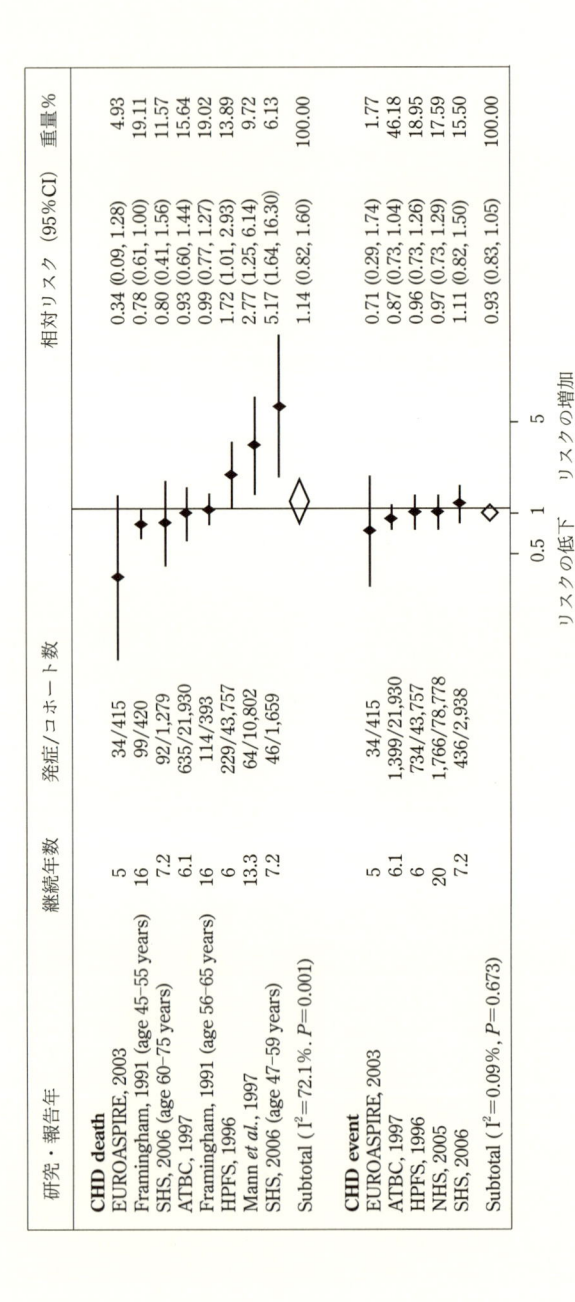

研究・報告年	継続年数	発症/コホート数	相対リスク (95%CI)	重量%
CHD death				
EUROASPIRE, 2003	5	34/415	0.34 (0.09, 1.28)	4.93
Framingham, 1991 (age 45–55 years)	16	99/420	0.78 (0.61, 1.00)	19.11
SHS, 2006 (age 60–75 years)	7.2	92/1,279	0.80 (0.41, 1.56)	11.57
ATBC, 1997	6.1	635/21,930	0.93 (0.60, 1.44)	15.64
Framingham, 1991 (age 56–65 years)	16	114/393	0.99 (0.77, 1.27)	19.02
HPFS, 1996	6	229/43,757	1.72 (1.01, 2.93)	13.89
Mann *et al.*, 1997	13.3	64/10,802	2.77 (1.25, 6.14)	9.72
SHS, 2006 (age 47–59 years)	7.2	46/1,659	5.17 (1.64, 16.30)	6.13
Subtotal ($I^2=72.1\%$, $P=0.001$)			1.14 (0.82, 1.60)	100.00
CHD event				
EUROASPIRE, 2003	5	34/415	0.71 (0.29, 1.74)	1.77
ATBC, 1997	6.1	1,399/21,930	0.87 (0.73, 1.04)	46.18
HPFS, 1996	6	734/43,757	0.96 (0.73, 1.26)	18.95
NHS, 2005	20	1,766/78,778	0.97 (0.73, 1.29)	17.59
SHS, 2006	7.2	436/2,938	1.11 (0.82, 1.50)	15.50
Subtotal ($I^2=0.09\%$, $P=0.673$)			0.93 (0.83, 1.05)	100.00

図 4.3 飽和脂肪の摂取と冠動脈心疾患に関する前向きコホート研究のメタ分析[4]
最高および最低飽和脂肪酸摂取量分位間での比較

なお，この研究でもリノール酸摂取量が増すと CHD リスクは低減した．

翌 2010 年，Siri-Tarino らにより前向きコホート研究のメタ分析が行われ，飽和脂肪の摂取が CHD あるいは循環器疾患（cardiovascular disease, CVD）のリスクを高めるという結論は導けないと報告された[5]．すなわち，約 35 万人について 5〜23 年間追跡した結果，飽和脂肪の摂取量と CHD，脳卒中そして CVD との間の相対リスクはそれぞれ 1.07，0.81 および 1.00 であり，すべてで有意な相関性は認められなかった．ただし，飽和脂肪を特定の栄養素で置き換えた場合にも CHD のリスクに同様な応答が認められるかどうかを明らかにする必要があると述べられている．Mozaffarian らも無作為化比較試験のメタ分析を総括し，CVD 予防のための SFA 摂取量低減は意図したような効果をもたらさないことを示唆している[6,7]．さらに Mente ら[8]は前向きコホート研究と無作為化比較試験を系統的に解析し，SFA（さらに多価不飽和脂肪酸）と CHD との間の相関性は証拠不十分のカテゴリーに入ると指摘している．そして，無作為化試験で CHD と有益な関係があるのは地中海型食事パターンだけであった．

わが国においても Yamagishi ら（2010）[9]は厚生労働省の多目的コホート研究（JACC Study）のデータ（40〜79 歳の男女 58,453 名について 1988〜1990 年から 14.1 年間追跡）を分析して，SFA の摂取量と総脳卒中（実質内出血およびくも膜下出血および虚血性発作）による死亡とは逆相関することを示している（表 4.2）．総脳卒中の多変量補正ハザード比（hazard ratio, HR）は SFA 摂取量が最低 5 分位（11.0〜13.4 g/日，HR＝1.00）と比べ，最高 5 分位（17.9〜40.0 g/日）では最低（HR＝0.69）で，その差は統計学的に有意（傾向 P＝0.004）であった．心疾患との間には相関性

表 4.2 飽和脂肪酸摂取量と種々の疾患による死亡のハザード比[9]

死亡エンドマーク	飽和脂肪酸摂取量の 5 分位値（g/日）					傾向 P 値
	2.5〜<11.0	11.0〜<13.4	13.4〜<15.4	15.4〜<17.9	17.9〜40.0	
観察人年	147,057	148,710	149,314	148,995	145,920	
ハザード比						
総卒中	1.0	0.90	0.89	0.80	0.69	0.004
実質内出血	1.0	0.87	0.89	0.90	0.48	0.03
くも膜下出血	1.0	1.77	1.12	1.22	0.91	0.47
虚血性脳卒中	1.0	0.74	0.79	0.63	0.58	0.01
虚血性心疾患	1.0	0.83	0.93	0.89	0.93	0.86
心筋梗塞	1.0	0.82	0.92	0.74	0.85	0.40
心停止	1.0	0.73	0.64	0.69	0.50	0.11
心不全	1.0	0.88	0.75	1.01	0.99	0.83
総循環器疾患	1.0	0.89	0.89	0.89	0.82	0.05

ハザード比は男性 23,024 名，女性 35,429 名の合計についての値で，年齢，性別，高血圧・糖尿病歴，総エネルギー・コレステロール・ω3 および ω6 系多価不飽和脂肪酸・野菜および果物の摂取量で補正した多変量補正値．

は認められなかったが，CVD による総死亡の HR ＝ 0.82 で有意に低下した（傾向 P ＝0.05）．しかし，多価不飽和脂肪酸（PUFA）摂取量を増やし SFA を減らすと脳卒中による死亡と有意な正相関が認められ，JACC Study でのこれまでの研究の結果と一致した．

　Yamagishi ら（2013）[10] はさらに 45～74 歳の男性 38,084 名，女性 43,847 名からなる二つのコホート（JPHC Study）について，SFA 摂取量と脳卒中および CHD 発症の HR との間の関係を追跡し，SFA 摂取量と総脳卒中との間で負の相関を認めている（多変量補正ハザード比は最低と最高 5 分位値で 0.77，傾向 P＝0.002）．実質内出血，虚血性脳卒中やラクナ梗塞でも負の相関が観察された．一方，男性では SFA 摂取量と心筋梗塞との間に正相関が認められ，くも膜下出血や突然心臓死との間では相関はなかった．このように，脳卒中に関しては SFA をもっとも多く摂取している群でリスクがもっとも低く，摂取量最低の群と比べリスクは 23％ 低くなった．とくに日本人に多く見られる脳の奥深くにある細い血管からの出血（深部脳出血）の発症リスクが 33％ 低くなった（図 4.4）．SFA 摂取量が増すと心筋梗塞のリスクが同程度のレベルまで高まったが，脳卒中と心筋梗塞・急性死を合わせた総 CVD の発症リスクは SFA 摂取量最高群で最低群よりも 18％ 低下した．この結果は「日本人にとっては SFA の摂取は多すぎても少なすぎてもよくない」と理解すべきであると説明されている．図 4.5 に示すように，この研究とこれまでの知見を総合的に考察すると，脳卒中と心筋梗塞の発症リスクが低いのは，あくまでも参考値ではあるが SFA 摂取量が 20 g/日程度（エネルギー比で 10％程度）の集団と考えられ，とくに出血性脳卒中でこの値が閾値（いきち）となると見なされた．ただし，この量が最適値であるのかどうかについてはメタ分析などで確認する必要があろう．なお，SFA を 1 日に 20 g 前後摂取している人は，牛乳を毎日 200 g（コップ 1 杯），肉を 2 日に 1 回（150 g/回）程度摂取していた．

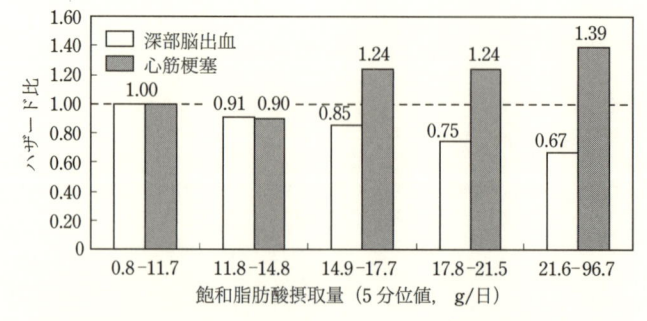

図 4.4 飽和脂肪酸の摂取と脳出血および心筋梗塞発症リスク [10]
深部脳出血：日本人に多い脳出血タイプ．傾向 P 値は脳出血で 0.04，心筋梗塞で 0.05．

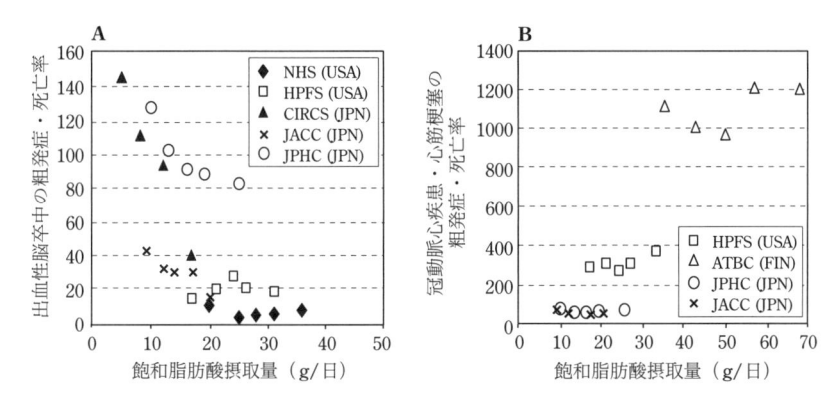

図4.5 飽和脂肪酸摂取量と10万観察人年当たりの出血性脳卒中（A）および冠動脈心疾患（B）との間の相関性比較[10]
NHS：Nurses' Health Study（34～59歳），HPFS：Health Professional Follow-up Study（40～75歳），CIRCS：Circulatory Risk in Communities Study（40～69歳），JPHC：Japan Public Health-based Cohort Study（45～74歳），JACC：Japan Collaborative Cohort Study（40～79歳），ATBC：Alpha-Tocopherol, Beta-Carotene Cancer Prevention Study（50～69歳）．JACCは死亡率研究でJPHC研究とは粗発症率に大きな差がある．JPHCとその他の研究は発症研究．ATBCは男性喫煙者についての介入研究．研究によっては研究対象者の特性（例えば年齢範囲）が異なることに注意．なお，虚血性脳卒中でも図Aと同様な結果が示されている．

　以上の諸成績は，SFAがこれまで危険因子であるとして一方的に忌避されてきたことに対する反論とも見なされよう．欧米での分析結果ではSFA摂取量とCHDとは逆相関の関係にあることが指摘されているが[5]，わが国の場合には死亡原因の第2位および第3位を占める心疾患と脳血管疾患とでSFA摂取量に対する応答に違いがあるようである．日本人の場合，SFA摂取量は欧米諸国におけるよりかなり少なく，かつ脳卒中とCHDによる死亡率の比も異なることから，Yamagishiらの報告[9,10]に見られるように，わが国におけるこの二大疾病に及ぼすSFAの影響を理解するに際してはこの点にも十分留意する必要があろう．なお，Yamagishiらはこれまでのわが国で行われた関連研究を総括し，このことを確かめている[11]．
　このような知見を背景に，動脈硬化の惹起に対しSFAには従来認識され合意されてきたようなリスク責任はなく，遺伝的要因とストレスこそが原因であるとの説さえ出されている[12]．

4.1.3　飽和脂肪酸無罪論の展開
　以上のように，最近の疫学調査解析の結果はSFAが心疾患を含むCVDに対する危険な脂肪酸ではない可能性を提起しているが，この結果は以下に述べるようにすんなりとは受け入れられていない．
　例えばSFAの摂取が多いほど総CVDのリスクが少ないことを指摘したYamagishi

ら[9]は，欧米人を対象とした研究との不一致の一部は日本人における低いSFA摂取量に起因する可能性を指摘しているが，厚生労働省の報告書においては「血液中のCholが非常に高い人では心筋梗塞になりやすいことはこれまでの研究でほぼ一致しているので，今回の結果からSFAを多く摂れば摂るほどよいとは解釈すべきではない．一方でむやみに制限するのもよくない」との解説に留まっている．この見解は必ずしも得られた結果を積極的に支持したものではないが，SFAに対する対応に一石を投じているように思われる．一方Siri-Tarinoら[13]は「コホート研究と介入試験の結果はすべてではないがSFAの多価不飽和脂肪による置換がCVDのリスク低減に対し有益であるという一致した証拠を提示している．したがって，食事指導ではSFAを多価不飽和脂肪および最低限加工した穀類で置換することを強調すべきである」と述べ，精製糖質との置換は避けるべきであるとの見解に留まっている．

　疫学研究においては，多数の対象者について長期間食事摂取量を正確に測定・評価することが非常に困難である上に，長期間にわたる試験期間中における生活スタイルの変化も避けられない．加えてSFAはすべてが同じ機能を示すわけではなく，PUFAについてもn-6系とn-3系の識別が必要であり，さらには生活習慣，受動喫煙など多くの要因が輻輳するので，結果の解釈には細心の注意が必要である[6]．とくにメタ分析においてはこれらの点について十分な配慮が不可欠である．しかしこれらのことを勘案しても，先述したSFAに関する論文の結果とその解釈には相当な乖離があるように思われる．もちろん，SFAをまったく安全な脂肪酸と主張することにも問題がある．動脈硬化症を，アテローム性動脈硬化症を伴わない虚血性発作（例えば細動脈硬化症）と識別しなければならないことなど問題点はあるが，SFAリスク説に縛られている印象は避けられない．

　CHDが死亡原因の圧倒的1位である米国では，SFAの排除が栄養指導の根本原則となっているが，最近のSFA無罪論を擁護する見解も多い．米国人のための食事摂取基準（Dietary Guidelines for Americans）の策定に関わっているU.S. Department of Agriculture (USDA)/U.S. Department of Health and Human Services (USDHHS)（米国農務省／保健社会福祉省）ならびに諮問機関であるInstitute of Medicine (IOM)（医学研究所，米国科学アカデミーの健康部門）によるSFAの適正な摂取量に対する判断に際して2010版でも新情報が考慮されていないことが批判されていて，最新文献の引用欠落，文献の不正確な評価などが指摘されている[14-16]．Hiteら[14]は先に紹介したSiri-Tarinoらの報告[5]が引用されていないことを指摘し，さらに対象者が通常食から低炭水化物食（カロリーの45％以下）へ切り替えた際に，総脂肪や飽和脂肪の摂取量に有意な変化はなかったにもかかわらず冠動脈リスクの指標には有益な応答が認められたことから（表4.3），食事脂肪，とくに飽和脂肪を懸念する考えとは相容れないものであると結論している．つまり，事実を包括的に評価すると結論は矛盾す

表 4.3 総脂肪と飽和脂肪の摂取量は一定でも冠動脈リスク指標は低下 [14]

研究（年）	試験期間	総脂肪（g/日）		飽和脂肪（g/日）		冠動脈リスク指標（変化%）		
		通常	試験終了時	通常	試験終了時	LDL	HDL	TG
Samaha ら（2003）	6 か月	77	74	—	—	+4	0	−20
Dansinger ら（2005）	12 か月	78	81	26	27	−5	+7	−1
Brehm ら（2005）	4 か月	87	88	—	—	−2	+16	−37
Gardner ら（2007）	12 か月	76	79	27	27	+1	+9	−23
Volek ら（2009）	12 週	97	100	34	38	+4	+11	−51
Yancy ら（2010）	48 週	105	107	34	37	−2	+10	−19

TG：トリグリセリド．

ると厳しい．

　Hoenselaar[16] は以下の諸点について的確な評価がなされていないと指摘している．すなわち，①引用されている前向き研究が摂取基準策定機関によって異なる：欧州食品安全機関（European Food Safety Authority, EFSA）の 2003 年の報告ではその時点で最新のメタ分析の結果が検討され，その数も IOM や USDA/USDHHS での引用研究数よりかなり多い，②飽和脂肪は炭水化物と比較すると LDL-Chol を上昇させるが，総 Chol/HDL-Chol 比には影響しないことの意義が推奨値の策定に際して考慮されていない（この比が現時点では虚血性心疾患死に対する最強の予測指標であることが正当に評価されていない），③飽和脂肪を多価不飽和脂肪で置換した無作為化研究において，明確な CVD のリスク予防効果が示されているが，死亡率との相関性は認められていない，④無作為化研究は EFSA でのみ引用されているが，それは最適・最新のものではなく，⑤飽和脂肪と CVD との関係についての前向き研究に関してはすべての機関で検討されているが，それぞれ異なった文献が引用されており妥当性に疑問を生む．このような点から判断して，IOM 諮問委員会による SFA の摂取と CVD との関係についての結果と結論は，最新の科学的文献を反映していないと結論している．加えて，表 4.4 に示す IOM によって認められた相関性と原著で述べられた相関性の比較から明らかなように，両者で解釈にかなりの不一致が認められる．表示した疫学研究以外にも情報があるのに IOM がなぜ限られた研究しか引用しなかったのか，そしてなぜこのような結論に至ったのかは理解できないと述べ，あいまいな対応を懸念している．

　意見はさらに続く．例えば長期摂取試験において食事脂肪を置き換えると軽度だが有効な CHD リスクの低下が認められるので，飽和脂肪を常に低減し不飽和脂肪で一部置換するよう生涯にわたって指導することが望ましいという論拠に対しての意見である（ただし，どの不飽和脂肪が理想的なのかもまた問題点である）．これまで長年にわたる対応で，SFA が心疾患に対する危険な脂肪酸であるという考えは確固たる

表 4.4 IOM の報告に引用された飽和脂肪摂取量と冠動脈心疾患に関する疫学研究 [16]

研究（年）	コホート	IOM による相対リスク	原著での相対リスク
Hu ら（1999）	Nurses' Health Study	CHD の発症・死亡と正関係	4:0-10:0；1.00（$P=0.60$） 12:0-18:0；1.04（$P=0.47$）
Hu ら（1999）	Nurses' Health Study	CHD の発症・死亡と正関係	1.34（$P=0.32$）
Hu ら（1997）	Nurses' Health Study	CHD の発症・死亡と正関係	0.96（$P=0.37$）
Ascherio ら（1996）	Health Professionals Follow-Up Study	飽和脂肪と CHD リスクの間に強い相関なし，ただし，血液コレステロール濃度への影響が予測されリスクが高まる．	0.96（$P=0.69$）
Goldbourt ら（1993）	Israel Ischemic Heart Disease Study	CHD の発症・死亡と正関係	CHD 死亡率/1 万人；摂取量 5 分位の最高で 49，最低で 61（多変量解析）．相対リスクは 1 に近づく（数値なし）
McGee ら（1994）	Honolulu Heart Program	CHD の発症・死亡と正関係	高カロリー％の飽和脂肪は心筋梗塞，CHD 死を有意に増加（$P<0.01$）．摂取量の高低差と関係なし（P 値なし）
Keys ら（1980）	Seven Countries Study	CHD の発症・死亡と正関係	飽和脂肪の平均摂取量は 10 年および 25 年間の CHD 死亡率と強く関係
Pietinen ら（1997）	ATBC Study	冠動脈死と相関なし	0.93（$P=0.91$）
Kromhout ら（1984）	Zutphen Study	冠動脈死と相関なし	非有意な予防効果（$P=0.09$）

ATBC：Alpha-Tochopherol, Beta-Carotene Cancer Prevention, CHD：冠動脈心疾患，IOM：Institute of Medicine.

既成概念となってきており，学説を曲げることは関係者にとって相当に躊躇するところであろうことは十分に理解できる．当然，新しい情報が間違いない事実であると支持することにもかなりの抵抗があろう．したがって，疾患者を含む一般消費者に新しい知見を誤りなく理解してもらうのは至難のことである．

しかしながら，Dietary Guidelines for Americans 2015 の諮問委員会の報告 [17] では，SFA を不飽和脂肪酸，とくに PUFA で置換すると総 Chol および LDL-Chol を有意に低下させるという強くかつ一定の証拠があることを支持する無作為化比較試験があると書かれている．そして，摂取エネルギーの 1％に相当する SFA を PUFA で置き換えると CHD の発症は 2～3％低減するが，炭水化物と置き換えて総脂肪摂取量を減らしても CVD リスクは低減しないと述べている．この判断に対しても 2010 年版の場

合と同様に異論があり，さらに基本的問題点をも指摘している[18, 19]．

現時点では，「SFA はこれまで認識されてきたようには危険な脂肪酸ではないと見なされる」までしか言えないであろう．そして，あくまでも SFA だけに絞って判断することを避け，少なくとも最低限同時に摂取する他の脂肪酸を含めた食事脂質の全体像からの判断が不可欠であることをあらためて認識したうえで理解しなければならないことを強調したい．

4.1.4 飽和脂肪酸問題の決着

このような現状から，脂肪酸と血清 Chol 濃度，そして心疾患のリスクについては表 4.5 に示すような対応が妥当のようである[6, 20]．わが国の食事摂取基準 2015 では，Chol 濃度や虚血性心疾患への影響を中心に文献内容が網羅的に検討され，日本人の SFA 摂取量を考慮して中央値の 7% エネルギーを目標量の上限としている[21]．欧米での 10% エネルギーを上限とする場合よりかなり低い値で，米国の National Cholesterol Education Program の Step II diet での対応レベルと同じである．Step II diet は，血液 Chol 異常高値者に対する最初の対応策である Step I diet（SFA 10% エネルギー以下）で効果が見られない場合の対応策である．日本人のように総脂肪だけでなく SFA の摂取量も少なく，PUFA の摂取量が相対的に多い場合には SFA の影響は大きくない，あるいは無視できる可能性があるが，日本動脈硬化学会の動脈硬化性疾患予防ガイドライン 2012 年版では，LDL-Chol を低下させるためには，SFA の摂取を減らした分，不飽和脂肪酸の摂取を増やすようにと指導している（推奨レベル I，エビデンスレベル B）．そして，予防のための食事として「SFA の摂取量 4.5% 以上 7% 未満」が推奨されている．この値は食事摂取基準 2015 の値と同じである．なお，エビデンスレベル B は「一つのランダム化（無作為化）試験あるいは，いくつかの非ランダム化試験がある」と規定されている．2007 年版よりはかなり具体化さ

表 4.5 飽和脂肪酸の摂取量低減と冠動脈心疾患の予防：現時点での専門家パネルの判断[20]

飽和脂肪酸を置換した場合の冠動脈心疾患リスクの変化
1. 多価不飽和脂肪酸での置換：確実に低下（5% エネルギーの置換でリスクは 10% 程度低減）．
2. 炭水化物での置換：明確な効果はない．精製品は避ける．
3. 一価不飽和脂肪酸での置換：有効性の確証はない．
4. 飽和脂肪酸の含量のみで心疾患への影響は予測不能．影響は個々の飽和脂肪酸により異なるだけでなく，他の食事成分の影響をも考慮すべき．
5. 心血管リスクを軽減するには海産物（オメガ 3 脂肪酸），全粒穀物，果物・野菜の摂取を増やし，トランス脂肪と食塩の摂取を減らすこと（飽和脂肪酸についての言及なし）．

れているが，SFAのリスク再考を示唆するYamagishiら[9]の論文は引用されていない．2013年2月，日本動脈硬化学会は「栄養成分表示に関する声明」を出し，"「脂質」の表示に加え，動脈硬化性疾患発症のリスクとなる「コレステロール」，「飽和脂肪酸」，「トランス脂肪酸」の栄養表示を直ちに行う必要性がある"と表明している．ここでもSFAをPUFAで置換する考えが強調されている．

健康に係わる基本的研究の総説で有名なCochrane Reviewでは，「長期摂取試験において，飽和脂肪を低減することにより軽度だが有効な心血管リスクの低下（14%）が示唆されているので（総脂肪の低減効果はない），CVDリスクがある人だけでなくリスクが低い人に対しても，飽和脂肪の摂取を常に減らし不飽和脂肪で一部置換するよう生涯にわたって指導すべきであろう．ただし，どの不飽和脂肪が理想的なのかは不明である」と論じている[22]．より新しい総説でも，SFAの低減を勧めている[23]．結局，SFAをPUFAで置き換えると心疾患のリスクが低減するという判断基準（エネルギー比で5%のPUFAでの置換は心疾患のリスクを10%低下させる[6]）に立って，SFAの摂取量に注意を払う対応となっている．しかし，SFAそのもののリスクは従来忌避されているように大きいものではない可能性がある．SFAを多く含む食品は同時にCholも多く含むので，避けるようにということも背景にあろうが，先進国の中ではSFAの摂取量が非常に低い日本人の場合にも欧米におけると同等の対応がなされなければならないことの科学的根拠は十分ではないように思われる．

Yamagishiら[11]は，飽和脂肪の摂取とCVDとの関係については現時点では結論を出すまでに至っていない．その原因の一つとして，東西諸国間での飽和脂肪摂取量の大きな違いが考えられる．日本人についての3例の観察研究では，飽和脂肪の摂取量と実質内出血との間での逆相関を示しているが，虚血性発作については一般に逆相関が示されているものの不明な点がある．心筋梗塞については西欧での研究と同様に日本の研究でも一定していない（しかし，JHPCでは世界で初めて正相関を見出している）．結局，日本と西欧の研究の結果から，飽和脂肪の摂取20 g/日（総エネルギーの約10%）の摂取が適当であると判断している．

SFAを炭水化物（糖質）で置換することの効果はほとんどない上に，グリセミック指数（GI値）が大きいものはむしろ血清トリグリセリド（TG）濃度を上昇させ，小粒子径LDLの増加，インスリン抵抗性の惹起など，心疾患に悪影響を及ぼすことに注意すべきである．精製された糖質の摂取には注意が必要であるが，三大栄養素の最適摂取割合は確立されていないので判断は容易ではない．わが国では，タンパク質-脂質-炭水化物由来のエネルギー比12～15/20～25/60～68程度が目安として推奨されているが，科学的根拠は明確ではない．この点に関し2011年9月，Norwegian University of Science and Technology（ノルウェー科学技術大学）の研究で，軽度の肥満男女（主として大学生）を対象に1週間試験食（エネルギー比で炭水化物65%，

タンパク質15％，脂質20％を含む粉末食）を摂取させ，1週間のウォッシュアウト期をはさみ，さらに1週間別の試験食（炭水化物30％，タンパク質30％，脂質40％）を摂取させて試験食前後での赤血球における炎症関連遺伝子の発現状況を検討した結果，65％炭水化物食で生活習慣病関連遺伝子が過剰に発現しリスクが高まる可能性が示唆された．結論としては，三大栄養素がエネルギー比でそれぞれ1/3の割合が最善（炭水化物は40％が限度）と指摘されているが，このような割合は少なくとも日本人の食事にはなじみにくい．CVDの予防のために日本型食生活の有益性は明らかであり[24]，さらに動物実験の結果ではあるが日本型食生活（ただし現時点のものではないようである）の健康効果も指摘されている．

このように，摂取する飽和脂肪および個々のSFAとCVDリスクとの関係を単純に説明することは難しく，飽和脂肪と置き換えられたマクロ栄養素（主要栄養素）との複雑な関係を理解したうえで，食事全体としてのパターンの影響を広く認識することが大切である[25, 26]．

4.1.5 パーム油は危険な油か

パーム油はパルミチン酸を50％含む典型的な飽和脂肪である．一時，米国大豆協会から「熱帯産のグリース」とさえも蔑称され，血清Chol濃度を上昇させ心疾患のリスクを高める危険な油脂と見なされてきた．しかし，パーム油の脂肪酸の半分は不飽和脂肪酸（オレイン酸40％，リノール酸10％）であり，そのリスクは従来考えら

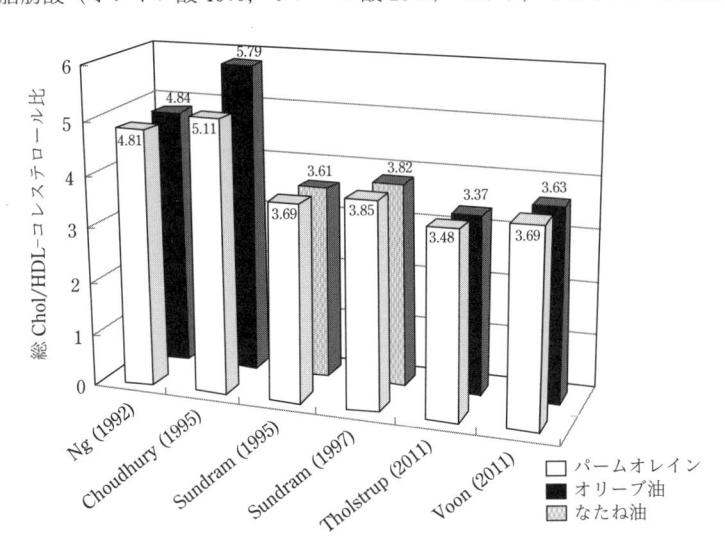

図4.6 パームオレインと一価不飽和脂肪酸に富む植物油の比較：血清総コレステロール/HDL-コレステロール比への影響
Sundram K *et al.* (2012)

れていたよりは低いのではないかと推察され，最大産油国のマレーシアを中心に再検討が展開されてきた．

パーム油を通常の植物油（なたね油，オリーブ油）と比較した介入試験は相当数あるが，その多くでLDL-Chol濃度の上昇が認められていて（ただしほとんどの場合軽度の上昇），この点だけからは少なくとも安全とは言い難い．しかし総Chol/HDL-Chol比で比較すると差はほとんど認められなくなる上に，不飽和脂肪酸で置換しても，心疾患の種々のリスクパラメーターへの影響も一定ではない[27, 28]．一方，パルミチン酸の含量を減らしたパームオレインでは少なくとも他の植物油との違いは認められない（図4.6）．さらに，37例の介入試験の報告をメタ分析した結果でも，他の脂肪酸と比較してパーム油が心疾患のリスクを高めることはないことも示されている（K. Sundram 未発表データ2012）．また動物実験の結果ではあるが，パーム油はトコトリエノールやβ-カロテン（ただしred palm oil）を多く含み，虚血低減，抗不整脈作用などの有効性が観察されている[29]．パーム油のCVDに対するリスクが高くないことは，そのTG構造に依存することが指摘され，後述するようにエステル交換による悪影響誘起の可能性が懸念されている[30, 31]．

これらの結果から，医療体制が整っている先進国においては常識的な量のパーム油の摂取は心疾患のリスクを高めることはないと判断できるが，パーム油を常食している発展途上国ではその摂取量に注意が必要であろうと考えられている[32]．

パーム油は酸化安定性に優れ安価な油脂であり，わが国でもなたね油に次ぐ食用油としての利用が高まってきているが（第1章，図1.5参照），ほとんどが加工食品用に使われており一般の市場では余り目につかない油である．トランス脂肪の代替え油脂としての利用が試みられているが，SFA危険説がその障害となっている．

最近の総説でもパーム油には動脈硬化のリスクを高めることはないと理解されているが，最終判断は種々の脂質マーカーを指標とした長期の介入試験の結果に委ねられている[27, 28]．

4.1.6 パルミチン酸以外の飽和脂肪酸の影響

これまで述べてきたSFAを巡る話題では，その主たる対象は摂取量の観点からパルミチン酸（16:0）であった．血清Chol濃度上昇作用はミリスチン酸（14:0）がもっとも強いという報告もあるが，日本人の場合，摂取量は少なくとくに問題とはならないであろう．ラウリン酸（12:0）の影響については一致していない．CVDの危険因子であるプラスミノーゲンアクチベーター抗原やリポタンパク質（a）（Lp(a)）を減少させることなどが観察されているが[33]，この脂肪酸の摂取量もまた限られている．Mensinkら[2]の報告ではラウリン酸，ミリスチン酸およびパルミチン酸の順でLDL-Chol濃度上昇作用が強くなるが，同じ順序でHDL-Chol濃度を上昇させている．そ

の結果，これらの SFA で総 Chol/HDL-Chol 比が低下した．とくにラウリン酸（12:0）の低下効果は顕著であるが，実際に心疾患のリスクを低減するのかどうかは不明である．ステアリン酸（18:0）は LDL-Chol および HDL-Chol 共に低下させ，総 Chol/HDL-Chol 比も幾らか下げるようである．

通常の摂取量の点から考慮する必要があるのは，パルミチン酸以外ではステアリン酸であろう．ステアリン酸はパルミチン酸とは 2 炭素鎖数しか違わないが，他の SFA とは異なり血清 Chol 濃度上昇作用はないと見なされている．ステアリン酸は体内で容易にオレイン酸に不飽和化されるためと説明されているが，実際には不飽和化反応が効率的に進むという証拠は十分ではない．むしろ，ステアリン酸はヒトの体脂肪（トリグリセリド）中に取り込まれる割合は少なく，種々の組織で主としてリン脂質中に含まれていることが違いの一因かもしれない．ステアリン酸は少なくとも血清 Chol 濃度に悪影響を及ぼさないことから，トランス脂肪酸の代替え脂肪酸として利用することが検討されているが，エステル交換によって TG の 2 位にエステル化されたステアリン酸については，科学的証拠は不十分ながら血液脂質像，さらに耐糖能やインスリン作用への悪影響が指摘されており検討の余地がある[30, 34]．パルミチン酸でも同様な可能性は無視できない．

個々の SFA 間での差には吸収性の違いも関係しているのかもしれない．ヒトに TG として 1 週間摂取させ，食後の血漿脂質レベルを指標として各種の SFA の吸収率を検討した研究[35]によると，摂取後の血漿中でのピークはステアリン酸（STE），パルミチン酸（PAL）およびラウリン酸/ミリスチン酸（LM）でそれぞれ 5, 4 および 2 時間後であった．血漿 TG の経時曲線下面積（AUC；吸収率の指標）は STE で PAL, LM と比較しそれぞれ約 30％高かった（PAL と LM との間では差はなかった）（図 4.7）．ステアリン酸の吸収率が最も高い理由は明らかでないが，少なくとも消化吸収

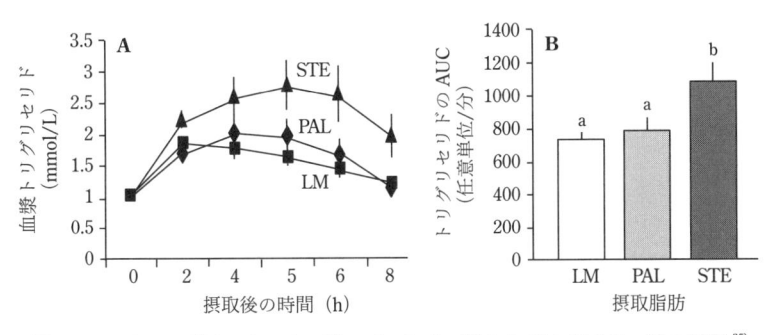

図 4.7 ラウリン酸/ミリスチン酸，パルミチン酸およびステアリン酸の吸収[35] 健康な成人男女 20 名の平均値± SEM．A：ステアリン酸（STE）食での TG 値はパルミチン酸（PAL）食およびラウリン酸/ミリスチン酸（LM）食より有意に高い．B：トリグリセリド吸収量の比較．a,b 異なった文字間で有意差あり．

に際してパルミチン酸とは異なる挙動をとるようである．血漿 Chol 濃度は LM 摂取で他の脂肪酸の摂取より高値となっており，ラウリン酸やミリスチン酸の特異性を示唆するものであろう．

　一方，食後の高脂血状態の程度や炎症マーカーに及ぼす SFA と n-6 系 PUFA の影響について，バター（SFA）あるいはサフラワー油（n-6 系 PUFA）を過体重者に 50 g 摂取させ比較した研究では，食後の血清 TG 濃度の変化パターンに両脂肪でほとんど差は認められなかったが，血漿の炎症マーカー（IL-6，TNFα など）はバター食で有意に高いことが観察され[36]，飽和脂肪摂取の問題点が指摘されている．さらに，健常な男性成人を対象として地中海食あるいは高飽和脂肪食（いわゆるジャンク食）を 1 回だけ摂食させた試験で，高飽和脂肪食で上腕動脈の超音波による拡張度測定値（brachial artery ultrasound flow-mediated dilation, % FMD）が低下し，食後 2 時間後でのインスリン値や HOMA-IR，そして TG 値の有意な上昇が観察されている[37]．つまり，1 回だけの摂取でも高飽和脂肪食は食後の血管内皮機能や代謝指標にかなり悪影響を及ぼす可能性が示唆されている．

　このように，飽和脂肪危険説を支持する報告は数多いが，少なくとも従来考えられて来たようにはリスクは高くないことを指摘する報告があることも理解しておくべきであろう．

　興味あることに，CHD 患者では血漿の超長鎖飽和脂肪酸（VLCSFA，$C_{20:0}$，$C_{22:0}$ および $C_{24:0}$）のレベルは血液脂質，CRP，アディポネクチンならびに空腹時のインスリン，C ペプチドの好ましいレベルと相関することが認められている[38]．関連諸因子について多変量補正した結果，血漿の VLCSFA は CHD リスクを 52% 低下させた（ハザード比 HR 0.48，傾向 $P<0.0001$）．しかし，赤血球の VLCSFA では有意な逆相関は認められなかった（pooled HR 0.66，傾向 $P=0.16$）．VLCSFA が通常の SFA と異なりペルオキシソームで β 酸化され，PPARα が主要な役割を果たしていないことや，活性型アシル-CoA からプラスマローゲンが合成されることなどが関与している可能性が示唆されている．

4.1.7　食品業界の対応：加工肉製品での脂肪置換

　SFA に富む固体脂は多様な物性を備えており，その含量を減らせば食品の物性は損なわれ，おいしさも失われることになる．対応策としては代替え技術を補強するか，それとも機能性の低い（おいしくない）食品を甘受するかの二者択一的な側面があり，そこまでして SFA を減少させなければならないかとの意見もある[39]．いずれにしても食生活全体の視点からこの問題に対応しなければならないが，飽和脂肪を多く含むおいしい動物性食品を全面的に避けることは，食の楽しみを失うことにもなろう．食事指導は健康にとっては良策だが，人生にとっては愚策となりかねない．

4.1 飽和脂肪酸

飽和脂肪を多く含む牛肉に代表される反芻(はんすう)動物の肉類は健康上好ましくないと多くの消費者が信じており,欧米諸国を中心に関連食品業界では,とくにCVDのリスク低減のために飽和脂肪の低減ないしは除去が絶えず重要な課題の一つとなっている[40]. コレステロールの存在もまた過度に危険視されている. そのため加工肉製品(例えばソーセージ)の製造に際しては,種々の脂肪置換物が使われてきている. しかし脂肪の部位(皮下・細胞内・細胞間脂肪や背脂肪)によりそれぞれ機能性が異なるので,製品の品質(とくに物性)の面で満足のいく対応は容易ではない. 例えば背脂肪の代替脂として使われるラードでは,とくに粘稠性(コンシステンシー)が重要な物性の一つであり,したがって脂肪酸構成が問題となるが,脂肪酸組成,とくに総$C_{18:2}$量,$C_{18:0}/C_{18:2}$比および二重結合指標(double bond index)が要件となっており,良質な製品では表4.6に示すような条件が求められる. 品質に係わる酸化耐性も重要な点である.

肉製品の代替え脂肪としては脂肪類似物と脂肪代替物が使われている. 脂肪類似物(fat mimetics)は水・タンパク質・多糖などで構成されており,部分的に脂肪と置き換えられ脂肪量を減らせるが,加熱変性,風味などの面で限界がある. 脂肪代替物(fat substitutes)は物性的にも化学的にも通常の脂肪と類似の性質を持つように配慮されており,組織脂肪の1/2程度を置き換えることができる. とくに植物油を原料としたものでは健康効果が期待されているが,酸化安定性の問題を解決しなければならない. そのため,植物油を化学的あるいは酵素的に変換したいわゆる合成脂肪(plastic fat)も使われる. 動物脂並みの融点や粘稠性を持つように種々の処理が行わ

表4.6 良質ラードの科学的規定基準[40]

	%最低	%最大
組 成		
抽出可能な脂肪	84	90
飽和脂肪酸	41	—
不飽和脂肪酸	—	59
一価不飽和脂肪酸	—	57
多価不飽和脂肪酸	—	15
$C_{18:0}$	12	—
$C_{18:2}$	12	15
$C_{18:0}/C_{18:2}$	1.2	—
酸 化		
多価不飽和脂肪酸	—	23
ジエン酸	—	10
トリエン酸	—	1.0
テトラエン酸	—	0.5
ペンタエン＋ヘキサエン酸	—	1.0
二重結合指標	—	80

れ，フランクフルトをはじめとしソーセージに広く利用されている．現時点では栄養組成（したがって健康効果），色調，日持ちの面ではほぼ満足のいく技術が開発されてきているが，官能（味覚）の点ではまだ理想の域には達していないようである．

いずれにしても，飽和脂肪非健康論がいろいろな面で食品の再構築を余儀なくしており，業界は対応に忙しいが，SFA を多く含む赤身牛肉の摂取は CHD 発症と相関しない（ただし加工肉はリスクを高める）ことが指摘されており[33]，ここで述べたような対応の是非についても検討が必要であろう．

4.1.8 ま と め

SFA はきわめて心疾患リスクが高い食事因子であると名指しされて久しい．世界中で危険な脂肪酸と見なされ，食事指針においても摂取量はできる限り少なくするようにとの指導が普遍化している．最近のコホート研究のメタ分析の結果はこの常識化した結論に波紋を投げかけたが，その牙城は揺るがないようである．しかし炭水化物を飽和脂肪で置き換えた場合，動脈硬化の指標として有用な総 Chol/HDL-Chol 比に及ぼす影響は非常に軽度であることは知っておくべきである．逆に飽和脂肪を純化された糖質で置換するとかえって CVD のリスクが高まる．

飽和脂肪の摂取量と CHD 発症との間に相関性が認められないという最近の研究が，CHD 予防のために「飽和脂肪の摂取を少なくすべき」との推奨の意義について議論する端緒を開いたようである．EFSA は個々の脂肪酸についてとくに推奨摂取量を示すことは必要でなく，もっと一般的な説明指導で十分であると述べている．Kromhout ら[41] は「前向きコホート研究では SFA 摂取量と CHD の発症との間に相関がない」ことを方法論的に検討し，飽和脂肪と血清 Chol 濃度との間の相関性がゼロあるいは低いレベルであることは過去の論文でも指摘されており，SFA 摂取量や血清 Chol 濃度にかなりの個人差があるコホート研究の限界を勘案すれば，相関性を認めた Siri-Tarino ら[5] の結果の解釈には限界があり，あくまでも介入試験の結果に基づいて判断すべきであると述べている．つまり，横断研究で SFA と血清 Chol との間に相関性が認められないことは驚くに足りないわけである．そして，飽和脂肪のシ

表 4.7 脂肪酸と CHD リスクについての前向きコホート研究と介入試験結果の総括 [41]

脂肪酸の変化	CHD リスク低下（%）	
	コホート研究	介入試験
エネルギー比で 5% の SFA を PUFA で置換	−13	−10
トランスモノエン酸をエネルギー比で 2% 減少	−24	データなし
EPA + DHA をゼロから 250 mg/日に増加	−36*	−36*

＊コホート研究と介入試験の両方に基づく．SFA：飽和脂肪酸，PUFA：多価不飽和脂肪酸．

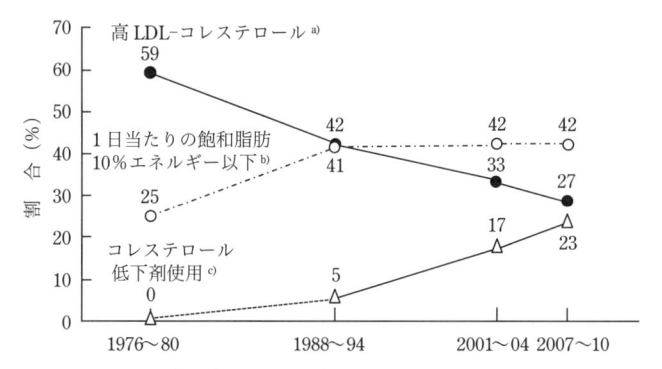

図 4.8 40〜74 歳の米国人での高 LDL-コレステロール，コレステロール低下剤使用および低飽和脂肪摂取頻度の年齢補正傾向 [43]
 a) 1976〜1980 年から 2007〜2010 年へ有意に低下（$P<0.05$）．
 b) 1976〜1980 年から 2007〜2010 年へ有意に増加（$P<0.05$），1988〜1994 年から 2007〜2010 年では有意な変化なし．
 c) 1988〜1994 年から 2007〜2010 年へ有意に増加．

ス型不飽和脂肪での置換による血液脂質と CHD 発症リスクの低減効果をコホート研究と無作為化介入試験とで比較すると，ほぼ同等であるが，SFA 低減化の有効性は明確であると結論している（表 4.7）．結局，SFA 摂取量が少なく種々の健康的な食品から構成されている地中海型食事および日本型食事の健康性を高く評価し，CHD の予防のための脂肪摂取量の推奨に際しては単に SFA 摂取量だけで判断せず，食生活全般の視点からの対策が不可欠であると結んでいる．

欧米人は日本人の 2 倍程度の飽和脂肪を摂取しており，英国人について飽和脂肪・トランス脂肪・食塩の摂取減少，果物・野菜の摂取増加に「適度に」対応することで CVD による死亡数をかなり低減でき，「厳しく」対応する（現在の飽和脂肪摂取量の約 13％エネルギーを 10％エネルギーに減らし，トランス脂肪 1％エネルギーをゼロにする）とさらに大きく低減できることが示され，飽和脂肪の摂取低減の有効性が主張されている [42]．SFA 摂取量がエネルギー比で 10％以下である日本人に，このような結果をそのまま適用することが妥当であるかどうかは検討の余地がある．

SFA の摂取抑制を食事指導の柱としている米国では，40〜74 歳の成人の高 LDL-Chol 者の割合は 1976〜1980 年と比較し 2007〜2010 年では 59％から 28％へと減少し，同時に Chol 低下剤服用者と飽和脂肪摂取量が低い者の頻度が共に増加している（図 4.8）[43]．飽和脂肪の摂取量低下を目指す国の食事摂取基準に適う成人の割合は，1976〜1980 年と 2007〜2010 年の間で 25％から 42％へと増加したが，1988〜1994 年と 2007〜2010 年の間では有意な変化は認められなかった．飽和脂肪由来のカロリーの割合は 1970 年代以降減少してきたが，平均摂取量はむしろ増加傾向にある．Chol

低下剤の使用は1988〜1994年から2007〜2010年の間に5%から23%へと増加している．近年における医療の進歩にもかかわらず，米国では高コレステロール血症は公衆衛生上の最重要課題の一つとなっており，40〜74歳の成人の1/4以上でLDL-Chol値が高い状況にある．このような知見は，成人における高コレステロール血症の頻度低減のためのプログラムや政策を評価する上で有用な情報であるとされているが，従来から指摘されてきているような「SFAだけの責任」に帰するべきではないことも示唆している．

最後に，単にSFAの摂取量を減らすよりもChol低下効果を有する種々の食品の摂取指導を行う対策（dietary portfolio）が，高脂血症者の血清Chol濃度低下効果の点で優れていることを報告したJenkinsらの実験結果を紹介する（図4.9）[44]．この研究では，6か月間の低飽和脂肪治療食摂取でのLDL-Cholの低下が8 mg/dL（−3.0%）であるのに対し，種々の食品の摂取を慣例的に指導された群では−24 mg/dL（−13.1%），徹底的に指導された群では−26 mg/dL（−13.8%）であった．HDL-Chol濃度の変化には3群間で大きな差は認められなかったので，総Chol/HDL-Chol比は両指導群で低下した．これらの結果から，飽和脂肪の摂取低減だけの効果は限定的であることが読み取れる．

さらにSFAのリノール酸による置換の効果については，「確かにSFAは炎症を誘発する可能性があるが，だからと言って悪者というわけではない．SFA摂取とSFA状態（体内でのSFAの量と質）とは同義語ではなく，SFA状態は易吸収性の炭水化物の摂取量に大きく依存している」との観点から対応すべきであるとの見解もあ

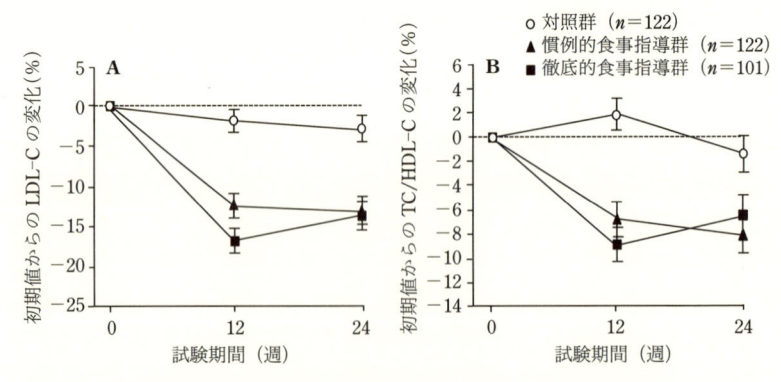

図4.9 高脂血症者の血清LDL-コレステロール濃度（A）および総コレステロール/HDL-コレステロール比（B）に及ぼす食事の影響[44]

対照群：低飽和脂肪治療食．6か月の試験期間中2回クリニック訪問．指導群：植物ステロール，大豆タンパク質，水溶性食物繊維およびナッツ類の摂取を指導．クリニック訪問は慣例的群で2回，徹底的群で7回．LDL-C：LDL-コレステロール，TC：総コレステロール．

る[45]．一方，現代人の疾病の多くが脂質酸化に起因する可能性が大きいことに注目すると，酸化安定性が高いSFAは安全な脂肪酸であろう．肉類がCHDのリスクを高めるのは少量しか含まれないPUFAの加熱による酸化が原因であるとの考えもあり[33]，SFAを巡る問題は実に複雑である．また，飽和脂肪がヒトの血液Chol濃度に及ぼす研究においては，研究方法などに細心の注意が必要であることも指摘されている[46]．

その摂取量が非常に少ない日本人でのSFAを巡る問題は，依然として残された課題であるとの印象が深い．いずれにしても，SFAだけに絞ってきた対応の限界を改めて認識し直す必要があることは確かであろう．

実際に，飽和脂肪含量が高いどのような食品の摂取と死亡率の間に相関があるのかを調べたメタ分析で，牛乳，チーズ，ヨーグルトおよびバターを多く摂取しても死亡リスクが有意に増加することはないが，肉類および加工肉を多く摂取するとリスクが有意に高まることが示されている[47]．しかし，この場合にも先に示したYamagishiら[9-11]の報告に見られるように，日本人では肉類の摂取増加でむしろリスクが低かった．このことは，個々の食品中の飽和脂肪以外の要因のみならず集団によっても異なることを示唆しており，問題の複雑さが読み取れよう．

4.2　一価不飽和脂肪酸（モノ不飽和脂肪酸）

食品中に含まれる一価不飽和脂肪酸（monounsaturated fatty acid, MUFA）のほとんどはオレイン酸（18:1）であり，疫学研究でもこの脂肪酸が中心課題となっている．オレイン酸はこれまで血清Chol濃度低下作用を有し，酸化されにくい脂肪酸として健康効果が評価されてきた．しかし介入試験のメタ分析で効果が確認できない例や，食事由来のものだけでなく体内で合成されるMUFAがCHDのリスク因子となる可能性が最近指摘されるなど，SFAの場合と同様にこの脂肪酸の生理機能についても複雑な状況にある．

4.2.1　オレイン酸の有用性

オリーブ油を常食とする地中海沿岸住民では心疾患死亡率が低いことが古くから指摘され，オレイン酸の効果として認識されてきた．オレイン酸は多価不飽和脂肪酸（PUFA，事実上リノール酸）と共に，SFAと置換するのに最適の脂肪酸であると理解されてきたのである．オレイン酸はリノール酸と比較し酸化安定性が高く，その点だけでも健康的に優れた脂肪酸であるが，諸外国で行われた介入試験の結果，血清LDL-Chol濃度低下作用を示すことが観察されている．そしてリノール酸を多量摂取した場合にはLDL-CholだけでなくHDL-Cholをも低下するのに対し，オレイン酸

ではそのような作用は認められず理想的な脂肪酸であると推奨されてきた．このようなオレイン酸の効用は日本人については確認されていないが，わが国でも高リノール酸タイプのひまわり油やサフラワー油が高オレイン酸タイプへと切り替えられた．さらにオレイン酸を80％程度含み酸化安定性が高く，SFA含量が最低のカノーラ油が生産され，トランス脂肪酸問題の発生とも相まって健康的な食用油として食品の加工やフードサービス分野で汎用されてきている．

2004年，米国食品医薬品局（FDA）は一部限定付きではあるが，MUFA（オレイン酸）について1日に大さじ約3杯（23 g）のオリーブ油の摂取はCHDのリスクを軽減させる可能性があるとして，心疾患予防効果の強調表示（ヘルスクレーム）を認可している．しかしFDAに提出された介入試験では明確な血清総CholおよびLDL-Chol濃度低下効果が認められた試験は限られている．

MUFAに富む植物油は，糖質と置換した場合LDL-Chol濃度低下作用を示すが，その効果の程度は起源によりいくらか差があるようであり，オリーブ油（エキストラバージンオイル）はハイオレイックのなたね油（カノーラ油）やひまわり油よりも僅かだが高値を与えるようである（表4.8）[48]．この差はおそらく共存する他の脂肪酸，とくにSFAや植物ステロール含量の違いによるものと考えられていた．しかし最近の研究によると，オリーブ油の健康効果はオレイン酸によるよりもむしろバージンオイル中に含まれている各種のポリフェノール（tyrosol, hydroxytyrosol, oleuropeinなど）による可能性が指摘されてきている[49, 50]（最近，チロソールエステルであるoleocanthalとoleacein含量の合計量および両者の比で健康効果を判定することが提唱されている．これらの成分の含量はオリーブ樹の品種，収穫時期，気温，さらには

表4.8 血漿の総コレステロールおよびLDL-コレステロール濃度に及ぼす各種一価不飽和脂肪油の影響比較[48]

研究者（年）	n	パームオレイン	一価不飽和脂肪油		
			カノーラ油	ハイオレイックひまわり油	オリーブ油
Truswell ら（1992）	21	5.04(3.22)	4.51(2.81)*		
Sundram ら（1995）	23	4.54(2.56)	4.44(2.44)		
Denke & Grundy（1992）	14	5.17(3.93)		4.44(3.31)*	
Noakes ら（1996）	23	6.23(4.18)		5.70(3.77)*	
Choudhury ら（1997）	42	5.50(3.69)		5.12(3.42)*	
Cater ら（1997）	9	5.79(4.37)		5.22(3.72)*	
Ng ら（1992）	33	5.05(3.43)			5.10(3.47)
Choudhury ら（1992）	21	4.63(3.41)			4.65(3.33)
Lichtenstein ら（1993）	15		5.03(3.26)*		5.31(3.42)
Perez-Jimenez ら（1995）	21			3.95(2.40)*	4.26(2.64)

値は平均値mmol/L．（ ）内はLDL-コレステロール値．＊比較した油での値より有意に低いことを示す．

搾油法などにより大きく異なるようである[51]）．これらポリフェノール類はバージンオリーブ油の刺激臭や苦味成分であるが，抗炎症性に加え動脈硬化の引き金となるLDLの酸化防止に効果的である．

　エキストラバージンオリーブ油あるいは種々のナッツを補足した地中海型食事による循環器疾患（CVD）の一次予防効果を対照食（脂肪の摂取量低減を助言した食事）と比較検討した無作為化介入試験（4.8年追跡）で，両試験食群ともリスク低減効果が同等で30％にも及んだ（多変量補正ハザード比はそれぞれ0.70と0.72）．つまり，オリーブ油の効果よりも多様な新鮮果物や野菜，酪農製品，魚類，全粒穀物を含む食事構成にむしろ効果があることになるが，総死亡率に対してはオリーブ油補足食でのみ低下効果が観察されている[52]．オリーブ油はその独特の風味が飽食感あるいは満腹感を促し，セロトニン分泌を高めて他の植物油におけるよりも体重を増加させないようである．加えて，地中海食に典型的な食品の摂取が西欧食と比べ精神的ストレスに対し「ポジティブな効果」を示すだけでなく，「ネガティブな効果」は少ないことも報告されている[53]．

　欧米諸国ではMUFAの平均摂取量は13～20％エネルギーの範囲にあるが，日本人の場合平均的な摂取量はエネルギー比で10％程度と見込まれる（SFA：MUFA：PUFAの摂取量比を3：4：3として算出）ので，日本人においてMUFAがCHDリスクの改善に有効であるかどうかを判断できない状況にある．その上，わが国の食事摂取基準では目標量としての下限値も上限値も決められておらず，情報は欠如している．

4.2.2　オレイン酸は「静かな脂肪酸」

　オリーブ油の血清Chol濃度低下効果はリノール酸と比べると低く，むしろChol濃度を上昇させず安定性が高い油であると考えるのが妥当なようであり，現在では「静かな脂肪酸」とも呼ばれている．

　CHDリスク低減のためにSFAをMUFAと置換することの有効性についてはいくつかの疫学研究では支持されていて，米国のFDAやAHA（心臓協会）は健康的な置換策であると指摘している．しかし動脈硬化の程度を直接観察できる動物モデルでの実験結果では，高SFA食と比較して高MUFA食は動脈硬化に対し決して予防的ではないことが示されている．したがって地中海食の健康効果を評価するためには，更なる研究が必要であるとの意見もある[54]．加えて，11のコホート研究をメタ分析した報告でもSFAをMUFAで置換してもCHD発症率そしてCHDによる死亡率は事実上変わらないことが示され（表4.9）[55]，さらに前向きコホート研究のメタ分析結果はMUFAの摂取量とCHDによる死亡との間には有意な相関はなく（相対リスクRR=0.85，P=0.356），CHDの発症とも相関しないこと（RR=0.87，P=0.110）が報告さ

表4.9 不飽和脂肪酸あるいは炭水化物由来のエネルギー量5％増加当たりの冠動脈疾患ハザード比（メタ分析）[55]

	ハザード比（95％ CI）	研究間の試験の異質性，P値*
冠動脈心疾患発症（n＝306,244）		
SFAをMUFAで置換	1.19（1.00, 1.42）	0.32
SFAをPUFAで置換	0.87（0.77, 0.97）	0.70
SFAを炭水化物で置換	1.07（1.01, 1.14）	0.51
冠動脈心疾患死亡（n＝327,660）		
SFAをMUFAで置換	1.01（0.73 1.14）	0.18
SFAをPUFAで置換	0.74（0.61, 0.89）	0.40
SFAを炭水化物で置換	0.96（0.82, 1.13）	0.05

SFA：飽和脂肪酸，MUFA：一価不飽和脂肪酸，PUFA：多価不飽和脂肪酸．脂肪酸，タンパク質および総エネルギー摂取量，喫煙，BMI，身体活動量，アルコール摂取，高血圧の有無，および食物繊維，コレステロール摂取量で補正した心臓病の発症と心臓病による死亡を合計したハザード比．＊P値が0.05の「SFAを炭水化物で置換」した場合のみハザード比には有意な差が認められないことになる．

表4.10 血清コレステロールエステル中の脂肪酸の種類と循環器疾患死および総死亡に対する均衡化ハザード比[57]

脂肪酸と不飽和化酵素活性	血清中の割合（％）	循環器疾患死亡（n＝461）	総死亡（n＝1,012）
ミリスチン酸（14:0）	1.1	1.16（1.12）	1.09（1.06）
パルミチン酸（16:0）	11.7	1.25（1.15）	1.16（1.09）
パルミトレイン酸（16:1 n-7）	3.5	1.32（1.18）	1.28（1.19）
ステアリン酸（18:0）	1.1	1.07（1.04）	1.01（0.98）
オレイン酸（18:1 n-9）	19.4	1.29（1.18）	1.25（1.17）
リノール酸（18:2 n-6）	53.9	0.76（0.85）	0.80（0.87）
γ-リノレン酸（18:3 n-6）	0.71	1.15（1.09）	1.08（1.04）
α-リノレン酸（18:3 n-3）	0.66	1.08（1.10）	1.03（1.03）
ジホモ-γ-リノレン酸（20:3 n-6）	0.57	1.16（1.06）	1.07（1.0）
アラキドン酸（20:4 n-6）	4.8	1.00（0.95）	0.98（0.96）
EPA（20:5 n-3）	1.3	1.07（0.99）	1.04（1.0）
DHA（22:5 n-3）	0.68	0.97（0.92）	0.96（0.95）
SCD活性（16:1/16:0）	0.30	1.27（1.15）	1.26（1.18）
Δ^6D活性（18:3 n-6/18:2 n-6）	0.012	1.20（1.12）	1.12（1.07）
Δ^5D活性（20:4 n-6/20:3 n-6）	8.6	0.84（0.88）	0.92（0.96）

（　）内の値は総コレステロール，BMI，喫煙，身体活動量，高血圧で補正した値．SCD：ステアリン酸不飽和化酵素，Δ^6DおよびΔ^5D：Δ^6-およびΔ^5-不飽和化酵素．

れている[4]．また，疫学および介入試験の結果は共に高SFA食を高MUFA食で置き換えると血漿Chol濃度は低下するが，冠動脈硬化の程度は低減しないことも示唆している[56]．このような結果から，オレイン酸は「静かな脂肪酸」であると指摘されるのも当然のことであろう．むしろ，以下に説明するようにリスク説さえある．

動物実験では，オレイン酸はむしろ動脈硬化を促す例がある．すなわち，オレイン酸に富む食事は血清コレステロールエステル中のオレイン酸エステルの割合を高める．マウスや霊長類（サル）での観察では，この増加は動脈内膜-中膜の肥厚を促すことが認められている．さらに観察研究においては死亡率を高め，介入試験では冠動脈硬化のリスクを高めることも指摘されている（表 4.10）[57]．パルミトレイン酸（16:1 n-7）でも同様であった．この問題は 2011 National Lipid Association's Fatty Acid Summit でも取り上げられ[58]，MUFA，とくにオレイン酸は冠動脈疾患のリスク指標に対して好ましい影響を示すが，コレステロールエステル中のオレイン酸エステルの割合を上昇させ，上記のような CHD の諸リスクを高める可能性が指摘されている．リノール酸の摂取はリノール酸エステルを増加させるがオレイン酸エステルは増加させず，動脈硬化予防的に作用すると考えられている．

4.2.3 静かな脂肪酸説への反論

MUFA のメタボリックシンドローム（MetS）および CVD のリスク因子に対する予防効果に関しては，① MUFA に富む食事の健康効果や地中海型食事で慢性疾患罹患率が低いことから，食事ガイドラインでは SFA を MUFA で置換することが推奨され，② MUFA の摂取は血液脂質像，血圧，インスリン感受性の改善および血糖の調節を促し，③ 摂取した MUFA が比較的速やかに代謝（β 酸化）され，体組成や肥満の改善（MetS 予防）などの役割をすることが示唆され，さらに④ 疫学研究および介入試験で MUFA による CVD 予防効果が示されていることなどから，最適の脂肪酸組成を判断するに際しては，SFA に代わる MUFA の摂取増加による効用を認識すべきであるとの主張もある（図 4.10）[59,60]．しかし，前述のようにオリーブ油効果のかなりの部分は共存するポリフェノール類に依存している可能性は無視できない．

Schwingshackl ら[61] は MUFA の摂取基準に関する証拠を得るために，肥満とそれ

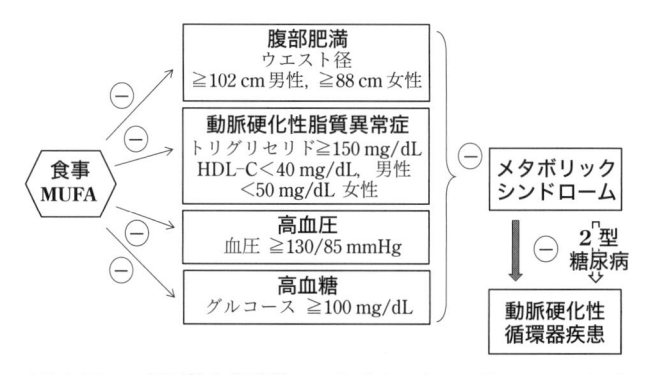

図 4.10 一価不飽和脂肪酸のメタボリックシンドロームおよび動脈硬化性循環器疾患の予防効果[59]

に伴う CVD リスクのバイオマーカーへの影響を検討した長期の無作為化比較介入試験 12 例について検討している．MUFA の摂取量 12％エネルギーで二分し，SFA に富む食事と MUFA に富む食事の間で比較したところ，体脂肪量および収縮期・弛緩期血圧は MUFA を多く摂取している人で好ましい状態にあった．したがって，肥満や CVD の食事指導に際して MUFA は有用な脂肪酸であると判断している．その他，MUFA あるいはオリーブ油，そして地中海型食事の CVD に対する有効性を調べた報告は枚挙にいとまがなく，心疾患だけでなく肥満の予防のために食事ガイドラインに示された範囲で MUFA を摂取することが勧められている[62]．

以上のように，MUFA の健康効果を支持する報告はかなりあり，決して「静かな脂肪酸」ではなくむしろ積極的な摂取が望まれる脂肪酸であるとの考えは強い．しかし，非健康効果を積極的に打ち消す証拠が得られない限り過大な期待は避けるべきではないか思われる．

4.2.4 オレイン酸以外の一価不飽和脂肪酸

体内で合成される脂肪酸（図 4.11）が CHD リスクとどう係わるのかを知る研究の一端として，血清リン脂質中の MUFA 含量と CHD リスクとの関係を調べた前向き研究がある[63]．65 歳以上の男女 2,890 人を対象に 14 年間追跡した結果，赤血球の 18:1 n-7（シスバクセン酸）と 16:1 n-9（7-ヘキサデセン酸）のレベルは突然心臓死のリスクと正相関した．しかし CHD の発症，CHD による死亡および非致命的心筋梗塞発症とは相関性が認められなかった．さらに，リン脂質濃度変化の影響を少なくした条件（多変量補正ハザード比）で検討した結果，16:0（パルミチン酸）と 16:1 n-7（パルミトレイン酸）は CHD の発症とは相関しなかった（表 4.11）．つまり，MUFA の中で突然心臓死と係わりがあるのは 18:1 n-7 と 16:1 n-9 であり，オレイン

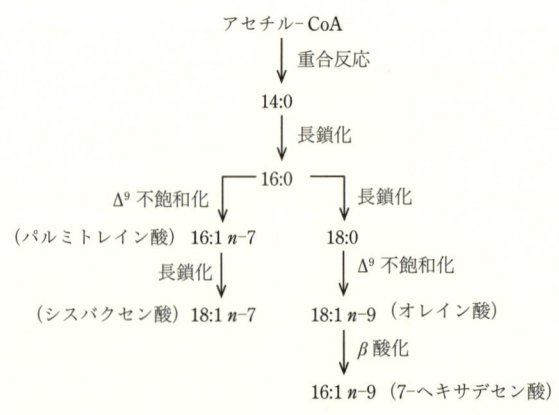

```
                    アセチル-CoA
                        ↓ 重合反応
                       14:0
                        ↓ 長鎖化
                       16:0
        Δ⁹ 不飽和化  ┌──┴──┐  長鎖化
  （パルミトレイン酸） 16:1 n-7    18:0
        長鎖化              ↓ Δ⁹ 不飽和化
  （シスバクセン酸） 18:1 n-7   18:1 n-9（オレイン酸）
                              ↓ β酸化
                          16:1 n-9（7-ヘキサデセン酸）
```

図 4.11 体内で合成される主な飽和および一価不飽和脂肪酸

4.2 一価不飽和脂肪酸（モノ不飽和脂肪酸）

表 4.11 血漿リン脂質中の脂肪酸合成系の脂肪酸と総冠動脈心疾患および突然心停止との間の相対リスク[63]

脂 肪 酸	総脂肪酸中の%中央値	年齢・性別補正ハザード比	多変量補正ハザード比
パルミチン酸（16:0）	25.3 (23.5〜27.5)		
総冠動脈心疾患		1.14	0.85
突然心停止		1.91	1.37
パルミトレイン酸（16:1 n-7）	0.50 (0.30〜0.75)		
総冠動脈心疾患		1.07	0.89
突然心停止		1.83	1.43
7-ヘキサデセン酸（16:1 n-9）	0.09 (0.07〜0.12)		
総冠動脈心疾患		1.48	1.58
突然心停止		2.73	2.30
シスバクセン酸（18:1 n-7）	1.28 (1.06〜1.56)		
総冠動脈心疾患		0.67	0.75
突然心停止		6.25	7.63

29,835人年追跡中に冠動脈心疾患発症631例，突然心臓死71例．（ ）内は5分位値の範囲．
ハザード比は最高および最低5分位間で求めた値．多変量補正：年齢，性別，人種，教育，収入，喫煙，糖尿病，高血圧，脳卒中あるいは一過性の虚血性発作，BMI，余暇の身体活動，アルコール摂取，総脂肪および総エネルギー摂取量で補正．

酸やパルミトレイン酸にはリスクは認められていない．内因性脂肪酸の影響を評価するためには，外因性（食事性）の脂肪酸の影響と対比して理解する必要がある．摂取する脂肪の種類や量が絡む複雑な関係が想定されるので上記の結果の評価は難しいが，少なくとも脂肪合成が促進される低脂肪高炭水化物食の条件下では内因性脂肪酸の影響を考慮する必要があろう．

　赤血球膜の脂肪酸組成とCHDのリスクとの関係をパルミトレイン酸とシスバクセン酸について各1,000人のCHD発症者と対照者（いずれも男性医師）について検討した報告では[64]，赤血球膜のパルミトレイン酸のレベルに応じてオッズ比は有意に高まった（各5分位間で多変量補正した増加率は1.19，傾向P=0.04）が，シスバクセン酸では逆相関性を示し，オッズ比は0.79（傾向P=0.007）であった．この結果は先の報告の結果とは一致せず，現時点ではこれらのMUFAとCHDリスクとの関係は明確ではない．そして，脂肪酸の比から不飽和化酵素（stearoyl-CoA desaturase）の活性を求めオッズ比を調べた結果，16:1 n-7/16:0 比はCHDと有意な正相関を示したが（オッズ比1.13），18:1 n-9/18:0 比では相関は認められなかった．さらに16:1 n-7/18:1 n-9 比で求めた長鎖化酵素（鎖長延長酵素，elongase）活性との間には負の相関があった（オッズ比0.81）．このように，パルミトレイン酸にはオレイン酸とは異なる特別の機能があるようである．日本人成人（21〜67歳男女，437名）についての横断研究で，血清のCペプチド濃度（インスリン分泌能の指標）とコレステロールエステル中のパルミトレイン酸との間に正の相関が観察されてい

表4.12 Cペプチド濃度と不飽和化および長鎖化酵素活性との相関性[65]

	Cペプチド平均濃度（ng/mL）			傾向 P 値
	第一3分位	第二3分位	第三3分位	
Δ^9-不飽和化酵素				
16:1 n-7/16:0	0.99	1.06	1.11	0.003
18:1 n-9/18:0	1.07	1.04	1.06	0.78
Δ^6-不飽和化酵素				
18:3 n-6/18:2 n-6	1.01	1.04	1.12	0.01
Δ^5-不飽和化酵素				
20:4 n-6/20:3 n-6	1.13	1.03	1.00	0.002
長鎖化酵素				
18:0/16:0	1.05	1.04	1.08	0.40

年齢, 性別, 職場, BMI, 静止仕事, 余暇の身体活動, 喫煙, アルコール摂取で補正した値.
Cペプチドは膵臓のインスリン分泌能の指標.

る[65]．さらに血清のステアリン酸，パルミトレイン酸あるいはジホモ-γ-リノレン酸のレベルや Δ^9-不飽和化酵素（16:1 n-7/16:0 比）や Δ^6-不飽和化酵素（18:3 n-6/18:2 n-6 比）の活性が高く，リノール酸や Δ^5-不飽和化酵素活性（20:4 n-6/20:3 n-6 比）が低いとインスリン抵抗性が高くなると判断されている（表4.12）．この研究でも，18:1 n-9/18:0 を Δ^9-不飽和化酵素活性の指標とした場合にはCペプチド濃度との相関性は認められず，長鎖化酵素活性（18:0/16:0）についても相関性は得られていない．このような結果はパルミトレイン酸とオレイン酸との間での生理機能に違いがあることを想定させるが，パルミトレイン酸は摂取量としてもまた体内存在量もマイナー成分あることを考慮する必要があろう．

しかし，脂質異常症で軽度の全身性炎症（高感度CRP値 2〜5 mg/L）の成人を対象とした介入試験で，パルミトレイン酸 220.5 mg を 30 日間投与した結果，CRP（−1.9 mg/L，−44%），TG（−30.2 mg/dL，−15%）および LDL-Chol（−8.9 mg/dL，−8%）が有意に低下し，HDL-Chol（2.4 mg/dL，5%）が有意に増加した[66]．この結果は，パルミトレイン酸は高TG血症の改善に有効と見なされる．

4.2.5 まとめ

一価不飽和脂肪と CHD との関連を調べた介入試験は限られており，疫学研究から情報を得ている状況にある．有名な Nurses' Health Study では「飽和脂肪を炭水化物で置換した場合，リスクの有意な低下がみられるが，一価不飽和脂肪を炭水化物で置換した場合にはリスクは上昇する．飽和脂肪を一価不飽和脂肪で置換すると，リスクは明らかに低下する」との結果が得られていて，一価不飽和脂肪の有用性を支持している．しかし，通常の食事では MUFA の摂取量と SFA の摂取量との間には

4.2 一価不飽和脂肪酸(モノ不飽和脂肪酸)

高い正相関がある(相関係数 0.81)ことを理解しておく必要がある(なお,SFA 摂取量と PUFA 摂取量との間の相関係数は 0.30).さらにコホート研究では,同時に摂取している食事成分についての補正次第でしばしば評価が大きく異なってくる可能性がある.わが国の動脈硬化学会の動脈硬化性疾患予防ガイドライン 2012 年版では,MUFA についてはとくに記載されていない.このような背景から,現時点では MUFA,すなわちオレイン酸は「静かな,しかし少なくともマイナス効果は少ない脂肪酸」と理解するのが妥当と思われる.ともかく,積極的に一価不飽和脂肪で脂肪酸の摂取量を調節することは勧められないようである.

表 4.13 に示すように[67],世界中の機関・学会による MUFA の推奨摂取量にはかなりの幅があり,とくに推奨しない場合も相当ある.わが国の食事摂取基準でも具体的な値は示されておらず,この脂肪酸の推奨量については曖昧な状況にある.このこと

表 4.13 健常成人および糖尿病患者への一価不飽和脂肪酸推奨摂取量

機関/学会	MUFA (% E)	対象者(注意事項)
American Heart Association	< 20	健常成人
Academy of Nutrition and Dietetics/ Canadian Dietetic Association	< 25	健常成人
Dutch Dietary Guidelines	8〜38	健常成人(肥満者上限 25%エネルギー)
European Food Safety Authority	推奨なし	健常成人
Indian Society of Human Nutrition	推奨なし	健常成人
Joint Committees of Germany, Austria, and Switzerland	10	健常成人
National Cholesterol Education Program III	< 20	健常成人
National Academy of Medicine	推奨なし	健常成人
Nordic Nutrition Dietary Guidelines	10〜15	健常成人
Nutritional Recommendations for the French Population	20	健常成人(妊婦・授乳婦を含む)
UK COMA Committee	12	健常成人
US Department of Agriculture	推奨なし	健常成人
WHO/FAO	15〜20	健常成人(総脂肪摂取量で調整)
American Association of Clinical Endocrinologists	推奨なし	糖尿病患者
American Diabetes Association	推奨なし	糖尿病患者
British Diabetes Association	10〜15	糖尿病患者
Canadian Diabetes Association	推奨なし	糖尿病患者(SFA を MUFA で置換)
European Association for the Study of Diabetes	10〜20	糖尿病患者(総脂肪上限 35%エネルギー)
International College of Nutrition of India	7	糖尿病患者
日本	推奨なし	健常成人

MUFA:一価不飽和脂肪酸,SFA:飽和脂肪酸,% E(%エネルギー):総摂取エネルギーに対する%値.文献 67 に追記.

はMUFAのCHDに及ぼす影響は確実でないことを反映しているようでもある．しかし，世界的に見て酸化安定性と好ましい官能的性質の面から食用油として高オレインカノーラ油の消費が増加してきている[68,69]．

4.3 多価不飽和脂肪酸

4.3.1 必須脂肪酸としての多価不飽和脂肪酸

n-6系とn-3系の多価不飽和脂肪酸（polyunsaturated fatty acid, PUFA）はきわめて多様かつ対照的な生理機能を有するが，そのほとんどはリノール酸，$α$-リノレン酸としてよりも，それらからの代謝産物である長鎖PUFA（LCPUFA，高度多価不飽和脂肪酸とも言われる）であるアラキドン酸（ARA）とエイコサペンタエン酸（EPA）から生成する各種のエイコサノイドとドコサヘキサエン酸（DHA）由来のドコサノイドの機能に依存している．n-3系のLCPUFAは魚油として容易に得られるが，n-6系のARAを多く含む食資源はなく，したがって前者についての研究が先行し広範な健康効果が明らかにされてきた．その結果，研究の展開が遅れていたARAだけでなくリノール酸を含めたn-6系脂肪酸を悪者視するn-3系至上説が幅を利かせてきた．近年，微生物によるARAの産生が可能となり，その生理機能が次第に解明され始め，両系列のPUFAの摂取が健康維持に不可欠であることが改めて再認識されてきている．なお，現時点では$γ$-リノレン酸を高濃度で含む紅花油（サフラワー油）の生産が可能となっているが，ARA含有油種の開発も見込まれており，今後の進展に期待が持てる．しかし両系列のPUFAは異なったメカニズムで心疾患リスク低減作用を発揮することから，それらの相対的割合（n-6/n-3比）よりも絶対的な摂取量がより

表4.14 リノール酸は危険な脂肪酸？

背　　　景	実　　　態
・悪玉だけでなく善玉コレステロールをも低下． 　　→オレイン酸の偏重！ ・体内でアラキドン酸に代謝され炎症性プロスタグランジンやロイコトリエンなどが生成する． 　　→変換は容易に進行する？ 　　→n-3系脂肪酸の偏重！ ・乳癌・大腸癌などの発症を促進 　　→動物実験の結果の鵜呑み！ ・体内で過酸化反応を受けやすく，健康を害する． 　　→オレイン酸優位 　　→EPA・DHAは？	・善玉コレステロールの低下はリノール酸の過剰摂取時にのみ見られる（例：エネルギー比12％）． ・ある程度以上の量のリノール酸（エネルギー比20％）の摂取時あるいは欠乏時には，アラキドン酸からのエイコサノイドの産生が高まる． ・日本人の平均的摂取量（エネルギー比6％程度）では，アラキドン酸への転換効率は低く，エイコサノイドの産生は高まらない． ・発癌性はヒトで確認されていない． ・リノール酸だけがとくに酸化されやすいことはない．

重要であるとの見解もある[70]．

　n-6系脂肪酸諸悪説の根拠は，炎症性エイコサノイドの前駆体であるARAが体内でリノール酸から容易に生成するという「即断・誤解」に基づいている．後述するように，この反応系は実に微妙に調節されていることを理解しておく必要がある．表4.14に例示したように一方的な根拠による曲解があり，n-6系脂肪酸を排除しようとする考え方はわが国でも依然として残っている．

4.3.2　n-6系脂肪酸と心疾患
1) 有　効　論

　現時点では，ほとんどの研究者の間でリノール酸の冠動脈心疾患（CHD）リスク低減効果は確立していると理解され，とくに医学領域では確信的であり，飽和脂肪を多価不飽和脂肪で置き換えることは世界中でCHDのリスク低減のための食事ガイドラインのキーポイントとなっている．CHDが圧倒的な死亡原因の第1位である米国では，その低減のために国をあげて対策が講じられている．National AcademiesおよびDietary Guidelines Advisory Committeeはエネルギー比で5～10％のPUFA（事実上リノール酸）の摂取を勧告し，栄養士協会（American Dietetic Association, ADA）はエネルギー比で3～10％の摂取を推奨している．さらに，心臓協会（American Heart Association, AHA）を中心に徹底した予防対策が講じられ，国立衛生研究所（National Institute of Health, NIH）によりNational Cholesterol Education Programが組まれるなど，飽和脂肪酸（SFA）の摂取を減らしリノール酸の摂取を増やす対策によって心疾患のリスク低減効果が上がってきていると理解されている．AHAはリノール酸の摂取を減らすべきだとの見解を考慮しながらも，CHDリスクについての無作為化介入試験，前向きコホート研究を総括し，エネルギー比で5～10％のリノール酸

表4.15　n-6系脂肪酸と冠動脈心疾患（CHD）

—米国心臓協会（AHA）専門委員会からの報告—
リノール酸とCHDリスクに関するヒトでの種々の疫学研究の結果は，エネルギー比で少なくとも5～10％のリノール酸の摂取がそれ以下の摂取時よりもCHDリスクを低下させることを支持している．   　n-6系脂肪酸の現時点での摂取を減らせば，CHDのリスクが高まるであろう（文献71）．
心血管健全性のためのAHAのn-6系多価不飽和脂肪酸推奨に対する意見
リノール酸は炎症性代謝物の産生を高め，炎症を引き起こすという仮説に立つ反論があるが，n-6系多価不飽和脂肪酸にはCHDリスクを低減するという数多くの明確な証拠がある（文献72）．

の摂取を推奨し，現在の摂取量を減らすことには強い懸念を抱いている（表 4.15）[71]．そして，むしろこの範囲内では高いレベルでの摂取がより効果的であると主張している．この指針に対する支持論も展開されている[72]．つまり，現時点での「リノール酸の摂取量を低減すべきとの主張は，少なくとも CHD リスクに関する限り科学的根拠に乏しい」との判断が妥当であると見なされているわけである．10% レベルが適切であるかどうかについては断言できないが（WHO では 9% を上限値としている），エネルギー比で 5% 以上を維持することはリスク低減に有効であると理解されている．ちなみに，米国人のリノール酸摂取量は平均的エネルギー摂取量 2,000 kcal/日としてエネルギー比で 6.7%（14.8 g/日）程度である（ほとんどの国でリノール酸の摂取量は 3〜7% エネルギー）．しかしながら，現時点では「必須脂肪酸としてのリノール酸の必要量にどれだけ付加すれば健康障害を伴わずに有益な効果が認められるか」という難問に対する答えは得られていない．

リノール酸の欠点の一つとして，LDL-Chol だけでなく HDL-Chol をも低下せることが悪者説でしばしば引用される（表 4.14 参照）．しかし，この現象は通常の食生活では到底経験できないような大過剰量（例えばエネルギー比で 12% 以上）のリノール酸を摂取した場合に認められることであり，通常の摂取量では問題とはならない．

2) 有 害 論

以上のように，リノール酸の CHD リスク低減効果は「公的」にも認められているにもかかわらず，米国では効果全面否定論，ひいては有害論も強い．しかも健康研究の総本山である NIH からの異論が中心となっているのは，わが国では理解を超えるものである．

これまでの疫学調査のメタ分析の結果では，リノール酸は心疾患発症のリスクを低下させるが，総死亡率をむしろ高める可能性が指摘されていた．最近，n-6 系脂肪酸と心疾患リスクとの相関性について，Physicians' Health Study における血漿リン脂質中の総 n-6 系脂肪酸のレベルを 4 分位に分け比較検討されている[73]．その結果，n-6 系脂肪酸レベルと心不全発症のリスクとの間に何ら相関性は認められなかった．すなわち，平均年齢 58.7 歳の被験者を 17.1 年間追跡した結果，喫煙，BMI および心房細動歴で補正したオッズ比（OR）はそれぞれ 1.00，0.85，0.84 および 0.87（傾向 P = 0.39）で，心不全のリスク低下との関連性を示す成績は得られなかった．同様な結果が心筋梗塞発症歴の有無にかかわらず得られ，リノール酸は心不全予防に対し無効と結論されている．

さらに，無作為化比較試験や前向きコホート研究ではリノール酸の摂取量が直接測定されていない上に，PUFA には n-3 系脂肪酸も含まれることが無視されていることなどを考慮して解析された結果，リノール酸の摂取は心疾患のリスクに対し何ら利

益をもたらさず，少なくとも「SFA の摂取を減らしリノール酸の摂取を増やす推奨」は支持できないと結論されている[74]．米国では大豆油の消費が 1970 年頃から急増し，その結果リノール酸摂取量は 3 倍以上増加 (α-リノレン酸も 2 倍増加) している[75]．ただし，この間 EPA，DHA の摂取量がほぼ一定であったので，ヒト組織中の EPA，DHA の濃度が低下してきている (α-リノレン酸からの生成への干渉)．したがって，リノール酸摂取量の著増が心疾患の減少をもたらしたと理解するより，スタチンを代表とする高コレステロール血症治療薬の導入や健康指導の効果と解釈すべきであるとの見解もある．

最近，Ramsden ら[76]は CHD のリスクと死亡に対する二次予防策として，飽和脂肪 (動物脂，マーガリンおよびショートニング) をリノール酸 (サフラワー油およびサフラワー油多価不飽和脂肪マーガリン) で置換することの効果に関し，1966～1973 年に行われた Sydney Diet Heart Study の結果を再評価している (この介入試験では介入群で総死亡率が高くなることだけが報告されていた)．その結果，介入群と対照群で総死亡率はそれぞれ 17.6% と 11.8% (ハザード比 HR＝1.62)，循環器疾患 (CVD) 死では 17.2% と 11.0% (HR＝1.70)，そして CHD 死では 16.3% と 10.1% (HR＝1.74) で，いずれの指標でも介入群で有意に高かった．さらに，このような成績を先に報告したリノール酸介入試験[74]に加えてメタ分析したところ，CHD および CVD による死亡とも有意ではないが上昇傾向が認められた (HR＝1.33 および 1.27)．表 4.16 に示すように，介入群では CVD および CHD による死亡リスクはリノール酸の摂取増加に伴い 20% 程度増加しているが，SFA の摂取が減少しても死亡とは有意な相関性はなかった．このような応答は対照群では認められなかった．これらの観察を基に「飽和脂肪は悪玉，リノール酸は善玉とする信条のうちリノール酸善玉説は否定さ

表 4.16 長期間の各種脂肪酸摂取による死亡結末[76]

食事要因	全原因 HR	P	循環器疾患 HR	P	冠動脈心疾患 HR	P
LA 介入群 ($n＝207$)						
PUFA (LA に特定)	1.29	0.05	1.35	0.03	1.21	0.19
SFA	0.81	0.29	0.82	0.31	0.78	0.22
LA : SFA 比	1.55	0.04	1.62	0.03	1.47	0.09
対照群 ($n＝222$)						
PUFA (特定せず)	1.10	0.65	1.09	0.68	1.02	0.93
SFA	0.76	0.25	0.86	0.54	0.95	0.84
PUFA : SFA 比	1.05	0.88	1.00	0.99	0.77	0.46

HR：ハザード比，LA：リノール酸，PUFA：多価不飽和脂肪酸，SFA：飽和脂肪酸．最近心疾患を発症した 30～59 歳の男性 458 名を対象．LA，PUFA および SFA の値はエネルギー摂取量 5% 増加当たりの値．LA：SFA 比の値は 1 単位増加当たりの値．値はすべて年齢，コレステロール摂取量，開始時の BMI，喫煙，アルコール消費量および結婚について補正した値．

れ，AHA をはじめ世界各国における食事指針には科学的根拠はない」との主張もある（SFA の影響については論じられていない）[77]．しかし，対象とした研究は心疾患発症歴を持つ 30～59 歳の男性を被験者とした二次予防試験であり，かつ介入群のリノール酸摂取量はエネルギー比で 15.4％にも及び（対照群 8.4％），米国人（そして日本人）の平均摂取量の 2 倍以上の高値であることから，得られた結果の解釈には注意が必要である．リノール酸の摂取増加に伴う悪影響について，その易酸化性を介する酸化 LDL の生成増加を転機とするメカニズムが提唱されているが[33, 78]，上記の介入試験では特別な抗酸化対策が取られていることは明記されておらず，この点からも関連論文の評価には十分な注意が必要である．酸化を防げばリスクが避けられる可能性は否定できない．

リノール酸危険説の根拠は，リノール酸が容易に酸化され種々の慢性疾患の引き金となるという点にある．この説に従えば，酸化安定性が高い SFA は心疾患のリスク因子とはならないということにもなろう．リノール酸から生成する生物活性を有する酸化代謝物（9-および 13-hydroperoxy-octadecadienoic acid と 9-および 13-oxo-octadecadienoic acid）はアルツハイマー型認知症や非アルコール性肝炎などで増加

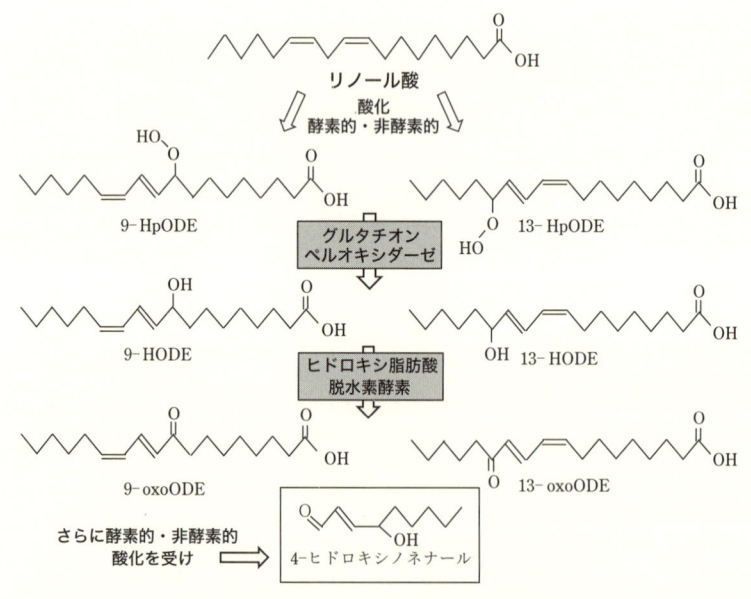

図 4.12 リノール酸の酸化的代謝産物[78,79]
リノール酸は酵素的・非酵素的に 9-および 13-HpODE に転換され，さらに酵素的にヒドロキシおよびケトン体となる．最初のステップは 12/15-リポキシゲナーゼ，シクロオキシゲナーゼあるいはシトクロム P450 酵素により触媒される．
HpODE：hydroperoxy-octadecadienoic acid，HODE：hydroxy-octadecadienoic acid，oxoODE：oxo-octadecadienoic acid．

し，これらの疾患の診断指標ともなっている（図4.12）．そしてこれら酸化産物の血中濃度は12週間の低リノール酸食（通常摂取量のエネルギー比6.7％から2.4〜2.5％に低減）の摂取で10〜23％低下することが報告されている[78]．つまり，酸化防止策が講じられなければ，リノール酸摂取量の増加に伴い酸化物の生成量が増してくることになる．一方，腹部肥満患者を対象とした無作為化試験では，高SFA食と比較し高リノール酸食でも炎症や酸化ストレスの兆候は認められないという報告もあり[80]，「リノール酸摂取の増加イコール酸化反応の亢進」とする論拠は普遍化できない一面もある．

　リノール酸の酸化物に関しては，上記のヒドロペルオキシドがさらに分解され生成する4-ヒドロキシノネナール（4-HNE，リノール酸の主たる過酸化反応産物の一つ，図4.12）の問題がある[79]．4-HNEのようなα/β不飽和4-ヒドロキシアルケナール類は，生体においても食品の加工・貯蔵中にも生成し（とくに調理油の繰り返し使用は注意を要する），摂取すると体内に吸収され，慢性炎症，神経変性症，成人の呼吸困難症候群，動脈硬化，糖尿病，種々の癌などの諸疾患を惹起する可能性が指摘されている．リノール酸の酸化物として最初に発見された経緯から，リノール酸悪者説の根拠の一つともなっているが，n-3系脂肪酸（α-リノレン酸）からも類似の化合物（4-ヒドロキシヘキセナール）が生成する．これらのアルデヒド類は体内ではグルタチオンS-トランスフェラーゼなどの作用により解毒化されるので，悪影響回避には抗酸化成分だけでなく栄養的にバランスのとれた食事の摂取が求められる．

3) リノール酸効果の判断

　これまで述べてきた状況を考慮すると，リノール酸の心疾患リスク低減効果についても，従来認識されていたように単純には判断できない可能性も考えられるが，総合的に見ればSFAをリノール酸で置き換えることである程度ないしは一定の心疾患リスク低減に結び付くと見なすことができよう．リノール酸有効論を完全に否定する十分な科学的証拠はないともいえる．しかし，リノール酸の過剰摂取は避けるべきであり，適正範囲内の摂取であっても抗酸化態勢の構築が不可欠である．そして，食事脂肪中の特定の脂肪酸（この場合リノール酸）のみについて論ずることは避け，摂取している脂肪酸だけでなく，食物繊維などを含む食事成分全体のレベルでの判断が不可欠である．リノール酸だけで心疾患のリスクが低下するわけではない．

　ARAの効果については摂取量も少なく（日本人では1日当たり0.2 g程度），かつヒトでの臨床試験が限られているので今後の研究に待つ部分が多いが，おそらくリノール酸と同等（あるいはそれ以上）の血清Chol濃度低下作用を有するものと推察される．しかし，健康な成人男性に1.5 g/日のARAを50日間摂取させた米国での試験では，対照食群（ARA摂取量210 mg/日）と比べ血漿中のARA濃度は有意に増加

したが，血漿脂質およびリポタンパク質濃度には変化はなく，健康障害作用も認められていない[81]．同様に健康な日本人男女（55〜70歳）に4週間，ARAを240 mgあるいは720 mg投与した介入試験でも，プラセボ群（ARA摂取量170 mg/日）と比べ血漿リン脂質中のARAレベルは上昇したが，総CholおよびLDL-Chol濃度に有意な変化は認められていない[82]．なお，ジホモ-γ-リノレン酸の血清Chol濃度低下作用はリノール酸よりかなり強いとの報告もあるが，十分な証拠はない．

リノール酸は，主としてLDL受容体の活性上昇作用を介して血清のLDL-Chol濃度を低下させるが，それ以上の心疾患リスク低下効果を示す．SFAと比較し，リノール酸には肝臓でのChol合成抑制作用（律速酵素であるHMG-CoA還元酵素活性の抑制）や中性脂肪低減効果もある．さらに，リノール酸とその代謝産物（エイコサノイド）は血圧低下，NO（一酸化窒素）産生促進，インスリン抵抗性の軽減などが関与する複雑なメカニズムで心疾患を予防していると考えられている[33,83]．

4.3.3 n-3系脂肪酸と心疾患
1）有効論

多くの介入試験によってn-3系脂肪酸はCHDの一次および二次予防に有効であることが報告されている．魚をほとんど食べない人が多い米国では，週2回程度の多油魚の摂取で心疾患リスクの低下効果が認められ，食事指導でもn-3系脂肪酸の摂取が推奨されてきている．米国人の食事脂肪のn-6/n-3比は10〜15程度（あるいはそれ以上）と見積もられ，n-3系脂肪酸欠乏とも言える状況にあるため，魚の摂取効果が明確に認められるわけである．しかし，日本人についても図4.13に示すように，虚血性心疾患予防効果は週1〜2回程度の魚の摂取でも期待できるが，それ以上食べ

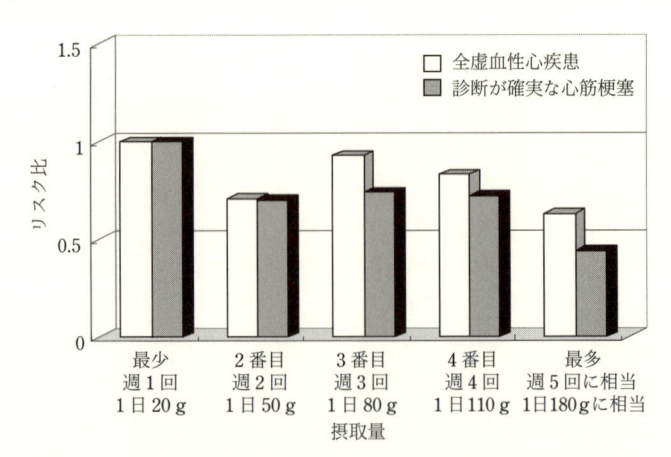

図4.13 魚（n-3系脂肪酸）摂取と虚血性心疾患発症との関連性
厚生労働省研究班 多目的コホート研究（JPHC研究）[84]

ると効果はさらに高まることが報告されている（EPA/DHAとして1日当たり0.3〜2.1 gの摂取に相当）．魚摂取が最も多い分位では最低の分位と比べ，リスクは40％以上も低下している[84]．なお，わが国の食事摂取基準ではEPA＋DHAは目標量が設定されていないが，1日当たり1 gの摂取が望ましいとされている．

このような効果はn-3系LCPUFAであるEPAやDHAによるものであり，$α$-リノレン酸の心疾患，心房細動，突然死に対する予防効果は明確ではない．ただし，脂肪組織の$α$-リノレン酸レベルに応じて，非致命的心筋梗塞に対する予防効果が高まることなどが報告されているので[85]，$α$-リノレン酸の代謝を含め長期の摂取試験で確認する必要があろう．

EPAは主として血清の中性脂肪（トリグリセリド，TG）を効果的に低下させるが，結果的にChol濃度も軽度ながら低下させる．多数の日本人高脂血症患者について，高純度EPA製剤（≧98％）の長期投与による冠動脈イベントの発症抑制効果を検討するため，世界で初めての大規模無作為化比較試験Japan EPA Lipid Intervention Study（JELIS）が1996年から2004年にわたり実施され，この製剤がCVDの一次および二次予防に有用であることが観察されている．この研究では血漿の総CholやLDL-Chol濃度には有意な変化は認められておらず，LDL-Chol低下以外のメカニズムで効果が発現したと考えられている[86,87]．図4.14に一次予防効果についての典型的な効果の一例を示すが，魚の摂取が比較的多い日本人においてもEPAは優れた予防効果を示すようである[88]．これらの結果を基に，高純度EPAはエチルエステル型

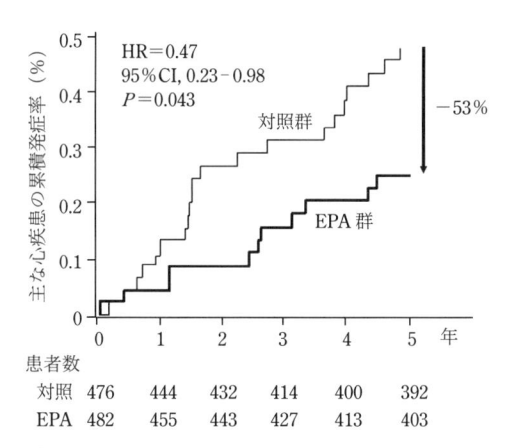

図4.14 高トリグリセリド/低HDL-コレステロール群での主な心疾患の発症率に及ぼすEPAの効果[88]

ハザード比（HR）およびP値は年齢，性別，喫煙，糖尿病および高血圧について補正．CI：信頼区間（confidence interval）．

としてTG低下作用を示す医薬品および特定保健用食品として認可されている．さらに，EPA＋DHAエチルエステル混合物としても医薬品化されている．興味あることに，摂取量と血漿総脂質中の各脂肪酸含量の変化との関連性を調べた報告によると，LDL-CholとDHAおよびリノール酸との間には正の相関が認められたが（DHAについては対照群およびEPA群で相関係数はそれぞれ$r=0.117$および$r=0.155$，リノール酸については$r=0.139$および$r=0.177$），EPAとの間の相関係数は0.1以下であった．さらに，EPAとDHAの変化の程度に応じて群分けし検討した結果，LDL-Chol濃度とLDL-Chol/HDL-Chol比の低下の程度はDHA値高分位群で有意に大きかったが，EPAについてはどの分位でも違いは認められていない[89]．つまり，LDL-Chol低下に有効なリノール酸で観察された関係と同様なことがDHAでのみ認められ，EPAとDHAでの生理作用ないしは代謝の違いを反映しているようである．

　n-3系脂肪酸の心疾患予防効果は，抗炎症作用，脂質メディエーターの無効化，心筋イオンチャンネルの修飾，血清TGの低下（肝臓での合成抑制），膜のミクロドメインや下部細胞のシグナル経路および脂質合成系遺伝子（sterol regulatory element binding protein-1c, SREBP-1c）の発現への影響，抗血栓・抗不整脈作用など実に多様で複雑なメカニズム間での相乗的効果として発現する．n-3系脂肪酸はまた，炎症シグナル経路を阻害し（nuclear factor-κB, NF-κB 活性），脂肪酸のβ酸化に係わる遺伝子（peroxisome proliferator-activated receptor α, PPARα）の発現を高める作用がある[90]．なお，コレステロールの腸管吸収に係わるタンパク質である小腸のNeimann-pick C1 like 1（NPC1L1）タンパク質の遺伝子レベルを低下させることも，脂質低下作用に一部係わっているようである．

2) 無　効　論

　n-3系LCPUFAの心疾患リスク予防・改善効果を示す研究成果は枚挙にいとまがない．例えば最近のFAO/WHO合同専門家協議（Joint FAO/WHO Expert Consultation on the Risks and Benefits of Fish Consumption, 2011）は，魚とくに多油魚の摂取（1人1日当たりEPA＋DHAとして250 mg）はCHDによる死亡のリスクを36％も低下させると結論している．さらに，最新の総説[91]でもCVDのリスクが高い人に対するEPA＋DHA（0.6～6 g/日）の予防効果が再確認され，総CVD死，心臓死および心臓発作リスクが，それぞれ10％，9％および18％低下することが示されている．それでもなお近年，効果を認めない論文が散見されるようになり，波紋を呼んでいる．

　CVD歴がある人を対象にしたn-3系PUFAの二次予防効果を調べた14例の無作為化二重盲検プラセボ比較試験をメタ分析した結果，総CVD発症のリスクや総死亡率の低下は確認されなかった[92]（相対リスクはそれぞれ0.99および0.96）．ただし，有

表 4.17 n-3 系脂肪酸介入試験における一次および二次転帰[95]

転　帰	n-3 系脂肪酸 (n=6,239) 例数 (%)	プラセボ (n=6,266)	非補正ハザード比 (95% CI)	P 値
一次エンドポイント	733 (11.7)	745 (11.9)	0.98 (0.88〜1.08)	0.64
一次エンドポイントの内訳				
心血管疾患が原因の死亡	147 (2.3)	137 (2.2)	1.03 (0.82〜1.30)	0.80
心血管疾患が原因の入院加療	670 (9.9)	630 (10.1)	0.98 (0.87〜1.09)	0.68
死亡, 非致命的心筋梗塞あるいは発作	484 (7.8)	467 (7.5)	1.03 (0.91〜1.17)	0.64
心血管疾患あるいは非致命的心筋梗塞あるいは発作による死亡	290 (4.6)	276 (4.4)	1.05 (0.89〜1.23)	0.59
致命的あるいは非致命的心疾患	310 (5.0)	324 (5.2)	0.95 (0.81〜1.1)	0.51
心因性死亡	82 (1.3)	76 (1.2)	1.07 (0.78〜1.46)	0.66
心因性あるいは主として心室細動による突然死	60 (1.0)	47 (0.8)	1.27 (0.87〜1.86)	0.22
心因性突然死	49 (0.8)	40 (0.6)	1.22 (0.80〜1.85)	0.36

5 年間における心血管疾患が原因の死亡率は n-3 系脂肪酸群で 12.4%, プラセボ群で 12.6%.

効性を示した重要な 2 研究 (JELIS と GISSI-P 研究) は含まれていないことなど問題点が指摘されている[93]. また, 選ばれた 20 例の無作為化臨床研究についてのメタ分析の結果でも, n-3 系 PUFA の補給はすべての原因による死亡ならびに心臓死, 突然死, 心筋梗塞あるいは脳梗塞による死亡リスクをいずれも低減させなかった (相対リスクは 0.87〜1.05 の範囲で有意な相関性を認めず)[94]. さらにイタリアで行われた心筋梗塞以外の冠動脈疾患者を対象とした大規模な二重盲検比較試験でも, エチルエステル型の EPA/DHA の摂取 (1 g/日) は同量のオリーブ油を摂取した対照群と比較し, 発症率や死亡率を低下させないことが報告されている (ハザード比=0.97, P=0.58) (表 4.17 参照)[95]. この報告にも多くの反論があり, とくに, 介入試験での最大の問題点である n-3 系 PUFA の摂取量の直接的確認が不十分であることが指摘されている (血液濃度は測定されておらず, 食事として摂取している量に対する考慮もないことなど). CVD のリスク因子を多く持つ患者では, n-3 系 PUFA を毎日摂取しても死亡率ならびに罹患率は低下しないことも報告されているが, 常用している高コレステロール血症改善薬の効果でマスクされている可能性もある. このように, 観察研究だけでなく無作為化割付介入試験でも問題点があることを理解しておく必要があるが, 後述するように, 食事としての魚の摂取とサプリメントとしての補給とでは同様な効果が認められないことが原因の一つのようである.

3) n-3 系脂肪酸の効果判断

無効論が論じられるようになった背景を基に, いろいろな対応がなされている. EU では, EPA/DHA (2 g/日) が血液 TG 濃度を正常に保つことを認めているが,

5 g/日を超えないことや小児用食品への使用を禁止することを条件に，ヘルスクレームを認めている．一方，英国での健康指導において中枢的役割を果たしているNational Institute for Health and Care Excellence（NICE）およびNational Health Service（NHS）は，心臓発作患者に対するn-3系PUFAの摂取（1週間当たり多油魚2～4切れの摂取で7 gに相当）による再発予防効果について，最近の研究で明確でないことが指摘されたことから見直しを行い，摂取を推奨しないとしている．そして，地中海型食事（パン・果物・野菜・魚が多く，肉が少なく，バター・チーズが植物油で置き換えられた食事）の摂取を勧めている．当然，このような改定には異論があるが，NICEのアドバイスはEUでn-3系PUFAのヘルスクレーム獲得の基盤となった証拠のすべてを否定・変更しようとするものではないようである．つまり，「消費者には心臓の健康のために引き続きn-3系PUFAの摂取を勧める」ということのようである．

わが国においては，消費者庁が平成23年度に実施した「食品の機能性評価モデル事業」の中で，EPA/DHAのCVDリスク低減および血中中性脂肪低下作用に関する総合評価で，「機能性について明確で十分な根拠がある」という最高評価の"A"判断となっている（表4.18）．有効性を限定する論文がこの調査時点以降に発表され，上記の海外の事情とは必ずしも一致しない点があるが，WHOおよび米国FDAの対応を考慮すれば，おおむね妥当な判断と見なされよう．なお，α-リノレン酸の「心血管疾患リスク低減効果」は"B"評価であった．

表4.18 消費者庁「食品の機能性評価モデル事業」

DHA/EPAの機能	総合評価
心血管疾患リスク低減	A
血中中性脂肪低下作用	A
血圧改善作用	C
関節リウマチ症状緩和	A
乳児の生育，行動・視覚発達補助	B
うつ症状の緩和と発生率低下	C

科学的根拠レベルの基準　A：機能性について明確で十分な根拠がある．B：機能性について肯定的な根拠がある．C：機能性について示唆的な根拠がある．なお，α-リノレン酸の心疾患リスク低減効果についてはB評価．平成23年度事業（24年度報告）

WHOのランク付けでは，リノール酸，魚類および魚油（EPA, DHA）は心血管疾患リスクの低減に対し「確実な根拠がある」に分類され，米国FDAのQualified Health Claimsでは，オメガ3脂肪酸（EPA, DHA）は冠動脈疾患について第2レベル（B）の「限定的健康強調表示における最高レベル」にランク付けされている．

米国の国立補完代替医療センター (National Center for Complementary and Alternative Medicine, NCCAM) による「オメガ3脂肪酸について7つの知っておくべきこと」の最新版 (2013年8月29日改訂) では，海産食物 (魚や貝) の心疾患による死亡低減効果については適度な (moderate) 証拠があるが，EPA，DHA を含むサプリメントでは予防効果は明確ではない．そして，乳児・小児だけでなく胎児の成長・発育に対し重要であるが，脳や視覚機能への効果については結論を導くに十分な証拠はないことなどが示されている．(http://nccam.nih.gov/node/5781)

結論として，n-3 系 PUFA には CVD の一次および二次予防効果が期待されるが，効果は個人差や病歴・病態などの影響を受けやすいことを理解しておくべきであろう．十分な抗酸化対策を講ずることの必要性は言を俟たないが，信頼できる EPA/DHA サプリメントではこの点は十分な対応がなされているようである．

4.3.4　n-6/n-3 比問題

リノール酸と α-リノレン酸は代謝に際し多くの酵素系で互いに競合し，さらにそれらの代謝産物であるエイコサノイドの生理機能 (例えば，血管の反応性，血小板凝集性，炎症性など) も大いに異なる．ある部分では拮抗的に，あるいは相乗的に作用する．したがって，n-6/n-3 比は食事摂取基準の判断に際してだけでなく，種々の CVD リスクのバイオマーカー値の意義理解に際しても役立つ．ただし，n-3 系 PUFA の心臓保護効果はよく知られているが，前述したように n-6 系 PUFA の CHD 改善に対する効果は必ずしも明確でない点を含んでいる．いずれにしても，個々の脂肪酸の量ではなく n-6/n-3 比を指標とすることは理論的な観点から導かれたもので，科学的に確証されているものではないために，独善的な見解を生む可能性がある．つまり，n-6/n-3 比が独り歩きしている嫌いもある．

現時点で，n-6/n-3 比は欧米諸国の食事では 10〜20 程度と見積もられている．現状は原始狩猟時代での値 1〜2 とは大きくかけ離れていて，多くの慢性疾患に苦しめられる原因となっているとの主張がある．現在の高値は，ほとんどが n-6 系 PUFA (ほとんどはリノール酸) の摂取に起因するものであり，魚食民族である日本人の平均値 4 前後は，西欧人にとっては羨望の的となっている．n-3 系 PUFA の生理機能研究を中心課題として発足した学会 ISSFAL (International Society for the Study of Fatty Acid and Lipid) では，n-6/n-3 比＝ 1〜2 を推奨しているが[96] (この学会の見解を踏襲する日本脂質栄養学会でも同様)，この値が健康にとって最善の比であることを支持する科学的証拠はない．疾病ごとに n-6/n-3 比の最適値は異なる可能性も考えられるので，食事摂取基準などでの推奨に際しては十分な配慮が求められる．日本人の場合，魚類の消費が少ない若い世代では注意が必要であるが，少なくとも図 4.13 に示したように，平均的には問題とはならない．

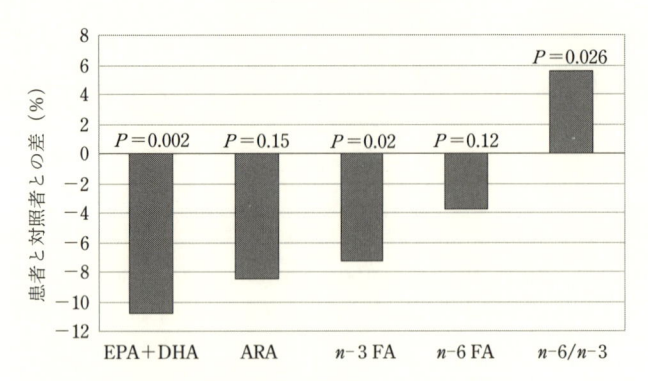

図 4.15 冠動脈心疾患患者と健康者との間でのバイオマーカー値の差（%）[97]
負の値はバイオマーカーが対照者と比べ患者で低いことを，P 値は症例と対照間での有意差を示す．
ARA：アラキドン酸，FA：脂肪酸．

現在では，摂取比よりもむしろ摂取量そのものに注目する見解もある．Harris ら[97,98]は CHD の発症と組織の n-3 系および n-6 系 PUFA レベルとの間の関係について，CHD の終末点でのリスクを対象に検討した 11 例の症例対照研究あるいは 2 例の前向きコホート研究のデータを総括し，最善の比を求めようと試みている．その結果，症例と対照との間の差は図 4.15 に示すように，EPA+DHA をバイオマーカーとした場合に最大であった（−11%，$P=0.002$）．他のマーカーでの差の程度はいずれも低く，多くで統計的に有意な差ではなかった（なお，ARA/EPA 比は症例で 10% 低かったが有意な差ではなかった）．n-6/n-3 比はむしろ症例で高く，適切なバイオマーカーとは認められなかった．つまり，脂肪酸比では症例と対照を区別できず，n-6/n-3 比よりも n-3 系 LCPUFA（EPA+DHA）の絶対摂取量が CHD リスクを評価するのに最善の指標であるとしている．同様な見解を支持する研究者も多く，食事摂取基準でも絶対量で示す例が多く見られる．

いずれにしても，n-6 系 PUFA の摂取を減らすこと（n-6/n-3 比の低下）が CHD リスクの低減に繋がる確実な証拠はなく，n-6 系 PUFA のレベル如何にかかわらず n-3 系 PUFA の摂取を増やすことがリスクの低減をもたらすことになる．この対応は，心血管の健康を改善することができる唯一の，そしてもっとも有効な食事対応策であることが指摘されている．しかし，例えば食事の n-6/n-3 比とアルツハイマー病のリスクとの間には正の相関があることから，認知症や認知能低下の面ではこの比との関連性が注目されていて[99]，より広い視点からの判断が必要であろう．

4.3.5 必須脂肪酸の代謝
1) 代謝経路

　種々異論はあるが，現時点ではリノール酸はCHDのリスク低減に有効な脂肪酸と考えられ，予防対策に取り込まれている（ただし，過剰摂取は避けるべきである）．問題はリノール酸が体内で炎症性エイコサノイドの前駆体となるARAにどの程度変換されるかという点である．

　図4.16にリノール酸および α-リノレン酸の代謝経路を示した．この経路は基本的には不飽和化と長鎖化の2反応から構成されている．繰り返し述べるように，この反応系は容易に進行するというのが大方の理解であり，このことがリノール酸諸悪説に結び付いている．動物実験で汎用されるラットでは，リノール酸の代謝活性がヒトよりはるかに高い（10倍ほどとも言われる）ことがこのような判断の一因ともなっている．この系の律速段階はΔ^6-不飽和化酵素（desaturase）が触媒する反応であるが，この酵素の活性は微妙に調節されていて，ヒトの栄養状態に加え病態，加齢，性別などによっても大いに変動する（図4.17）．加えて，すべての反応過程において n-3 および n-6 の両系とも同じ酵素を共有するので競合が起こる．リノール酸（そしてオレイン酸）は α-リノレン酸のステアリドン酸（18:4 n-3）への転換を低下させる（図4.18）[100]．つまりリノール酸と α-リノレン酸の相対的な摂取量によってもこの反応系は影響を受けることになる．酵素反応的にはリノール酸のARAへの転換より α-リノレン酸のEPAへの転換の方がよりよく進行するようであるが，通常の食事では n-6

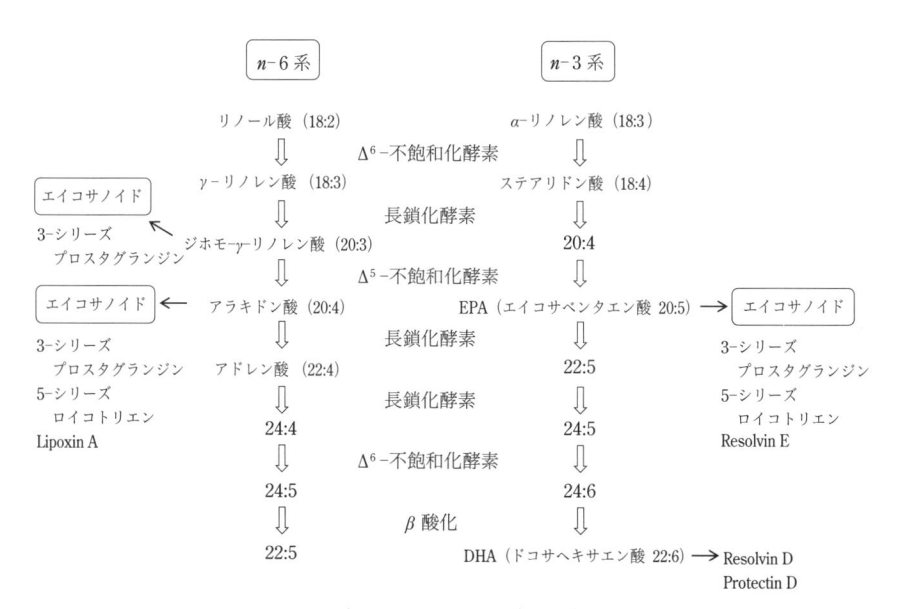

図4.16 多価不飽和脂肪酸（PUFA）の代謝

Δ^6-不飽和化酵素

リノール酸（18:2 n-6） ━━━━━━━━━→ γ-リノレン酸（18:3 n-6）

促進因子	抑制因子
細胞の代謝回転亢進 炎症 脂質過酸化 インスリン カゼイン	加齢 疾患（糖尿病・動脈硬化・癌・ 　肝機能障害・月経前症候群など） ウイルス感染 ホルモン（グルカゴン・エピネフリン・ 　ステロイドホルモン・ACTH・ 　甲状腺ホルモンなど） コレステロール・トランス脂肪酸 大豆タンパク質

図 4.17 Δ^6-不飽和化酵素活性に及ぼす栄養・生理的要因
カゼインの促進作用は大豆タンパク質と比較した場合.
菅野道廣,「あぶら」は訴える（2000）を一部修飾

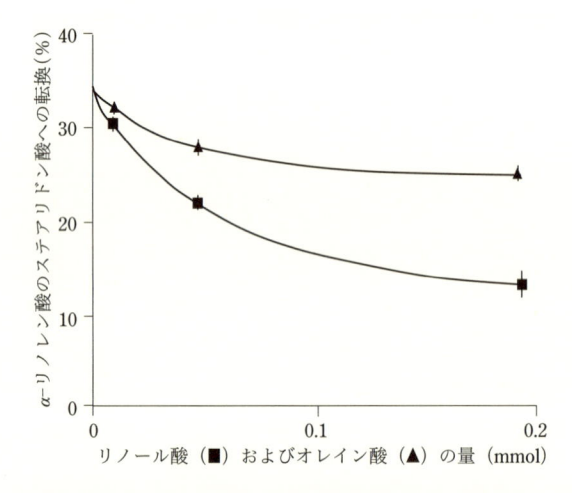

図 4.18 リノール酸とオレイン酸はα-リノレン酸のステアリドン酸（18:4 n-3）への転換を抑制[100]
In vitro 実験系. リノール酸とオレイン酸は α-リノレン酸の転換をそれぞれ 25% および 15% 低下させる.

系脂肪酸の摂取量がはるかに多いので（n-6/n-3 比は日本人でも約 4），リノール酸の代謝がより効率的に進行していると判断される．しかし，それでもなお ARA への変換はスムーズには進まない[101]．情報は限られているが，ヒトでの α-リノレン酸の EPA への変換効率は 10% 以下，DHA へは 0.5〜1% 程度（閉経前女性で男性の 2.5 倍高い），リノール酸の ARA への転換率は 3% 以下（あるいは 1% 程度）である[102,103]．しかし，リノール酸を過剰摂取すると転換効率が上がり，無視できない量の ARA が生成し，結果として炎症反応を引き起こすことにもなる．ヒトでは α-リノレン酸の

主たる代謝経路は β 酸化であり，EPA から DHA への転換には律速酵素である Δ^6-不飽和化酵素が再度関与しているため，進行は非常に制限される．先に述べたように，食事のリノール酸/α-リノレン酸比が高いと n-6 系の反応の進行が優先されるので，組織の EPA/DHA レベルを上げるためには α-リノレン酸の摂取量を増やす必要性があるが，同時にリノール酸の摂取を低減することが効果的である（実際の食事ではリノール酸の摂取量低減策が容易である）．魚を食べない菜食主義者では転換効率が高い．いずれにしても，α-リノレン酸は EPA までは何とか転換されるが十分ではなく，諸疾患の予防のためには通常は代謝産物である DHA（および EPA）そのものとして摂取する必要性がある．ARA の生成もまた非効率的であり，変換効率が低い乳幼児（および高齢者）では ARA そのものとしての摂取が求められている[104, 105]．

2) エイコサノイドの生成

ARA および EPA からはエイコサノイド（eicosanoid）と総称される炭素数 20 の多種多様な生理活性物質（メディエーター）がつくられるが，ほとんどの場合，エイコサノイドの生理機能は ARA 由来のものと EPA 由来のものとで対照的であり，エイコ

表 4.19　エイコサノイドの生理機能

エイコサノイド	生 理 機 能	主な産生組織
$TXA_2 > TXA_3$	血小板凝集，血管収縮，気管支収縮	血小板
PGI_2, PGI_3	血小板凝集抑制，血管拡張，気管支弛緩	血管内皮・平滑筋細胞
PGE_2	胃粘膜保護，免疫抑制，血管拡張，子宮筋収縮，骨吸収	胃粘膜細胞，性嚢腺，マクロファージ，繊維芽細胞，骨芽細胞，癌細胞
PGE_1	子宮筋収縮，消化管平滑筋収縮	胃粘膜細胞，性嚢腺，マクロファージ，繊維芽細胞，骨芽細胞，癌細胞
PGF_{2a}	子宮筋収縮，消化管平滑筋収縮	子宮組織，繊維芽細胞
PGD_2	催眠，気管支収縮	脳
$LTB_4 > LTB_5$	白血球誘引	白血球
LTC_4, LTC_5	アナフラキシー誘発	白血球
LTD_4, LTD_5	気管支収縮，血管透過性亢進	
LTE_4, LTE_5	黄体形成ホルモン分泌促進	
LXA_4	抗炎症・炎症消散	種々の組織（ARA から）
Resolvin D_1	抗炎症・炎症消散	種々の組織（DHA から）
Resolvin E_1	抗炎症・炎症消散	種々の組織（EPA から）
Protectin D_1	抗炎症・炎症消散	種々の組織（DHA から）
Maresin R_1	抗炎症	マクロファージ（DHA から）

＞は作用の強さを示す．TX：トロンボキサン，PG：プロスタグランジン，LT：ロイコトリエン，LX：リポキシン．
栄養・食糧学データハンドブック（2006）および文献 106.

サノイドもまたバランスよく生成するように維持することが健康上不可欠の要件となっている（表4.19）．この点からも，n-6系およびn-3系の脂肪酸をバランスよく摂取することの根拠がある．

図4.19にARA, EPAおよびDHAからの代謝産物の生成経路をまとめている．主な生成物はARAからはシクロオキシゲナーゼ（cycloxygenase, COX）が触媒し生成する2-シリーズのプロスタグランジン（PG）とリポキシゲナーゼ（lipoxygenase）が関与する4-シリーズロイコトリエン（LT）（数字は生成物の二重結合の数を示す）で，EPAからは3-シリーズのPGと5-シリーズのLTなどである[106, 107]．ARAから生成するエイコサノイドが炎症性を示すのに対し，EPA由来のものの炎症性は低い．ARA, EPAおよびDHAからは別のリポキシゲナーゼが作用して抗炎症性・炎症消散性（収束性）のメディエーターが生成する（ARAからはリポキシン lipoxin A, EPAからはレソルビン resolvin E, DHAからはレソルビン D, プロテクチン protectin Dなど）．なお，ジホモ-γ-リノレン酸（20:3 n-6）からも1-シリーズのPG（PGE$_1$）が生成し，健康上好ましい機能を示すことが示されているが，通常の食生活では寄与の程度は大きくないと考えられる．

これら以外に，多様な生理機能を有する各種の誘導体がつくられる．例えばARAからは中枢神経系の機能や炎症性に関わるアナンダミド（anandamide）や2-arachidonylglycerolがある．これらはカンナビノイド受容体を介し多様な機能を発現する神経伝達物質である．

3） リノール酸からのアラキドン酸の生成

この問題は，リノール酸の善悪を決定しかねない重要な事項である．先述のように，リノール酸からARAが生成する代謝系は効率的には進行しない．図4.20にその例を示した[108, 109]．リノール酸の摂取量を20エネルギー％という高レベルに上げると，血漿のコレステロールエステル中のリノール酸の濃度は摂取量に依存して高くなるが，ARA濃度はほとんど増加しないし（図4.20A），尿中や血漿中の種々のプロスタグランジン濃度も増加しない．別の実験（図4.20B）でも，リノール酸の摂取量と血漿のARA濃度との間には何ら相関性は認められていない（高低両レベルのリノール酸摂取で，相関係数"r"はそれぞれ0.078と0.281で有意差はない）．

さらに，リノール酸の摂取が健康な成人での慢性炎症反応のバイオマーカーに及ぼす影響を，選定条件に適合した15例の無作為化比較研究（並行研究8，交差研究7）について検討された結果，どの研究でも種々の炎症マーカー（CRP, フィブリノーゲン，PAI-1, サイトカイン，可溶性血管付着分子類，TNFα）への有意な影響は認められなかった[110]．例外として，1例で高リノール酸摂取による尿中への有意なPGE$_2$の排泄増加とトロンボキサン代謝産物の排泄低下が，他の1例でプロスタグランジン

4.3 多価不飽和脂肪酸

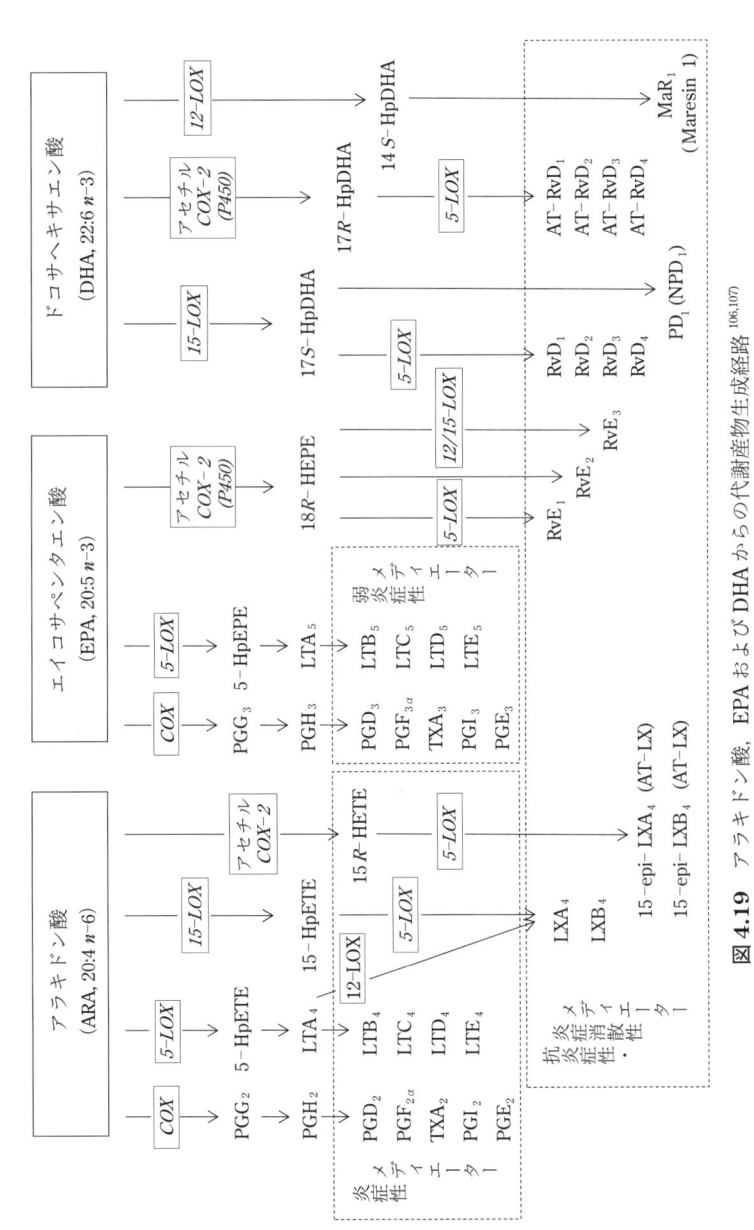

図 4.19 アラキドン酸，EPA および DHA からの代謝産物生成経路[106,107]

PG：プロスタグランジン，LT：ロイコトリエン，TX：トロンボキサン，HpETE：ヒドロペルオキシエイコサテトラエン酸，HETE：ヒドロキシエイコサテトラエン酸，HEPE：ヒドロキシエイコサペンタエン酸，HpDHA：ヒドロペルオキシドコサヘキサエン酸，LX：リポキシン，Rv：レゾルビン，P：プロテクチン，COX：シクロオキシゲナーゼ，LOX：リポキシゲナーゼ，AT：アスピリン誘因．

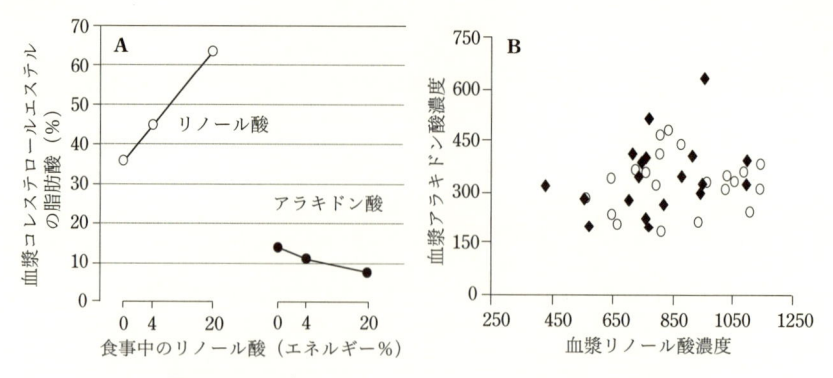

図 4.20 限定的なリノール酸のアラキドン酸への転換
A：6名のドイツ人健常女性（22～23歳）に流動食として2週間投与．（文献 108）
B：カナダ人健常男性（20～45歳）にエネルギー比で 3.8％（◆）および 10.5％（○）のリノール酸を4週間投与．脂肪酸濃度：mmol/L．（文献 109）．

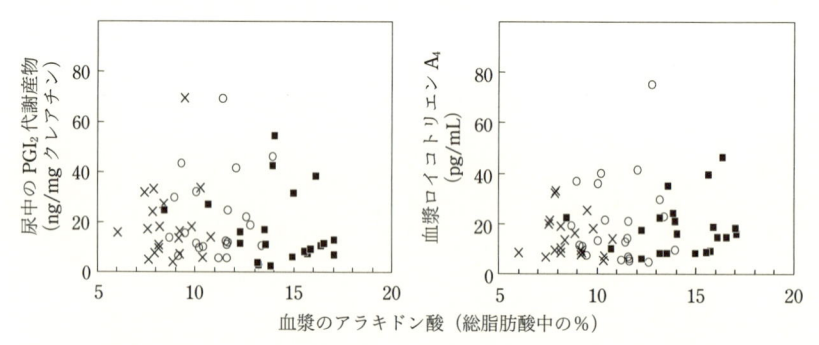

図 4.21 アラキドン酸の摂取がその代謝産物の生成に及ぼす影響[82]
高アラキドン酸群（■），低アラキドン酸群（○），プラセボ群（×）．尿中代謝産物：2,3-dinor-6-keto-PGF$_{1\alpha}$．55～70 歳の健康な男女に ARA を 240 あるいは 720 mg，4週間投与し対照群と比較した無作為化二重盲検比較試験．

代謝産物の排泄増加が観察されたが，両研究の著者らはこれらの変動は炎症亢進を示すものではないと判断している．つまり，成人での無作為化比較試験では，食事へリノール酸を補給しても炎症マーカーの濃度を増加させないと結論付けられる．

より直接的な支持証拠が日本人を対象にした介入試験で得られている．健康な人に ARA（1日当たり 240 mg あるいは 720 mg）を摂取させ，血清および尿中の各種エイコサノイド濃度（TXA$_2$，PGI$_2$，PGE$_2$，LXA$_4$）を対照群と対比した結果，血漿 ARA レベルは ARA 摂取量に応じ上昇したが，図 4.21 に示すように3群間でこれらのエイコサノイドの血漿や尿中濃度にほとんど差異は認められなかった[82]．

Fritsche[111] は最近の総説で，食事脂肪と炎症との関連を理解する上での注意点を以下のように述べている．現代社会における多くの慢性疾患に炎症が重大な役割を果

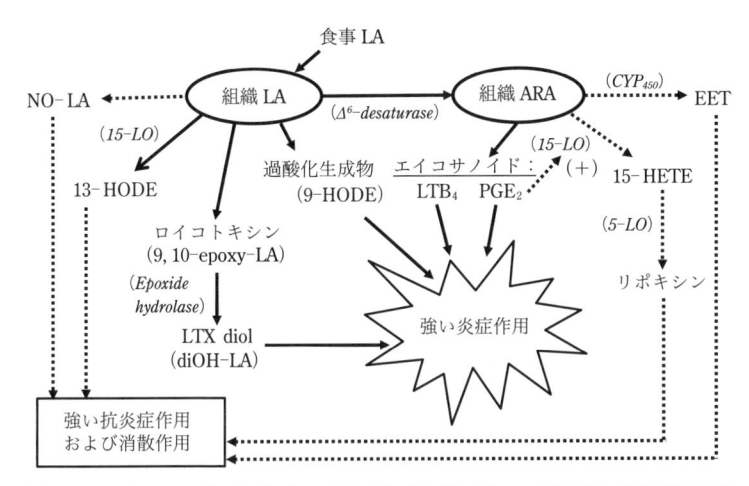

図4.22 リノール酸（LA）とアラキドン酸（ARA）の代謝産物は炎症性と消散性の両面性を発揮する[111]

実線は炎症誘発性経路を，破線は抗炎症性/消散性経路を示す．
CYP_{450}：シトクロム P450，EET：エポキシエイコサトリエン酸，HETE：ヒドロキシエイコサテトラエン酸，HODE：ヒドロキシオクタデカジエン酸，LO：リポキシゲナーゼ，LTB_4：ロイコトリエン B_4，LTX：ロイコトキシン，NO：ニトロシル化，PGE_2：プロスタグランジン E_2．

たしているが，脂質の量と質が炎症反応に深く係わっている．SFA は炎症を誘導するが，リノール酸が炎症を促進するとの通説を支持する科学的根拠はない．図4.22に示すように，リノール酸および ARA の代謝産物は炎症性と抗炎症性の両面性を発揮する．一方，n-3 系 PUFA の炎症抑制効果はヒトでは実験動物（例えばマウス）におけるよりかなり低く，動物間での差に留意する必要がある．そして，種々の炎症マーカーは非常に変動しやすいことも理解すべきと述べている．

しかし，デンマークでの症例コホート研究では，脂肪組織の ARA レベルと心筋梗塞のリスクが正相関し，5分位の最高値でハザード比は 1.39 であった．しかし，ARA レベルは ARA 摂取量とは相関せず（$r=0.03$），リノール酸摂取量とはむしろ弱い負の相関があった（$r=-0.12$）[112]．このように ARA と CHD の関係は複雑であり，今後の研究に待つ部分が多いが，一律に危険と見なされているわけではない．

4.3.6 多価不飽和脂肪酸の比較生理機能論

n-3 系と n-6 系 PUFA が対照的な生理機能を示し，その大部分はエイコサノイドとしての機能性に依存していることは既に述べてきた（表4.19参照）．n-6 系 PUFA では ARA 由来のエイコサノイドの血栓形成性や炎症性に関心が集中し，ほとんどの研究でリノール酸の栄養・生理的役割，ひいては身体の健全性維持や CVD の予防に対する有効性は看過されている．ヒトについての介入試験の成果がきわめて限られてい

表 4.20 油脂と癌のリスク [113]

	リスクの低下		リスクの上昇	
	暴露	癌の部位	暴露	癌の部位
確実な証拠あり（Convincing）	—	—	—	—
可能性あり（Probable）	—	—	—	—
確実な証拠・可能性はないが示唆的 (Limited-suggestive)	—	—	総脂肪	肺
				乳房(閉経後)
			動物脂肪を含む食品	結腸直腸
			バター	肺
実質的にリスク効果なし (Substantial effect on risk unlikely)	確認不能			

これらの成分を含む天然食品および添加した食品を含む.

るため，動物実験の結果を参考に判断せざるを得ない一面もあるが，例えばリノール酸の乳癌や大腸癌細胞の増殖促進効果はヒトでは確認されておらず，偏見的判断は混乱を招くだけである（表 4.20）[113]．Health Professionals Follow-up Study で非転移性の前立腺癌と診断された 4,577 名を対象に，2010 年まで 24 年間，脂肪の摂取と前立腺癌による死亡リスクとの相関性を検討した最近の前向き研究によると，炭水化物と動物性脂肪を植物油で置き換えることで前立腺癌による死亡率および全死亡率を低下させると見なされた（ハザード比はそれぞれ 0.71 と 0.74）[114]．つまり，植物油は前立腺癌の予後に対しむしろ有益であることを指摘している．癌リスクについての観察研究を系統的に検討した報告でも，ARA の摂取は乳癌や前立腺癌のリスクの増加と結び付かないことが報告されている [115]．このような例からも読み取れるように，実験動物や *in vitro* での研究結果はリノール酸の摂取に起因する炎症亢進と代謝性疾患との間の結び付きを明確に示しているが，ヒトではそのような関係は必ずしも証明されていない．しかし，少なくとも過剰なリノール酸の摂取は死亡率を高めることがこれまでの疫学研究で観察されている．加えて，リノール酸は LDL-Chol 低下効果に基づく健康効果を示すと認識されているが，これまでリノール酸だけを唯一の変動要因とする研究は行われていないことも理解しておくべきであろう．

　n-6 系および n-3 系 PUFA の摂取量は世界各国においてかなりの違いがある．これらの PUFA が CVD だけでなく精神疾患のリスク改善作用を示す可能性などを考慮すると，この問題に地球的レベルで共通した結論を導くことは容易ではない．n-3 系 PUFA の推奨摂取量を明らかにしようとした Hibbeln らの報告によると [116]，日本人での摂取量のエネルギー比 0.37%（750 mg/日）が世界中の人口の 98% 以上の人々の健康維持のための一つの目安になると述べられている（図 4.23）．米国人の n-3 系 PUFA 推奨摂取量は 2,000 kcal 当たり 3.5 g/日と推定されることから，日本人程度の n-6/n-3 比にするためには，現時点での n-6 系 PUFA 摂取量を 1/10 に減少しなけれ

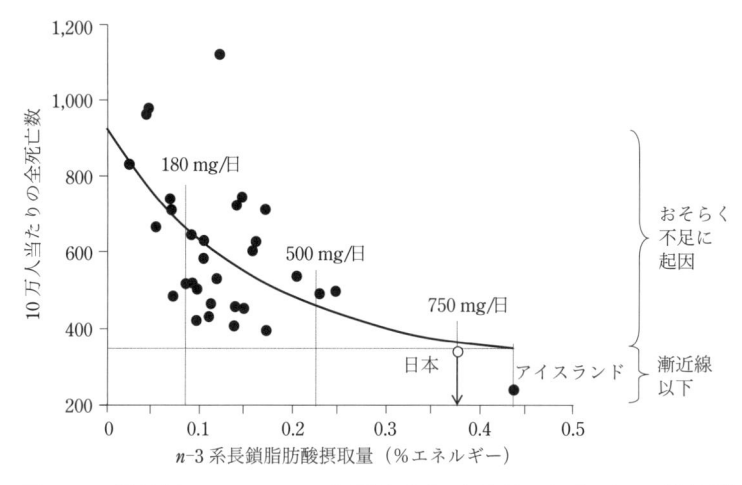

図 4.23 世界各国における n-3 系長鎖脂肪酸の摂取量と全死亡率との関係 [116]
180, 500 および 750 mg/日の摂取量は％エネルギー値でそれぞれ 0.08, 0.22 および 0.37％に相当する．

ばならないことになる．

通常，食事中の n-6 系 PUFA のほとんどはリノール酸である．この脂肪酸については心疾患との関連性について詳述したが，不足による欠乏と過剰摂取による諸代謝疾患の惹起の両面を理解しておかなければならない．しかし，現時点では適正摂取量を判断できるヒトでの介入試験の成績は見当たらない．動物実験では，リノール酸の過剰摂取により ARA からのエンドカンナビノイド (endocannabinoid) の合成が促進され，肥満（したがって動脈硬化や腫瘍）を引き起こす可能性も報告されている [100]．n-3 系 PUFA に関しても過剰摂取の影響は十分考慮する必要があろう [117]．

4.3.7 アラキドン酸の機能

現時点では心疾患と関連する ARA 情報は限られている．動物実験の結果も限定的である．しかし，研究に必要な量の ARA の供給が可能となり今後の展開が期待され，すでに加齢に伴う認知能低下改善効果を示す研究結果などが蓄積してきている [118,119]．ARA が血栓形成や炎症性を示すエイコサノイドの前駆体であることから，動脈硬化を促す可能性が考えられる．実際に，ARA 摂取量と頸動脈内膜厚との間の正相関や脂肪組織の ARA レベルと CHD リスクとの関連を指摘する観察もある．しかし，前記のように，脂肪組織の ARA 含量と心筋梗塞との関係を検討したコホート研究は，両者間での正相関を指摘しているが，ARA やリノール酸の摂取量とは関係しないことが示されていて，因果関係は不明である [112]．日本人の ARA 摂取量は 170～200 mg/日程度であるが，さらに同量あるいは 3 倍量程度摂取しても健康な高齢者の血液

表 4.21 アラキドン酸の摂取と血漿脂質濃度 (mg/dL)[82]

脂質	群	投与期間 0週	投与期間 2週	投与期間 4週	投与中止 8週
総 Chol	プラセボ	223±28	227±30	218±29	220±25
	低 ARA	218±34	220±31	214±34	216±33
	高 ARA	218±29	219±26	215±30	216±33
LDL-Chol	プラセボ	134±24	137±22	133±24	128±23
	低 ARA	128±27	129±25	123±24	122±26
	高 ARA	127±29	121±27*	121±28*	120±30*
HDL-Chol	プラセボ	59±14	62±18*	62±16*	64±19*
	低 ARA	62±15	64±16*	64±17*	66±16*
	高 ARA	65±15	67±16	67±15	67±14
トリグリセリド	プラセボ	120±41	112±45	97±36*	87±29**
	低 ARA	111±34	96±44	99±50	96±57
	高 ARA	85±35	91±70	74±34	86±52

平均値± SD (プラセボ 20人, 投与群各 22人). *, ** 0週値に対し $P<0.05$ および $P<0.01$. 無作為化二重盲検比較試験で, 55〜70歳の日本人男女にアラキドン酸 (ARA) 240 mg あるいは 720 mg 投与.

の脂質像や一般的な健康マーカー(タンパク質,血糖,肝機能など)に影響は認められてはいない(表 4.21)[82].

一方,ARA には食品のおいしさを向上させる効果があるようである[120]. 少量の ARA 含有油(微生物産生物)を植物油に添加し調理を行うと,うま味やコク味が向上すると言う. また,鶏肉では ARA 含量が多いほどおいしさが増す. この効果は, ARA の酸化生成物がうま味成分であるグルタミン酸ナトリウムや甘味成分であるショ糖に対する味覚感受性を増強することにより発現する可能性が指摘されている. 醤油希釈液にリノール酸, α-リノレン酸, ARA, EPA および DHA の酸化生成物(酸化脂肪酸水抽出物)を添加した場合の影響を比較したところ,いずれの酸化物も「塩味や酸味」などの味覚や「コク味」を強めたが, ARA 酸化物でもっとも強い効果が認められている. まだメカニズムの詳細は解明されていないが,現象的な観察の結果は,おいしくて健康的な食品(減脂,減塩,減糖など)の開発に結び付く可能性が指摘されている.

4.3.8 血液濃度からの多価不飽和脂肪酸摂取量の評価

疫学研究で行われる食事調査では, PUFA の摂取量を正確に求めることは相当面倒であり,血液ないし赤血球中の存在量から推定する試みが行われている. 75±5歳の米国人を対象とした血漿リン脂質中の n-3系 PUFA レベルと種々の疾患による死亡との関係を調べたコホート研究によると,血漿レベルが高いと総死亡数が低く,ハザード比は EPA で 0.83, DPA(ドコサペンタエン酸 22:5 n-3)で 0.77, DHA で 0.80,

そして総 n-3 PUFA で 0.73 であり[121]，低リスクは主として CHD 死が少なかったためであった．

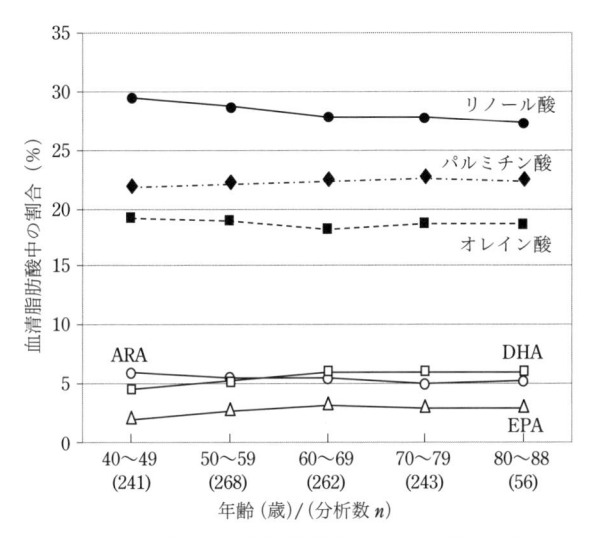

図 4.24 年齢別血清脂肪酸組成（日本人男性）[122]

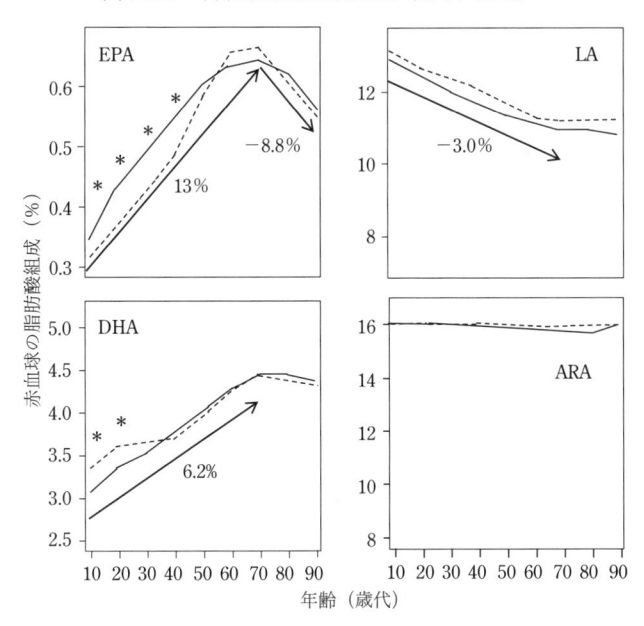

図 4.25 年齢別赤血球の脂肪酸組成（米国人）[124]
159,771 名についての分析値．実線：男性，破線：女性．男女間で 5% 以上の差がある場合，＊有意差（$P < 0.005$）あり．矢印は変化の方向と程度（%）を示す．

わが国の国立長寿医療研究センターで行われた老化に関する長期縦断疫学研究（NILS-LSA）によると，40歳代から80歳代までの中高年男女において高齢者ほど血清中のα-リノレン酸，EPA，DHAレベルが高くなり，n-6系のリノール酸やARAは低下している（図4.24）[122,123]. n-6系脂肪酸の低下は摂取量の低下を反映しているようであるが，n-3系については加齢に伴う摂取量の有意な変化は認められず，血清レベルの変化の原因は不明である．脳では加齢に伴いDHA，ARAともに減少することが知られているので，この研究結果の解釈は難しい．しかし，米国の健康診断機関で集められた患者の赤血球中の脂肪酸の分析結果でも，日本人の場合と同様な変化が認められているので（図4.25）[124]，食事の影響ではなく，共通した年齢応答性があると見なされる．このような成果は，血清レベルから摂取量を評価する際に有用な情報となるであろう．しかし，摂取量と血清レベルとが一致しない場合もある．

4.3.9 オメガ3製品（サプリメント）についての理解

n-3系PUFA製品としてもっとも多いのは魚油を含む製品である．いろいろな魚種から搾油されているので，EPAやDHAの含量や組成にはかなりの幅があり，含量が多い製品はそのことを謳い文句にしている．単一魚種から製造された場合には特定の魚名が表示してあるが，複数の魚から調製されたものは原材料名が「精製魚油」となっている場合が多い．

魚油の製造方法は魚種によって幾らか異なっているが，基本的には下記のような方法で行われる[125]．すなわち，魚を蒸煮後圧搾して得た油（魚に水を加え加熱し浮上する油を得る方法もある．煮取り法）を水洗（必要により活性炭処理）して原油（粗油）を得る．通常，原油は酸化物を含み臭気が強く暗褐色をしており，かつ魚自身の酵素により加水分解を受けているので，脱ガム，脱酸，脱色および脱臭処理によりリン脂質やガム質，遊離脂肪酸，酸化物（臭気成分を含む），重金属，環境化学物質などが除去され，得られた精製油がサプリメントに用いられる．しかし，一般の植物油の場合と比べ，魚油は非常に酸化劣化しやすいので，高度な精製方法が適用されている．製品には酸化防止のために種々の抗酸化剤が添加されるが，マイクロカプセル化，粉末化なども行われている．オキアミ油も同様な方法で製造されているが，製油に際し天然の抗酸化剤であるアスタキサンチンがほとんど保持されるので酸化安定性が高く，魚油の場合より軽度な処理で済む．酸化の指標はTOTOX＝2×POV＋ANVで示される（POV 過酸化物価，ANV アニシジン価；それぞれ一次および二次酸化の指標）．

さらに，種々の方法でEPA/DHAの濃縮が行われる．魚油の場合，加水分解して得られた脂肪酸をエチルエステルとして純化し，再エステル化してトリグリセリド（TG）態とした製品もあり，そのような処理を受けた製品は高純度で，かつn-3系

PUFA 含量も高い.

市販されている n-3 系 PUFA 供給源としては魚（およびその副産物・内臓・卵など），オキアミ，イカ，微小藻類および植物があり，原料によって製品の差別化が図られている．とくに量的に多い魚油とそれに次ぐオキアミ油については，効用だけでなく資源の面でも論争されているが，その場合には，EPA/DHA 含量と生体での利用性（bioavailability）が問題となる．魚油は TG 態であるのに対し，オキアミ油はリン脂質（PL）態（約 40％）を含んでいる．一般に，遊離脂肪酸は TG 態やエチルエステルにおけるような消化酵素の作用を必要としないため生体利用性が高く，EPA/DHA はより効率的に体内に取り込まれるようであるが，生体成分（カルシウム，タンパク質など）と結合しかえって利用性が低くなる可能性があり，遊離型としてはほとんど実用化されず，エチルエステル型として使われている．リン脂質は脂肪酸の腸管吸収を促進することから，生体利用性は高いと考えられている．さらに，製品の物性によっても吸収性に差があり，ゲル化エマルションで通常のカプセルより吸収されやすく，錠剤タイプでは吸収の程度は低いようである．しかし，利用性を考慮する場合には EPA/DHA の含量や価格のことも考慮しなければならない．

近年，オキアミ油の優越性を説く製品がある．過体重および肥満の男女を対象に，オキアミ油と魚油（メンハーデン油）が血漿の EPA/DHA レベルに及ぼす影響を比較した研究では，オキアミ油群で摂取後の変化量は有意に高く，副作用もなかったことが報告されている（表 4.22）[126]．PL 態，TG 態あるいはエチルエステル態として摂取した場合，ヒトの血漿リン脂質への EPA, DHA および総 n-3 系 PUFA の取り込みは PL 態で高い傾向を示すことが観察されている（取り込みの程度を示す 0〜72 時間での曲線下面積の平均値はオキアミ油，魚油およびエチルエステルでそれぞれ 80.0, 59.8 および 47.5％．ただし，統計学的には有意な差は認められない）（図 4.26）[127]．市販カプセル中の EPA/DHA 含量は魚油でオキアミ油の 2〜3 倍ほど高いが，同量の

表 4.22 ヒト血漿の EPA および DHA 濃度に及ぼす魚油とオキアミ油摂取の影響比較 [126]

脂肪酸	処置	開始時	摂食後	変化	変化の P 値	群間の P 値
			(μmol/L)			
EPA	魚油	31.2	76.3	45.2	<0.0001	
	オキアミ油	30.4	74.9	44.5	<0.0001	<0.0001
	対照	43.9	37.2	−6.6	0.17	
DHA	魚油	47.0	70.4	23.4	<0.0001	
	オキアミ油	44.8	64.2	19.4	<0.0001	<0.0001
	対照	57.4	51.3	−6.1	0.088	

例数は魚油 40，オキアミ油 36，対照 37．平均年齢約 40 歳の健康な男女に魚油（EPA ＋ DHA 864 mg）あるいはオキアミ油（EPA ＋ DHA 543 mg）を 7 週間投与．群間の P 値：3 群間での変化の検定値．

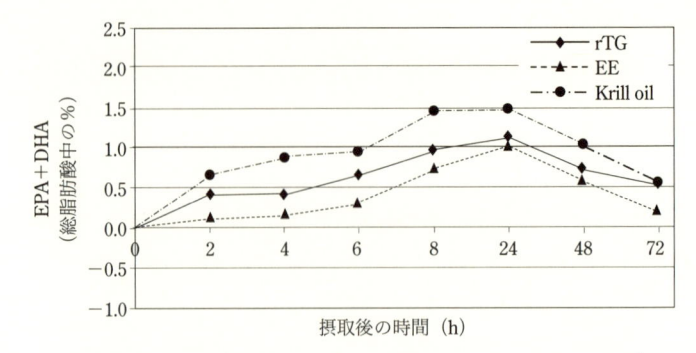

図4.26 試験油摂取後の血漿リン脂質中のEPA, DHA濃度[127]
平均年齢31歳の男性にEPA＋DHA 1,680 mgを魚油（再エステル化したトリグリセリド，rTG），エチルエステル（EE），あるいはオキアミ油（krill oil）として投与し，72時間にわたり採血し，リン脂質中の脂肪酸組成を分析．平均AUC_{0-72}（72時間での吸収効率の指標）はそれぞれ59.8，47.5および80.0％で統計学的に有意差はなかったが，オキアミ油で魚油より高い傾向にあった．

カプセルを摂取してもオキアミ油は魚油と同等の効果が期待されると言われている．しかし，この試験で用いられたオキアミ油には20～22％の遊離脂肪酸が含まれており，高い生体利用性はPL態によるものではなく遊離型によるものであるとの指摘や，オキアミ油の60％はTG態であり，その効果によるものとの見解もある．一方，オキアミ油と魚油で血液中のn-3系PUFAのレベルの変化に差を認めない報告もある（ただし，EPA＋DHAの投与量はそれぞれ543および864 mg/日であり，魚油でかなり多い）．血清脂質あるいは酸化ストレスや炎症のマーカーへの影響にも差はなく，したがってこの実験条件下では両油はn-3系PUFAの供給源として同等であると見なされる[128]．最近，精製油脂や純化した食材の利用が増えてきて，リン脂質の摂取量が少なくなってきていることから，オキアミや魚の内臓由来のリン脂質をn-3系PUFA源としてだけでなく，リン脂質そのものの好ましい栄養効果や乳化性を機能性食品成分として活用することが望ましいとの見解もある[129]．オキアミ油は魚油よりいくらか吸収性に優れるようであるが，その差に生理的意義があるのかどうかは現時点では不明のようである．しかし，健康者を対象にEPA, DHAをPL態で含むオキアミ油とTG態で含む魚油との間での利用性を比較した最近の試験では，PL態の方がTG態よりも吸収性に優れることは認められていない[130,131]．さらに，微小藻類（*Nannochloropsis oculata*）から調製された油（n-3系PUFAとしてはEPAのみ含む）がオキアミ油よりも吸収・利用性に優れているとの報告もあり[132]，製造業者の自己主張が強いきらいは避けられない．この藻類由来の油にはグリコリピド（糖脂質）が30～40％含まれることやコレステロール（Chol）含量が少ないなどの特徴がある．なお，魚油を用いたサプリメントではダイオキシンやPCB類の残存に注意が必要で，

最近でもノルウェー食品安全局は基準以上のこれら環境汚染物質を含むサプリメント3品を廃棄するように警告している．

毎年開催されている Global Omega-3 Summit 2013 [133)] によると，現在提唱されている推奨摂取量（例えば WHO 250 mg/日など）から概算して年間65万〜255万トンの n-3 系 LCPUFA が必要となると推定されている．海洋資源は限られており，ヒトの消費用として利用可能と見積もられる量は53万トンに過ぎない．微小藻類利用の研究が進展しているが，すべての資源を想定してもごく近い将来に不足するのは避けられない．残された対応策は油糧作物の開発であり，オメガ3脂肪酸を産生できる植物を対象に研究が展開され，魚油並みの EPA/DHA を含む油がアマナズナ（*Camelina sativa*）で試験的に生産されている．一方では，このような資源不足論を否定する意見もあり，考え方の基盤によって資源量の想定に違いが生ずるようである．

4.3.10 ま と め

n-3 系と n-6 系の PUFA を巡る論争では，n-3 系への過大期待が n-6 系を悪者視する状況を生んでいるが，リノール酸からの ARA の生成，そして ARA からの炎症性エイコサノイドの産生が通常の食事ではスムーズには進行しないことが理解されてきて，論争は鎮静化の傾向にある．しかし，比較的多くの n-3 系 PUFA を摂取しているわが国で，より過激な偏見が見られるのは奇異に感じられる．n-3 系 PUFA が欠乏状態とも言える米国では，死亡原因の圧倒的1位である CHD の予防・改善のために，n-3 系だけでなくリノール酸も十分量摂ることが推奨されている．日本人の場合，平均的な食生活を営む人では，両系の PUFA の摂取量がとくに問題となることはない

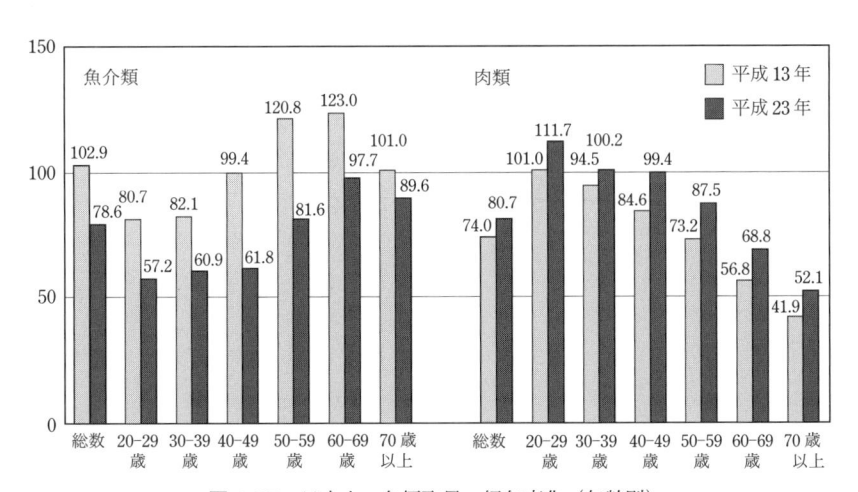

図 4.27 日本人の魚摂取量の経年変化（年齢別）
国民健康栄養調査

が，魚の摂取が少ない若い年齢層では，正しい食生活指導が不可欠である（図4.27）．

リノール酸問題の原点は，それが必須脂肪酸として認知された1920年代の研究に遡及するようである[100]．リノール酸の栄養必要性については，この脂肪酸の必須性が発見された時点での実験方法上の問題点のため過大評価されてきた．Burr & Burr がリノール酸欠乏によると判断した状況は，同時に α-リノレン酸も欠乏しており，その改善にリノール酸のみを投与したことに問題があったのである．しかしこの点は無視され，彼らの実験の結果から導かれたリノール酸の基準必要量エネルギー比1%から，ヒトではエネルギー比で2%（あるいは2.5%，表3.3（第3章）参照）という値がこれまで適用されてきた．最近のラットでの研究は，リノール酸欠乏症状が α-リノレン酸の投与でも改善されることを示しており[134,135]，これまでの研究ではリノール酸欠乏症状が過大評価されてきたことが指摘されている．Guesnetら[135]は，必要量についての詳細な検討から，リノール酸のより適切な摂取量はこれまでのエネルギー比2%よりも0.5%に近いと判断している．いずれにしても，現時点での欧米諸国におけるリノール酸の摂取状況（リノール酸/α-リノレン酸＞12）は明らかに過剰摂取であり，健康障害は避けられない状況にあると言わざるを得ない．

n-6系LCPUFAとその前駆体であるリノール酸は多様な栄養生理機能に必須な成分であり，代謝産物は様々な代謝経路に関与している．一方，*in vitro* 研究はリノール酸の炎症性と代謝疾患との間に明確な関連性があることを指摘している．ヒトでの研究はこれらの関連性を明確にしていないが，リノール酸が過剰な食事の摂取もまた他の脂肪酸の場合と同様に，体脂肪を増やすことを銘記しておかなければならない．リノール酸はLDL低下効果ゆえに健康に好ましいように見えるが，この点に関しリノール酸の効果だけに限定されている研究はこれまで行われていない．さらに，必須栄養素の面からはヒトでのその代謝の詳細はほとんど知られておらず，リノール酸の必要量については今後の研究に待つ部分が多い．栄養要求性の観点からバランスのとれた見解を得るためには，リノール酸の欠乏と過剰の顛末の両面を正しく考慮することが重要である．

4.3.11 多価不飽和脂肪酸と冠動脈心疾患：総括

種々の脂肪酸の生理機能を血液Chol濃度，ひいてはCHDへの影響を中心に解説してきたが，最近，従来の学説に異論をはさむ知見が散見される．すなわち，SFA（とくにパルミチン酸）はこれまで考えられて来たようには危険ではない脂肪酸の可能性があり，一価不飽和脂肪酸（とくにオレイン酸）は期待されてきた程の積極的有効効果はないようである．リノール酸は炎症性エイコサノイドの産生を促す危険な脂肪酸であるとの主張は，血液Chol像の改善や心疾患のリスク低減効果の否定に繋がるものであるが，実際にこのようなリスク改善効果が限定的であることを指摘する報

表 4.23 冠動脈心疾患に対する観察研究および介入試験における各種脂肪酸の相対リスク（95％信頼区間）[136]

脂肪酸	観察研究 摂取量	観察研究 血液中の濃度	無作為化比較研究 投与量
飽和脂肪酸	1.03 (0.98〜1.07)	1.06 (0.86〜1.30)	
一価不飽和脂肪酸	1.00 (0.91〜1.10)	1.06 (0.97〜1.17)	
多価不飽和脂肪酸			
総 n-6 系	0.98 (0.90〜1.06)	0.94 (0.84〜1.06)	0.86 (0.69〜1.07)
リノール酸		0.99 (0.77〜1.28)	
総長鎖 n-3 系	0.87 (0.78〜0.97)	0.84 (0.63〜1.11)	0.94 (0.86〜1.03)
α-リノレン酸	0.99 (0.86〜1.14)	0.93 (0.83〜1.03)	0.97 (0.69〜1.36)
トランス脂肪酸	1.16 (1.06〜1.27)	1.05 (0.76〜1.44)	

観察研究では，摂取量32報告，バイオマーカー関係17報告，介入試験27報告．値は3分位の最低および最高分位間での比較値．

告もある．

　表4.23に示した種々の疫学研究における脂肪酸と心疾患リスクとの相関性についてのメタ分析の結果は，トランス脂肪酸以外には正の相関を示す脂肪酸はなく，PUFAの摂取を増し，SFAの摂取を減らすとするCVDに対するガイドラインを明確には支持していない[136]．しかし，Farvidら[137]が13例の前向き観察研究（310,602名）を対象としたメタ分析の結果，リノール酸の最高摂取量では最低摂取量と比較して，CHD発症と死亡の相対リスクはそれぞれ15％（RR＝0.85）および21％（RR＝0.79）低かった．SFAの摂取量をエネルギー比で5％リノール酸で置き換えると，CHD発症と死亡のリスクは，それぞれ9％（RR＝0.91）および13％（RR＝0.87）低下した．この結果は，CHDの一次予防のために飽和脂肪を多価不飽和脂肪で置換することを勧める現時点での推奨を明確に支持している．Chowdhuryら[136]の研究では分析例数が少なく，かつリノール酸と飽和脂肪とが比較検討されていないことによる不一致であり，Farvidらは自身の研究結果がより信頼性が高いと判断している．

　現状での総括的見解としては，「特定の脂肪酸の善悪に固執することなく，バランス良く摂取すること」しかないようである．有効効果を示す脂肪酸でも過剰摂取は健康を損なう．健康障害を示す脂肪酸を徹底して避けることは，往々にしてその脂肪酸を含む食品の栄養効果を放棄することになろう．その意味で，現時点ではわが国の脂質摂取基準を含め，ほとんどの国や専門機関から示されている脂質摂取基準では，最新の証拠が軽視ないしは無視されている．表4.24に示すように，CHDの予防のための食事脂肪についての最近のEFSAのまとめでは，「飽和脂肪酸は食事が栄養的に適切であればできるだけ少なく」との条件付きでの注意事項となっているのが限度である[138,139]．リノール酸とEPA＋DHAの推奨量は明示されているが，一価不飽和脂肪酸については，「推奨しない」と対応されている．現時点では，CVDのリスクを低減

表 4.24　成人の脂肪酸摂取推奨値（EFSA）[138, 139]

脂　肪　酸	必須脂肪酸欠乏の予防	冠動脈心疾患の予防
総脂肪		推奨せず
飽和脂肪酸		食事が栄養的に適切 であれば少なく
トランス脂肪酸		できるだけ少なく
シスモノエン酸		推奨せず
リノール酸	>2.5% エネルギー	>5%エネルギー
α-リノレン酸	>0.5% エネルギー	
EPA-DHA		>250 mg/日

脂肪の食事摂取基準に関する欧州食品安全機関（EFSA: European Food Safety Authority）の健康食品，栄養およびアレルギーに関するパネルの科学的見解から引用．

させる理想的な脂肪の摂取パターンは不明の状況にあるが，遺伝的素因によっても異なる可能性があり，これらの因子の相互作用についての研究が不可欠である[140]．

　最終的には，新しい情報がより適切な介入試験で証明される必要があることは言を俟たないが，食生活を全体像として理解することの必要性を重ねて強調しておきたい．

4.4　トランス脂肪酸

4.4.1　トランス脂肪酸とは[141-144]

　食品中に含まれるほとんどの不飽和脂肪酸の二重結合様式はシス型であり，例外として反芻動物の体脂肪・乳脂肪には僅少量のトランス型不飽和脂肪酸が含まれている．一方，植物油（まれには魚油）が部分水素添加（水添）される際に二重結合の異性化と移動が起こり，条件次第ではかなりの量（総脂肪酸の 50％以上）のトランス結合を持つ脂肪酸が生成する．これらのトランス脂肪酸（*trans* fatty acid, TFA）の主たるものは，炭素数 18 で二重結合 1 個のモノエン型脂肪酸（18:1 型）である．図 4.29 に例示するように，シス結合とトランス結合（二重結合の炭素に付く水素が共に同じ側にあるのがシス型，互いに反対側にあるのがトランス型）とで立体構造に明確な違いがあり，折れ曲がるシス型とは異なりトランス型は飽和脂肪酸に似た直線的な構造を取っている．融点もトランス型で高い．ただしトランス型二重結合の位置は一定ではなく，部分水添植物油では炭素鎖の 4〜16 位の範囲に広く分布している（図 4.30）．反芻動物では，牧草飼料などに含まれるリノール酸，α-リノレン酸が反芻胃内の細菌により水素添加（異性化）を受け，バクセン酸（11*t*-18:1）を主成分（多いものでは総 TFA の 50％以上）とする種々の TFA が生成し，乳・体脂肪中に移行する（天然型 TFA）．植物油にニッケル触媒などを用い部分水添油脂を製造する

4.4 トランス脂肪酸

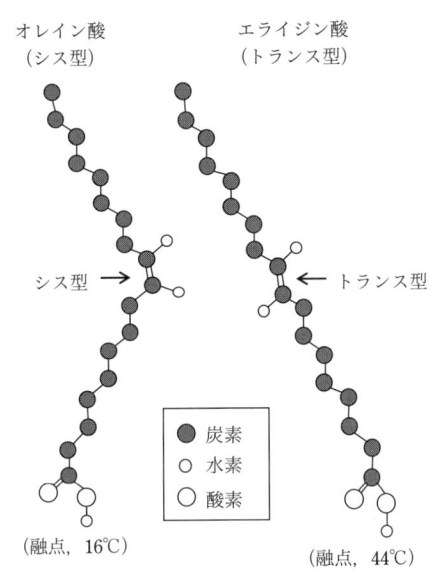

オレイン酸
(シス型)

エライジン酸
(トランス型)

シス型 →

← トランス型

● 炭素
○ 水素
○ 酸素

(融点, 16℃)　　　(融点, 44℃)

図4.29 トランス脂肪酸の構造

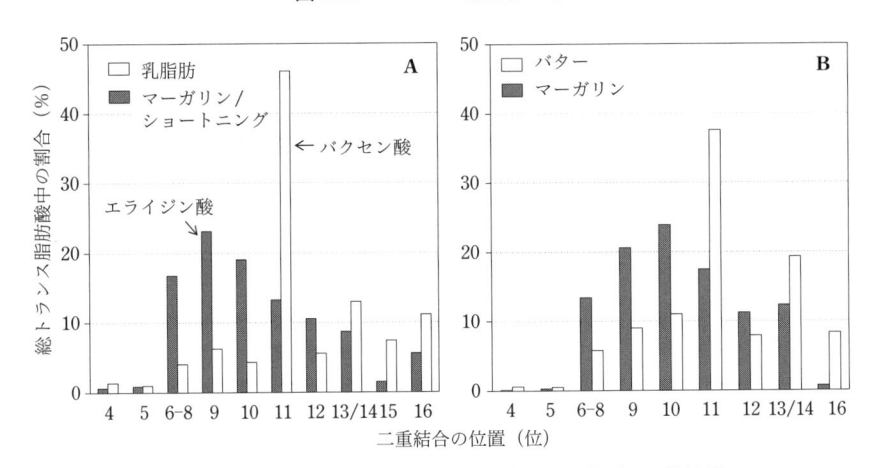

図4.30 トランス脂肪酸の組成：工業型と天然型との比較例
A：ドイツの製品，Precht D, Molkentin J (1995 & 1996). B：日本の製品，15 *trans* は 9 *cis* と分離できなかったので割愛．
(公益) 日本食品油脂検査協会 (2013)

際には，リノール酸，α-リノレン酸が 18:1 型の TFA に異性化される（工業型 TFA）．一般に，工業型ではエライジン酸（9*t*-18:1）が主成分と理解されているが，通常総 TFA の 30％以下であり，必ずしもそうとは言えない．現時点ではどの TFA 異性体で生理活性が強く，心疾患のリスクに責任があるのかは明らかにされていないので，エライジン酸を工業型の代表として取り扱うことには注意が必要である（研究論文でも

しばしばエライジン酸に責任があるとの判断が見られる）．なお TFA は食用油の精製過程（脱臭工程）でも生成し，精製食用油には僅かだが（〜2%）多価不飽和脂肪酸（PUFA，炭素数 18 のジおよびトリ型）のトランス異性体が含まれる（後述するように，ジエン型 TFA がモノエン型よりも健康障害作用が強いとの説もある）．シス型のトランス型への異性化は加工や調理に際しての加熱あるいは γ 線照射によっても起こるが，その量はごく僅かであり無視できる（換言すればシス型二重結合は非常に不安定である）．いずれにしても，摂取量的に見て問題となるのは工業型 TFA であるが，近年わが国でも加工食品中の工業型 TFA 含量は減少してきており，結果的に天然型としての摂取割合が高まってきている．このほか，共役リノール酸（CLA）のような共役型のトランス結合を持つ脂肪酸も天然食品中に存在する（牛肉，牛乳および酪農製品）．これら異性化反応の概要を図 4.31 にまとめている[144]．

TFA 異性体のトリグリセリド結合位置を調べた最近の研究[145]によると，部分水添植物油中で 9t-18:1 は sn-2 位に選択的に存在しているのに対し（ただし，sn-1(3) 位にもかなり存在している），牛乳脂肪や牛肉脂肪では 11t-18:1 は主として sn-1(3) 位に存在していた．この分布の違いが工業型と天然型 TFA での生理機能の違い（もし本当にあるとしたら）に係わっている可能性が示唆されている．さらに，牛肉脂肪では 11t-18:1 の割合は少なく，むしろ 10t-18:1 が高い割合で含まれることが牛肉と乳

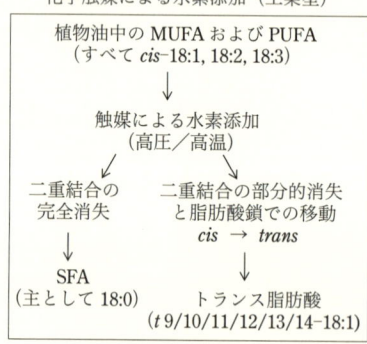

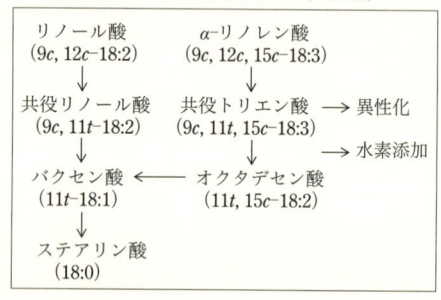

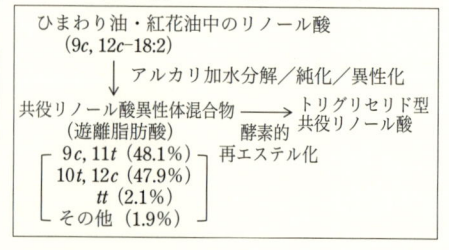

図 4.31 トランス脂肪酸の起源と種類
文献 144 を参照して作成．

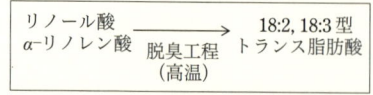

製品との間での生理機能の違いに関係しているのかも知れない.

このように，食品中には種々のTFAが存在するが，CODEX（コーデックス，国際食品規格委員会）による定義「少なくとも一つ以上のメチレン基で隔てられたトランス型の非共役炭素-炭素二重結合を持つ一価不飽和脂肪酸および多価不飽和脂肪酸のすべての幾何異性体」が，わが国を含め世界各国で採択されている．ただし，この定義は代謝的あるいは機能的性質によるものではなく，「化学的構造」に基づくものである．なお，この定義ではCLAに代表される共役型脂肪酸は含まれないことになるが，最近含めるべきであるとの主張がなされ，再検討中である．いずれにしても食品中には多種多様なTFAが存在するので，その分析に際しては特別な注意が必要であり，指定された公定法に準じなければならないが，すべてのTFA分子種の標準試薬が利用できないことやカラムの再現性などへの留意が必要であり，高い分析技術が求められる[146-148].

なお，TFAに関してはトランス脂肪という言葉が文献上散見され，TFAと同義語として使われている．正確には意味するところは異なるが，慣用されていて問題視されてはいない．予め同義語とことわって使っている例もある．実際にはTFAそのものだけを食べているわけではなく，TFAを含む油脂を食べているので，トランス脂肪という表現が正しいと見るべきであろうが，生理機能の面からはTFAとして評価するのが適切である．

4.4.2 トランス脂肪酸と冠動脈心疾患のリスク

部分水添植物油はマーガリン，ショートニングなどとして製菓・製パンに，さらに業務用の揚げ油などに広く使われてきた．心疾患のリスクを避けるために，飽和脂肪酸（SFA）含量が少なく，リノール酸に富み，コレステロール（Chol）を含まないマーガリンは，バターに代わる健康でしかも安定性に優れ（棚持ちがよい），広範な利用特性（とくに物性）を備え，かつ安価な油脂として重宝されてきたのである．しかし前世紀末，TFAはSFA以上に強く心疾患リスクを高めることが明らかとなり，もっとも危険な脂肪酸として一転して世界中で爪弾きされる羽目に陥っている．

TFAは摂取量依存的にLDL-Chol濃度を上昇させ，同時に善玉のHDL-Chol濃度を低下させるので（図4.32）[149]，動脈硬化性疾患の有用な判断指標であるLDL-Chol/HDL-Chol比に対し著しく悪影響を及ぼす（図4.33）[150]．しかしながら，これらの図からも解るように，ある一定量以上のTFAを摂取しないと，増減は統計学的に有意とはならない[151]．後述するように，日本人のTFA摂取量は平均的にはエネルギー比で1％未満であり，相当多量を摂取した場合にのみリスクが高まると判断されるが，1％エネルギー程度の摂取でもリスクがあるとの説もある．ただし，影響が現れる閾値（いきち）は明らかでない[152].

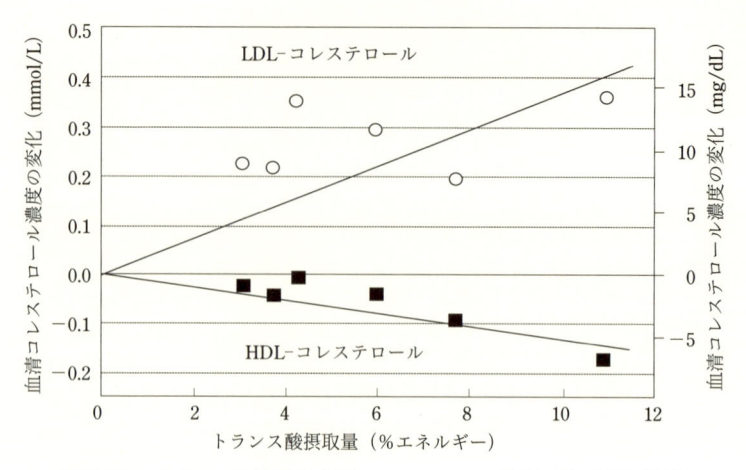

図4.32 トランス脂肪酸が血清コレステロール濃度に及ぼす影響 [149]

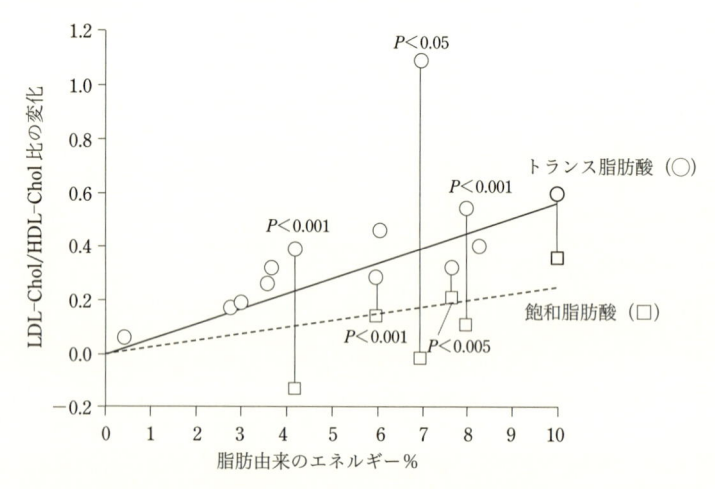

図4.33 高トランス酸食（○）あるいは高飽和脂肪酸食（□）がLDL-Chol/HDL-Chol比に及ぼす影響 [150]
1990～1999年の間に行われた介入試験の結果.

　TFAの冠動脈心疾患（CHD）の発症に対するリスクは，TFA摂取量が摂取エネルギー当たり2％増加すると23％程高まる（相対リスク1.23）程度であり，糖尿病・高血圧そして喫煙のリスクが3～8倍であるのと比べるとかなり低い値である（図4.34）[153]．なお，いくつかの研究でTFAの影響は女性でより顕著であることが指摘されており，今後確認されるべき問題点である．血液中の脂肪酸パターンと循環器疾患（CVD）発症（14年間）のリスクとの関係について，Cardiovascular Health Studyの2,972人の高齢者を対象に，主成分分析法（PCA法）により血漿リン脂質中の種々

4.4 トランス脂肪酸

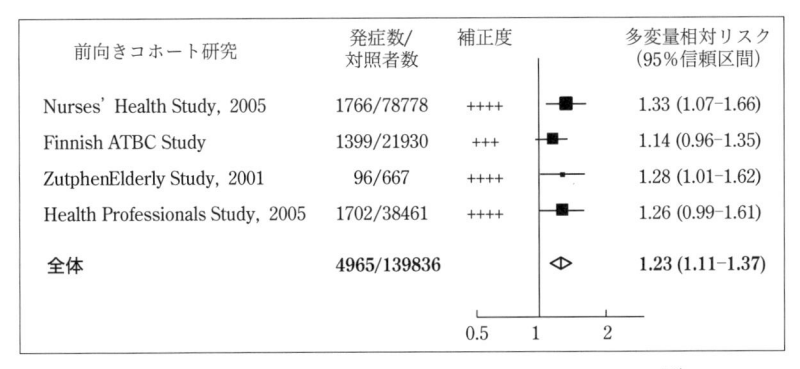

前向きコホート研究	発症数/対照者数	補正度		多変量相対リスク(95%信頼区間)
Nurses' Health Study, 2005	1766/78778	++++		1.33 (1.07–1.66)
Finnish ATBC Study	1399/21930	+++		1.14 (0.96–1.35)
ZutphenElderly Study, 2001	96/667	++++		1.28 (1.01–1.62)
Health Professionals Study, 2005	1702/38461	++++		1.26 (0.99–1.61)
全体	4965/139836			1.23 (1.11–1.37)

図 4.34 トランス脂肪酸摂取に伴う冠動脈心疾患のリスク [153]
カロリーベースでは，トランス脂肪酸は他のどのマクロ栄養素よりもリスクを高め（総エネルギー摂取量の1～3%の摂取レベルでも），摂取エネルギー当たりトランス脂肪酸の摂取量が2%増加すると，CHDの発症リスクは23%高まる．

の脂肪酸のパターンとの関連性を解析した結果，TFAパターンのみがCVDの高リスクと相関し（多変量補正危険比は1.58，傾向 $P=0.006$），脳卒中の高リスクとも関連した（危険比2.46，傾向 $P=0.005$）．また，虚血性心疾患（ischemic heart disease, IHD）の閉経後女性を対象としたコホートについて，血管造影法で冠動脈硬化と判断された人を対象に3.2年間での病変の進行度との相関を検討した結果，TFAパターンでのみ正相関が認められている [154]．TFAパターンは高齢者でのCVD高リスクならびにIHDの女性での冠動脈硬化の進展とも関連した．なお，この相関性はリン脂質以外にはコレステロールエステルでも認められたが，トリグリセリド（TG）では認められなかった．このように，TFAが心疾患のリスク因子であることが異なったアプローチによる研究で確認されている．

TFAの摂取はさらに血清中のLp(a)（リポタンパク質(a)）や小粒子径LDLの増加をもたらし，動脈硬化発症のリスクを高めるので，血液Chol濃度への影響で予測されるよりも高い心疾患リスク因子となる可能性が指摘されている．

4.4.3 リノール酸によるトランス脂肪酸のリスク低減

TFAが血液Chol像に及ぼす影響を正しく理解するためには，SFAの場合と同様にその摂取量に加え同時に摂取する不飽和脂肪酸，とくにリノール酸の摂取量についての考慮が必要である．図4.35から明らかなように，不飽和脂肪酸（とくにリノール酸）の摂取量が多いほどTFAによるCVDのリスクは低減し，不飽和脂肪酸の摂取量が最高でTFA摂取量が最低の群でリスクは最低であり，相対リスクは0.31で有意に低かった [155]．さらにTFAが問題視されるようになった比較的初期にも関連論文 [156] が発表されたが，その後の報告ではほとんど留意されておらず，TFAがあたかも絶

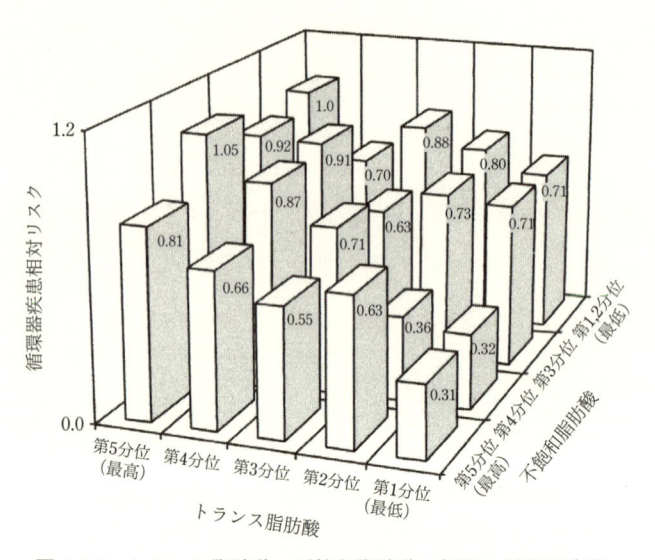

図 4.35 トランス脂肪酸，不飽和脂肪酸の摂取と循環器疾患の相対リスク（多変量解析）[155]
Nurses' Health Study, 80,082人を1980年から14年間追跡.

対悪のように判断されている嫌いがある．表4.25に示すようにTFAの血液Chol濃度に及ぼす影響は，あるレベル以上のリノール酸（エネルギー比で6%程度）の摂取でほぼ抑えられ，さらに，LDL-Cholではエネルギー比で4%程度以上，HDL-Cholでは5～6%以上のTFAを摂取しないと血液Chol像への悪影響は認められないことも指摘されている[151]（図4.36）．4%エネルギー以下のTFA摂取の影響についての情報は限られている．これらの観察は，TFAの心疾患への影響を理解する上で看過できないものである．日本人のようにTFA摂取量が少なく，リノール酸の摂取量が比較的多い食生活では，平均的にはTFAのCHDへの影響は無視できると判断されるが，TFAの場合にもChol恐怖症の影響は実に大きく，依然として過剰な反応を見る状況にある．

表4.26に日本人についての介入試験の結果を示している[157]．この試験は女子短大生を対象とした小規模かつ短期間のものであるが，エネルギー比で1%レベルでのTFAの摂取（通常食での摂取量を加えると合計

表4.25 リノール酸はトランス脂肪酸の血漿コレステロール濃度への影響を抑える[156]

脂肪酸（油脂中%）		血漿コレステロールの変化（%）
トランス酸	リノール酸	
35	13	+13.5
27	11	+10.0
18	6	+10.4
27	11	+5.5
19	10	+3.2
18	22	+2.5
10	37	+0.6
11	31	+2.1
8	33	+1.9

4.4 トランス脂肪酸

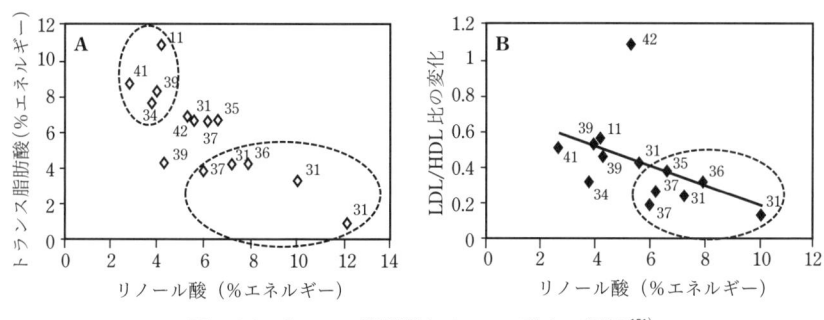

図 4.36 トランス脂肪酸とリノール酸との関係[151]

数値は引用文献の番号．A: Ascherio ら（文献 150）が引用した介入試験で用いられた食事中のトランス脂肪酸とリノール酸のレベルとの関係．トランス脂肪酸摂取量が多いとリノール酸摂取量が少ない傾向にあり，逆にリノール酸摂取量が多いとトランス酸摂取量は少ない傾向にある．B: リノール酸摂取量と血液の LDL-Chol/HDL-Chol 比の変化との関係．回帰直線の勾配は −0.059 で，文献 150 でのトランス脂肪酸摂取量と LDL-Chol/HDL-Chol 比での勾配 0.056 と絶対値はほぼ同じである．あるレベル（6%エネルギー）以上リノール酸を摂取すると，トランス脂肪酸の影響は抑えられるようである．

表 4.26 エネルギー比 1％のトランス脂肪酸が健康な若い女性の血清脂質濃度に及ぼす影響[157]

	対照群（$n=32$）	試験群（$n=33$）
総コレステロール	(mg/dL)	
初期値	180±24	183±30
試験後値	181±26	184±28
LDL-コレステロール		
初期値	99.3±16.6	104±25
試験後値	99.1±18.4	106±25
HDL-コレステロール		
初期値	69.3±12.4	67.1±11.6
試験後値	68.7±10.6	65.2±10.9
トリグリセリド		
初期値	62.3±25.4	58.6±24.1
試験後値	67.1±23.9	67.9±27.8
リポタンパク質 (a)		
初期値	15.7±11.0	14.1±11.8
試験後値	16.6±11.5	15.2±13.7

平均値± SD. 被験者は平均年齢 18.1 歳および 18.3 歳の健康な女子大生．試験群ではエネルギー比で 1%のトランス脂肪酸を 4 週間摂取．両群間でいずれのパラメーターにも有意差なし．

1.47％エネルギー）は，赤血球中の TFA レベルを僅かだが有意に増加させたが（対照群 0.4±0.1，試験群 0.6±0.2 g/100 g 脂肪酸，$P<0.05$)，血清の総 Chol, LDL-Chol および HDL-Chol, さらに TG 濃度に何ら有意な変化をもたらさなかった．Lp(a) 濃度にも変化は認められていない．この結果は，日本人の場合エネルギー比で 1%程度

のTFAを摂取しても血液脂質像はほとんど影響を受けない可能性を示している．なお，この試験では血清グルコースやインスリン，ヘモグロビンA1c（HbA1c）のレベルにもTFA摂取の影響は認められなかった．

　食品安全委員会の食品健康影響評価技術研究の結果によると，健康な男性ボランティアへ0.37 g/日のTFAを2週間投与した場合，血清中のエライジン酸濃度は有意に上昇したが血清脂質には影響は認められていない（www.fsc.go/senmon/gijutu/）．しかし，血清のTFA濃度は冠動脈疾患者では若年層（＜59歳）で，また正常者と比べ慢性冠動脈疾患者，急性心筋梗塞患者の順にTFA濃度が高くなることが観察され，TFA摂取量との関連性が指摘されている．この研究はその後論文として報告され，CHDやメタボリックシンドロームの患者では血清リン脂質中のエライジン酸レベルが高いことが示されている[158]．

　TFAと健康に関してはCHDに加えて，糖尿病，癌（乳癌・前立腺癌・直腸癌など），肥満，脂肪肝，高血圧，胆石，炎症，アレルギー，喘息，うつ病，躁病，認知度，子癇前症，生殖能低化，乳児の発育障害など多くの悪影響が報告されてきている．CHD以外では糖尿病との関係を追究した報告がかなりあるが，因果関係を支持する決定的な証拠は得られていない[159]．これ以外の障害や疾病との関連性はすべて不確定である．それにもかかわらず，しばしば特定の疾患への影響を取り上げて強調する偏った主張が見られ，マスコミが尻押しする例は後を絶たない．もし問題があるとしても，現時点では加工食品中のTFA含有量はかなり低減化されてきており，少なくとも平均的には今後TFAの摂取が増加していく可能性はほとんどないと考えられるので，特別な症例をあえて問題視することもない．

4.4.4　トランス脂肪酸が心疾患リスクを高めるメカニズム[141]

　TFAは脂質代謝のいくつかの経路に影響を及ぼすようである．試験管内では，TFAは肝細胞により産生されるApo B-100の分泌を促し，LDLの脂肪酸組成や粒子径に影響することが知られているが，このような影響はヒトがTFAを摂取した際に観察されるLDL Apo B-100の異化率低下，LDLの小粒子化，Apo A-I異化促進，そして血清脂質濃度の変化と関連する．TFAはさらに肝細胞におけるCholの沈着と分泌の増加を引き起こすが，HDLからLDLやVLDLへのCholの転送に係わっている血漿のコレステロールエステル転送タンパク質（cholesterol ester transfer protein, CETP）の活性を高める．この活性の上昇は，TFA摂取時に認められるHDLレベルの低下およびLDLレベルの上昇と結び付く．

　TFAの炎症経路や非脂質経路との係わりは明確ではないが，これらの系では単球（monocyte）やマクロファージ，内皮細胞そして脂肪細胞がそれぞれ独自の役割を果たしていると見なされる．TFAは以下に述べるような広範な代謝系への影響を介し

炎症反応を引き起こすようである．①ヒトの単球やマクロファージの反応性を高め，単球によるTNFαやIL-6（腫瘍壊死因子α，インターロイキン6；いずれも炎症マーカー）の産生を亢進し，さらに単球走化性タンパク質1（MCP-1，化学誘引物質-1）のレベルも上昇させる．②血管の機能にも影響し，血液中の内皮細胞機能障害バイオマーカーのレベルを上昇させ，一酸化窒素依存性の動脈弛緩を妨げる．③脂肪細胞で

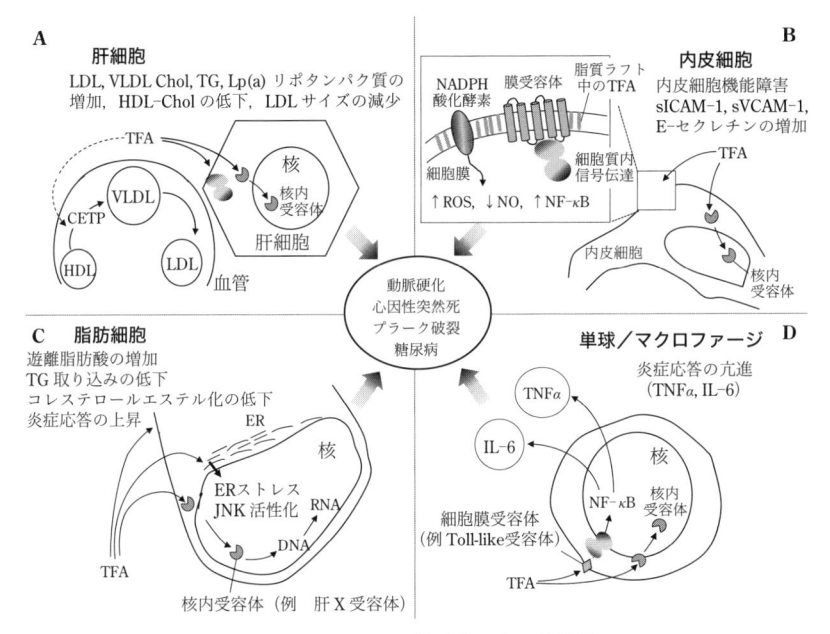

図4.37 トランス脂肪酸の生理的効果

肝細胞によるリポタンパク質の産生，分泌そして異化の変化が，血漿コレステロールエステル転送タンパク質（CETP）への影響と共に，血清脂質濃度に及ぼすトランス脂肪酸（TFA）の悪影響に係わっているようである（パネルA）．CETPへの影響は直接的なものではなく，膜や核内受容体への影響を介するものであろう（点線）．TFAはまた脂肪酸代謝，そしておそらくは脂肪細胞の炎症応答を変化させる．加えて一酸化窒素依存性の内皮機能障害と循環系の付着性分子（可溶性細胞間付着性分子1，sICAM-1や可溶性血管細胞付着性分子1，sVCAM-1）のレベルを上昇させる．TFAは炎症性メディエーターの産生増加に示されるように，単球やマクロファージの活性を変化させる（パネルD）．これらの効果はヒトでの比較研究で認められ，個別にあるいは共同して動脈硬化，プラーク破裂，心因性の突然死のリスクを高める．これらの効果についての細胞レベルでのメカニズムは十分には解明されていないが，膜に存在し，特定の膜リン脂質（パネルB），内皮の一酸化窒素（NO）合成酵素あるいはToll-like受容体により影響を受ける膜受容体への作用を介し，あるいはTFAが遺伝子の信号伝達を制御する核受容体（例えば肝X受容体）へ直接結合すること（パネルC），そしてJun N-terminal kinase（JNK）の活性化のような小胞体（ER）への直接的あるいは間接的な影響によるものであろう．このような細胞レベルでの仮説経路は他の脂肪酸についても存在が認められているが，今後の研究が必要である．（文献141より作図）
TNFα（腫瘍壊死因子），ROS（reactive oxygen species，活性酸素種），NF-κB（nuclear factor-κB，核内因子）：サイトカインの一種，肝X受容体（LXR）：脂質代謝に関与するリガンド依存性転写因子，JNK：シグナル伝達に関わるリン酸化酵素の一つ．

の脂肪酸代謝に影響し，TG の取り込み低下，新生された Chol のエステル化の低下，遊離脂肪酸の産生増加を引き起こす．④ TFA の摂取と血液中の IL-6 および C 反応性タンパク質（CRP）のレベルとの間の関連に脂肪沈着が係わっていることから，TFA の炎症作用の一部は脂肪組織を介していることが示唆される．⑤動物実験では，トランス脂肪の摂取は脂肪組織における PPARγ，レジスチン（resistin）およびリポタンパク質リパーゼの遺伝子発現に影響することが観察されている（これらは脂肪酸やグルコースの代謝において中枢的役割を果たしている）．

このように，トランス脂肪は複雑なメカニズムを介して CHD の脂質および非脂質リスク因子に影響する可能性があるので，核受容体，膜受容体および膜の流動性などへの影響を明らかにする必要がある．図 4.37 は上記の応答についてまとめたものである．

4.4.5 閾値あるいは許容上限量の問題

TFA は少なくとも 4％エネルギー以上摂取しないと血液 Chol 濃度へは影響しない可能性を述べたが，実際には「エネルギー（E）比で 0％以上のどのレベルでの摂取でも心疾患のリスクを高める」という考えが主流となっている．そのため，TFA は少しでも摂取したらリスクを高め，まったく健康効果が期待できない脂肪酸であり，完全に排除すべきであると見なされている．しかし，図 4.32 および 4.33 からも解るように，TFA が血液 Chol 濃度に及ぼす影響が統計学的に有意となる摂取量（すなわち閾値）があると判断される．一方，TFA は通常の食生活で摂取が避けられない成分であるので，上記のような「少しでも摂取したらリスクがある」との考えに立つと，介入試験からは許容上限量（UL）を求めることは難しく，さらに観察研究やメタ分析の結果に健康障害非発現量（NOAEL）の概念を適用しても，UL を設定する

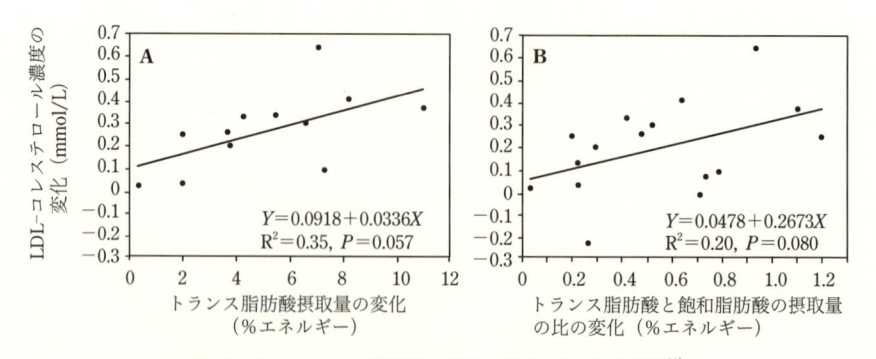

図 4.38 トランス脂肪酸の許容上限量（UL）問題 [152]
トランス脂肪酸摂取量(A)およびトランス脂肪酸と飽和脂肪酸の摂取量の比(B)の変化と LDL-コレステロール濃度の変化の関係．

(A): $Y = 0.0918 + 0.0336X$, $R^2 = 0.35$, $P = 0.057$
(B): $Y = 0.0478 + 0.2673X$, $R^2 = 0.20$, $P = 0.080$

ことはできないことになる．図4.38に示すように，実際に介入試験においてTFA摂取量やTFA/SFAの摂取量比とLDL-Chol濃度の変化との間のいずれでも相関性は統計的に有意ではなく，閾値やUL値を示すことはできない[152]．このように，現時点では障害評価判断に必要なUL値を設定できない状況にあり，完全排除理論がまかり通っている．

4.4.6 どのトランス異性体に責任があるのか

工業型トランス脂肪は量的に見て少なくとも6種類の18:1脂肪酸の位置異性体から構成されているが，その組成は製品ごとに異なっている（図4.30参照）．エライジン酸（9t-18:1）は確かに主成分の一つではあるが，量的にはTFAの代表とは見なし難い．現時点では心疾患のリスクに対しどの異性体が主役を演じているのか，あるいは複数の異性体の共同作用なのかは明らかにされていない．天然型ではバクセン酸（11t-18:1）が主成分であり，このTFAが関与する可能性が考えられるが，後述するように天然型トランス脂肪無罪説が主張されており，責任となるTFA異性体の解明問題は輻輳した様相を呈している．

個々のトランス異性体をヒトでの介入試験で用いる量調製することが困難なため，これまで責任問題についてはヒトではほとんど検討されていない．ハムスターを用いたChol添加食での実験で，部分水添植物油は血漿の総Chol/HDL-Chol比を上昇させるが，バクセン酸とエライジン酸は共にこの比を低下させ[160]，あるいはバクセン酸はエライジン酸よりもLDL-Chol/HDL-Chol比を上昇させるとの報告もある[161]．また，ラットやマウスでの実験ではバクセン酸が血漿CholおよびTGを低下させる報告がいくつかある．このように，現時点ではエライジン酸とバクセン酸に責任があるとは断定できない．そのため，部分水添植物油中にはTFA以外の危険因子が存在するのではないかとの推測さえ生んでいるが，その可能性を支持する証拠もない（例えば，水素添加に際して植物ステロールも飽和化されるが，その影響は事実上無視できるようである）．「主犯」が明確でない状況で証拠捜しをするのは奇妙な事態である．

ジエン型TFAの影響についてもいくらかの情報がある．血漿リン脂質中のTFAレベルと致命的虚血性心疾患（IHD）のリスクおよび突然心臓死との間の相関を検討した報告によると，t-18:2（9c,12t-，9t,12c-および9t,12t-18:2）のレベルが高いとIHDのリスクが高く，種々の危険因子とt-18:1（12t-，11t-，10t-，9t-および6t～9t-18:1）のレベルで補正した後のオッズ比（OR）は1.68であり，逆にt-18:1では20パーセンタイル以上の摂取レベルでIHDのリスクが低減した（OR = 0.34）．突然心臓死に限れば，OR値はt-18:1とt-18:2でそれぞれ2.34および0.18であった[162]．つまり，t-18:2レベルが高くt-18:1レベルが低いとIHDや突然死のリスクが高まる可能性が

あるので，TFA低減に際してはt-18:2の含量に留意すべきであると述べられている．一方，Nurses' Health Study 参加者を6年間追跡した研究では，赤血球中の総TFAレベルの最高と最低4分位間でのCHDの多変量補正相対リスク（RR）は3.3，総18:1異性体（18:1 n-12, n-9, n-7）では3.1，総18:2異性体（9t,12t-, 9t,12c-, 9c,12t-18:2）では2.8であり，両異性体間でリスクに大きな差は認められていない[163]．

対象者を病態の重篤度とCHDリスクの大きさにより急性心疾患（ACS群，581名），慢性冠動脈疾患（CCAD群，631名），高リスク者（HRP群，659名）および健常者（HV群，842名）の4群に分けた前向き研究で，10年間でのCHDリスクの可能性（risk probability, RP）を検討した結果，赤血球膜中のTFA異性体レベルに群間で有意な差が認められ，ACS群では工業型TFA（t-16:1 n-9, t-18:1 n-9およびt-18:2 n-6, n-9）がもっとも高く，CHDと逆相関を示した天然型TFA（t-16:1 n-7, t-18:1 n-7）で最低であり，HV群では逆の結果であった[164]．TFA index（総工業型/総天然型）はACS, CCAD, HRPおよびHV群でそれぞれ7.12, 5.06, 3.11および1.92であった．赤血球膜のTFA indexは10年間でのCHDリスクの可能性と正相関し，強い直線相関性を示したのでCHDの重篤度をよく反映する指標のようである．

細胞培養実験では，リノールエライジン酸（リノエライジン酸，9t,12t-18:2）はエライジン酸よりもヒト臍帯血管平滑筋細胞に対し強い増殖促進効果を示すことが認められているが，両者とも細胞内に取り込まれるとPUFA，とくにn-3系脂肪酸の割合を減少させるようであり，動脈硬化発症の観点からは区別し難いようである[165]．

以上のように，TFA異性体を巡る責任論は混乱しており，現時点では総TFAとして影響を判断するのが妥当と思われる．つまり，18:1および18:2型のTFAとも程度は違うがヒトの健康に悪い影響を及ぼすと見なされる．この問題点については第9章で再度取り上げる．

4.4.7 天然型トランス脂肪酸擁護論

TFAが血液Chol濃度に及ぼす影響についての疫学研究の結果，工業型TFAの摂取はすべての研究で血液Chol濃度を上昇させることが観察されているが（表4.27），天然型TFAについては低下，無影響，上昇と一定していない（ただし，心疾患を対象目標とした場合にはこれらの結果とは異なるケースもある）[166]．一方，小規模な介入試験ではあるが，天然型TFAが血液脂質像に及ぼす影響は通常食におけるよりかなり多量摂取した場合にのみマイナス効果と評価されている（表4.28）[166]．しかし，TFAと全死因死亡あるいはCVDによる死亡などのリスクとの関係について検討された最新の観察研究のメタ分析の結果では，反芻動物由来のTFAであるt-パルミトレイン酸は2型糖尿病に対してだけ負の相関（相対リスク0.58）を示すことが報告されている[167]．

4.4 トランス脂肪酸

表 4.27 工業型と天然型トランス脂肪酸が血清コレステロール濃度に及ぼす影響(観察研究から抜粋)[166]

研究者(年)	研究方法	総 TFA	工業型 TFA	天然型 TFA
Willett et al., 1993	PCS	↑	↑	↑
Aschrio et al., 1994	CCS	↑	↑	→
Pietinen et al., 1997	PCS	↑	↑	↓
Oomen et al., 2001	PCS	↑	↑ NS	↑ NS
Jakobsen et al., 2008	PCS			→
Brouwer et al., 2010	MA	↑	↑	↑
Laake et al., 2011	PCS	↑ CVD	↑ CVD	↑ CVD

TFA:トランス脂肪酸,PCS:前向きコホート研究,CCS:症例対照研究,MA:メタ分析,CVD:循環器疾患,NS:有意差なし.
→無影響,↑上昇,↓低下.

表 4.28 天然型トランス脂肪酸と血液脂質像(介入試験)[166]

研究者・年	被験者	摂取量(試験群)	結 果	結 論
Tholstrup, 2006 [a]	健康な若い男女	VA 3.6 g/日	↓ TC, HDL-C	→
Kuhnt, 2007 [b]	健康な男女	VA & 12t-18:1 6.0 g/日	→炎症マーカー	→
Tardy, 2009 [a]	健康な男女	rTFA 4.86 g/日	→脂質・リポタンパク質	→
Chardigny, 2008 [a]	健康な男女	rTFA 11〜12 g/日	↑ LDL-C, HDL-C	↑女性
Motard-Belanger, 2008 [a]	健康な男性	rTFA 10.2, 4.2 g/日	↑高 TFA 摂取後の LDL-C	→適度の摂取, ↑高摂取

[a] 無作為化二重盲検並行比較試験,[b] 無作為化並行比較試験.VA:バクセン酸(11t-18:1),rTFA:反芻動物由来トランス脂肪酸.→無影響,↓低下,↑上昇.

加えて,①反芻動物由来の脂肪の TFA 含有量(脂肪中 3〜6%)も摂取量(エネルギー比で 0.5%程度)も僅かで問題とならない(最近の研究ではエネルギー比で 4.19%の摂取でも影響はないとされている[168]),②工業型 TFA とは組成が異なる(図 4.30 参照),③主成分のバクセン酸の 90%はヒトでは共役リノール酸(CLA)に,一部は t-パルミトレイン酸にも変換される,④牛肉や牛乳には優れた健康効果があり健康な食事には欠かせない,そして⑤工業型は通常の食生活に何ら不都合な影響を及ぼすことなく容易に除去できる,つまり "low hanging fruit"(手の届く果実)であるなどの観点から,天然型 TFA は TFA 論議とは離して考慮すべきであるとし,無罪説が主張されている[169].

しかしながら,一方では介入試験のメタ分析の結果は,程度に差はあるもののトランス結合を持つ脂肪酸は,その起源/種類を問わず LDL-Chol/HDL-Chol 比を上昇させる可能性が指摘されている(図 4.39)[170,171].CLA も同様に上昇作用を示すことから,CODEX において TFA の定義に CLA をも含めるべきであるとの議論を呼んでい

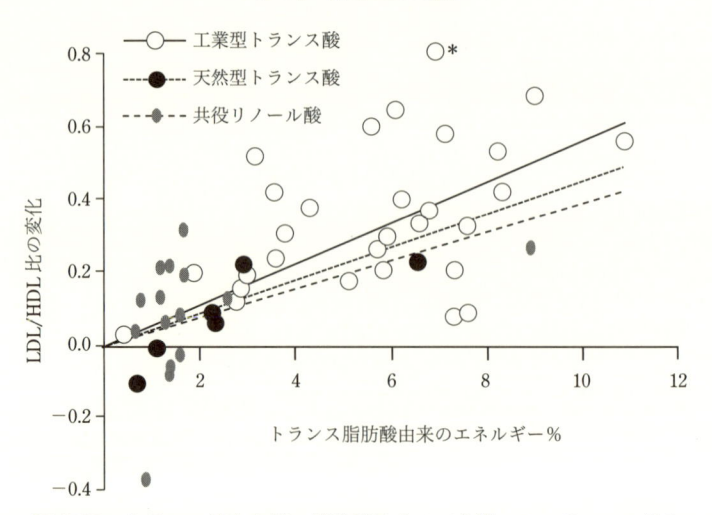

図 4.39 トランス結合を持つ脂肪酸はすべて血清コレステロール像を悪化する [170]

無作為化研究のメタ分析（シス不飽和脂肪酸との比較）
最適回帰線は工業型トランス脂肪酸で $y = 0.055x$（ただし，*を付した値は例外値のため除外），天然型で $y = 0.038x$，共役リノール酸で $y = 0.045x$．

る．さらに，男女 71,464 名についての 1974〜1988 年にわたる前向き研究の結果，女性では TFA の最高と最低摂取者との間で，CHD と脳血管疾患の罹患危険率（ハザード比）が部分水添植物油で 1.23 と 0.65（部分水添魚油ではそれぞれ 1.14 と 1.32），天然型 TFA 群で 1.30 と 1.50（突然死に対しては 2.73）であることが観察されている [172]．この結果は，TFA の摂取はその起源を問わず CVD のリスクを高めることを示唆している．ただし，LDL-Chol/HDL-Chol 比の変化は工業型トランス酸で＋0.34 であるのに対し，天然型と CLA では＋0.09 で僅かであり [173]，生理的意義は読み取り難い．

このような状況から，現時点で天然型 TFA は心疾患のリスクを高めないとは結論し難い．興味あることに，天然型擁護論はほとんどが酪農国の研究者によって展開されており，愛国心による自衛策とのうがった見方もある．2012 年カナダでの国際学会（ISSFAL）で擁護論が発表された際には，多くのマスコミがこぞって天然型無罪論を展開したことなど，学問の領域にも国益など科学以外の要因が介入してきている印象が強い．わが国の食品安全委員会や消費者庁では天然型も含めた総 TFA として判断しているが，擁護論に味方するような雰囲気がないとは言えない（例えば食事摂取基準）．ともかく，現時点では天然型と工業型の TFA の影響を識別するに十分な科学的根拠はないと理解するのが妥当と判断される [174]．加えて，両者が共存する場合には識別できる分析方法も確立していない．

TFA 問題の現状は以下のように総括されよう[175]．TFA は現代における最大の死亡原因である循環器諸疾患の臨床的結末に係わる重要な要因と見なされている．種々の規制にもかかわらず，食品中にはいまだに無視できない量のトランス脂肪を含むものもある．したがって，人体に及ぼすトランス脂肪の影響を理解することは依然として重要課題となっている．しかし，障害作用はトランス脂肪の種類，濃度および暴露時間に依存している．加えて，最近の研究は反芻動物のトランス脂肪の心臓病予防効果を示唆している．このことに関し，健康効果を発揮するトランス脂肪（主としてCLA）についてその作用機構を知ることは CVD 対策として必須のことである．このため，トランス脂肪を工業型と天然型とに分けて対応するだけでなく，個々の TFA について体系的な研究が不可欠となる．

4.4.8 トランス脂肪酸規制策[176]

TFA の心疾患への影響はその摂取量に依存するので，まずは摂取量をできるだけ少なくすることが肝要である．WHO の 1％エネルギー未満の勧告は TFA 摂取上限の目安ともなるものであり，各国の食事摂取基準などでは「できるだけ少なく」と示されている例が多い．TFA 摂取量の低減化のため，世界各国で含量の表示義務化あるいは含量規制（禁止令）のいずれかの方策が講じられている（図 4.40）[177]．規制以前での TFA 摂取量がエネルギー比で 2％以上にも及び，その影響が無視できなかっ

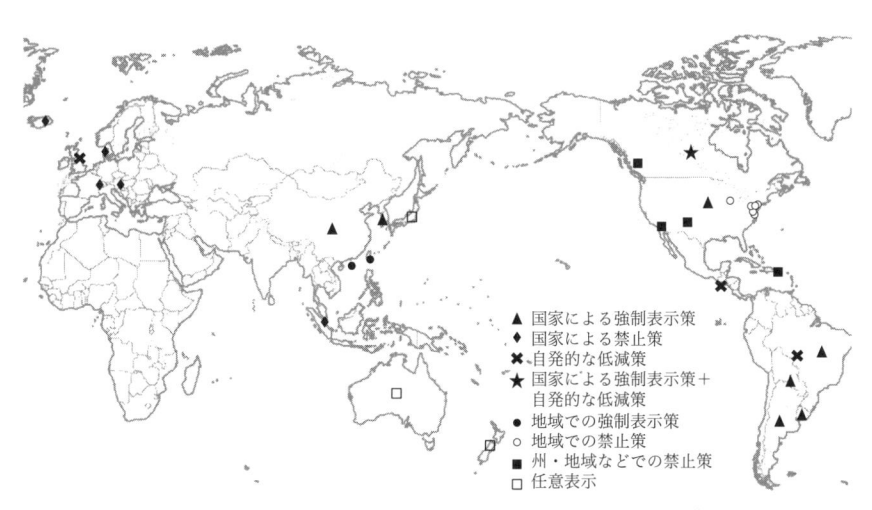

図 4.40 世界におけるトランス脂肪政策（2005〜2012）[177]
香港と台湾では強制表示．米国では Albany, Baltimore, Boston, Cleveland, Montgomery, New Jersey, New York City, Philadelphia および Seattle で地域的禁止策．州・地域などでの禁止策はカナダの British Columbia, 米国の California と Colorado および Puerto Rico で実施．
文献 177 の図にその後の対策状況を追記．

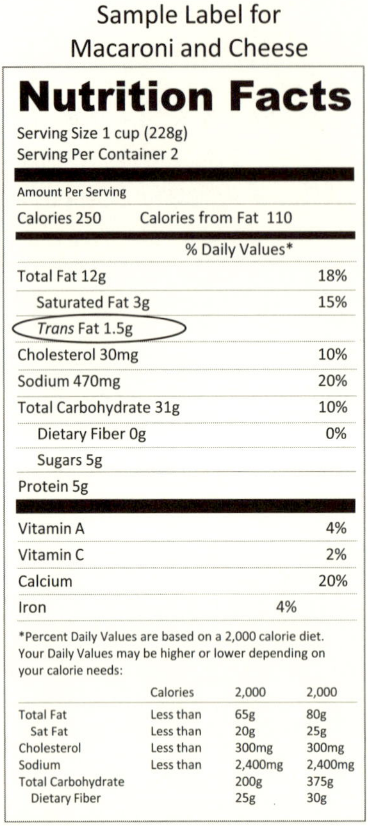

Sample Label for
Macaroni and Cheese

Nutrition Facts

Serving Size 1 cup (228g)
Serving Per Container 2

Amount Per Serving

Calories 250 Calories from Fat 110

	% Daily Values*
Total Fat 12g	18%
Saturated Fat 3g	15%
Trans Fat 1.5g	
Cholesterol 30mg	10%
Sodium 470mg	20%
Total Carbohydrate 31g	10%
Dietary Fiber 0g	0%
Sugars 5g	
Protein 5g	
Vitamin A	4%
Vitamin C	2%
Calcium	20%
Iron	4%

*Percent Daily Values are based on a 2,000 calorie diet. Your Daily Values may be higher or lower depending on your calorie needs:

	Calories	2,000	2,000
Total Fat	Less than	65g	80g
Sat Fat	Less than	20g	25g
Cholesterol	Less than	300mg	300mg
Sodium	Less than	2,400mg	2,400mg
Total Carbohydrate		200g	375g
Dietary Fiber		25g	30g

図 4.41 米国における表示義務化（例）

た米国では早くから表示義務化に取り組み，2006年に1食（サービング）当たりのTFA含量が0.5 g以上の加工食品およびサプリメントでの表示が義務付けられている（Nutrition Facts，図4.41）．この表示法では各栄養素は1日当たりの摂取必要量に対する%値で示すようになっているが，TFAに必要量はないため含有量（g）のみを表示することになっている．1サービング当たり0.5 g未満の場合には，含量表示は「ゼロ」とされている．ほぼ同時期に表示義務化を行ったカナダでは，0.2 g未満を，他の多くの国では0.3 g未満をゼロ表示としている．このような規制値は測定精度を基に決められたものであるが，国による違いの理論的背景は明確ではない．少なくとも確実に対応できるかどうかという各国での実態の違いが絡んでいるようである．いずれにしても，表示義務化策は世界の多くの国で採用されていて，わが国もこの方策に準ずる方向で表示方法が検討されている．試案ではゼロ表示は100 gあるいは1食当たり0.3 g未満とされている（表4.29）．平成25年6月食品表示法が成立し，現在その具体策が検討中であり，TFAだけでなく，SFAおよびCholも同時に表示する方針が取られていたが，最終的にはSFAのみ表示推奨とされ，TFAとCholは任意表示とされている．

表示義務化策では，ゼロ表示食品を何種類か摂ると相当量のTFAを摂取する危険性があり，実際に米国ではそのことが現実となっている．ゼロ表示ができるように，企業では1食量（サービング量）を減らすような対応さえ取られているとも言われている．そのため，この規制策の実効を上げるためには消費者の理解を徹底するための系統立った政府レベルでのキャンペーンが不可欠である．しかし，すべての製品で満足できるゼロTFA油脂を製造するには技術的限界もあり，十分な効果は見られていない一面もある．

表示義務化策では市販されている加工食品やサプリメントを規制対象としており，それ以外の食品については対象外となっている．そのため，外食の機会が多い米国で

表 4.29 トランス脂肪酸の情報開示に関する消費者庁指針（2011 年 2 月）の概要

- 近年の科学的な知見の蓄積に伴い，消費者にとって，脂質に関する情報が食品選択の重要な指標となりつつある．しかしながら，健康増進法に基づき表示の基準が定められている飽和脂肪酸やコレステロールと異なり，トランス脂肪酸については，表示する際のルールが存在しない．
- このため，消費者庁では，「トランス脂肪酸の情報開示に関する指針」を公表し，トランス脂肪酸に関して食品事業者が情報開示を行う際の考え方を明らかにした．

【表示方法】
販売に供する食品の容器包装，ホームページや広告による情報開示を期待．
トランス脂肪酸の含有量の表示をする場合には，栄養表示基準に定める一般表示事項に加え，飽和脂肪酸及びコレステロールの含有量を表示する．
- **名称等**：「トランス脂肪酸」とし，他の栄養素成分と同様に（枠内に）表示．
- **単位**：100 g 若しくは 100 ml 又は 1 食分，1 包装その他の 1 単位当たりの含有量を一定の値により記載し，単位はグラム（g）．
- **誤差**：認められる範囲は，プラス 20％．
  ※ 0 g と表示できるのは，原則としてトランス脂肪酸が含まれていない場合に限られるが，食品 100 g 当たり（清涼飲料水等にあっては 100 ml 当たり）のトランス脂肪酸の含有量が 0.3 g 未満である場合には，0 g と表示しても差し支えない．

2013 年 12 月 4 日　消費者庁食品表示企画課 食品表示基準に規定する「栄養成分」について：脂質は義務，飽和脂肪酸は推奨，トランス脂肪酸とコレステロールは任意の各表示とする新基準案を提示．

はレストランや飲食サービス施設の食物をも対象とすべきであるとの立場から，まずニューヨーク市で 2007 年から含有量規制が施行されている．そして，2008 年には使用する油脂類中の工業型 TFA の量を 1 サービング当たり 0.5 g 未満とする法律が制定されている．その後，かなりの都市や州で同様な規制が実施されてきているが，TFA ゼロ策が賛成を得たところもあれば，提案された規制策が関連企業の反対を受け議会などで拒否された例もあり，全国的な対応には至っていなかった（図 4.40 参照）．

禁止策（ban）はデンマークで 2003 年に施行された規制で，脂肪および油脂中の工業型 TFA 含有量を 2％未満とする方策である（天然型は含めない）．その後，スイス，オーストリア，アイスランドなどでこの規制が採択されている．この方策では，消費者は TFA について何ら考慮することなく食品を選べるので，効果の実効性が高い．しかし，工業型 TFA として 2％未満の油脂を製造することがネックとなる可能性があり，現時点では，実施国は限られている．

表示義務化では TFA 摂取のリスクが十分には回避できないことから，米国では 2013 年 11 月，部分水添油脂を「GRAS」（Generally Recognized As Safe，一般に安全と見なされる）とは認めず，食品添加物と見なし，今後の使用には FDA（食品医薬品局）の認可が必要であると暫定的に決定し，パブリックコメント（意見公募）期間をはさみ，この規制が 2015 年 6 月に決定され，2018 年 6 月から実施される運びとなった．

4.4.9　トランス脂肪酸規制の効果

上記の諸規制策により，2006年以降，加工食品中のTFA含有量は減少し，その摂取量も平均的には着実に低減してきて実効が認められている．例えば米国人についての2012年の報告によると，平均的TFA摂取量は1人1日当たり1.3gと見積もられ，2003年のFDAによるTFAについての表示義務化策定の際に示された値の4.6gより顕著に減少してきている（エネルギー比で2.0%から0.6%へ減少）[178]．カナダでも繰り返し調査が行われ，2009年のデータでは市販食品のほぼ90%で総脂肪酸当たりのTFA量は5%未満となっている．このように表示義務化実施の結果，平均的にはTFAの摂取量は減少してきているが，特別な食習慣を持つ人々がもし特別な銘柄や種類の食品を頻繁に摂取するなら，依然として高いレベルのTFAを摂取する可能性が残されている．

日本人のTFA摂取量は平均的には1%エネルギーをかなり下回っており（表4.30），このことが食品安全委員会での安全宣言の背景となっていて（後述），現時点ではわが国では法的な規制は実施されていない．しかし，近年，食品企業の自主的対応により油脂中のTFA含量は確実に低下してきており，おそらく摂取量もこれに伴って低下してきているものと判断される．ただ，若い年齢層では10%近くが平均的なTFA摂取量をはるかに超え，1日当たり3g程度も摂っていることも指摘されている[179]．

食品中の工業型TFAの低減を目標とした自己規制を含めた政策の効果を評価するために，採択基準に適うこれまでの26編の報告について系統的な解析が行われ，そ

表4.30　日本人のトランス脂肪酸摂取量（平均値）

	摂取量（g/日）	%エネルギー
食品安全委員会調査（2007）		
積み上げ方式	0.7	0.3
生産量からの推計方式	1.3	0.6
農林水産省　食事分析（2008）	0.922〜0.965	0.46〜00.41
国立医薬品食品研究所　食事分析（2008）	0.71（0.3〜1.54）	―
食品安全委員会　食事分析（2008）	0.666	0.31
川端ら　女子大生　食事分析（2008）	1.17	0.57
山田ら　女子大生　食事調査（2009）	1.75*	0.90
山田ら　成人　食事調査（2010）	男性 1.7 女性 1.7	男性 0.7 女性 0.8
川端ら　大学生　食事分析（2010）	関東男性 0.43，女性 0.49 沖縄男性 0.30，女性 0.73	関東男性 0.22，女性 0.29 沖縄男性 0.14，女性 0.35
竹内ら　女子短大生　食事調査（2012）	0.7	0.4
岩崎ら　中高年女性　食事分析（2013）	0.9	0.4

＊ 摂取エネルギー量より求めた値．平均的にはトランス脂肪酸摂取量はエネルギー比で1%を超えないが，比較的若い女性ではこの値を超える者の割合が高い傾向にある．摂取トランス脂肪酸の約80%は部分水素添加植物油由来との報告もある．食品安全委員会「食品に含まれるトランス脂肪酸」（2013）に加筆．

4.4 トランス脂肪酸

表 4.31 トランス脂肪酸規制後の食品中の脂肪組成の変化（2005〜2012 年）[177]

施行政策	研　究	TFA	SFA	MUFA および PUFA	総脂肪
TFA 強制表示策	韓国 2010	↓	↑焼き物	↑レストランの食品	↓
	米国 2010	↓	↑スーパーの食品 ↓レストランの食品	評価せず	↓ SFA + TFA*
	米国 2012	↓	↑焼き物	↑ポテトチップスの PUFA と MUFA	変化なし
強制的 TFA 制限策（禁止令）	米国 2009	↓	↓	評価せず	↓ SFA + TFA*
	米国 2012	↓	↑	評価せず	↓ SFA + TFA*
強制的 TFA 表示策と自発的制限	カナダ 2009	↓	変化せず	↓ MUFA, ↑ PUFA	↓**
	カナダ 2009	↓	↓	↑	変化なし
	カナダ 2009	↓	↑クラッカー，ビスケット，ガーリックスプレッド，ドーナツ	↑	変化なし
自発的 TFA 個人規制	オランダ 2011	↓	↑ポップコーン，ケーキ，ビスケット	変化なし ↓ ビスケット	変化なし
	14 か国	↓	↑ポップコーン，ケーキ，ビスケット	↑	↑**

↓減少，↑増加，TFA：トランス脂肪酸，SFA：飽和脂肪酸，MUFA：一価不飽和脂肪酸，PUFA：多価不飽和脂肪酸．
 * 総脂肪量が報告されていない研究では個々の脂肪酸の含量変化から算出し，変化の有意差検定は行っていない．
 ** MUFA と PUFA を調べなかった研究では SFA と TFA レベルの和を示す．

の結果，すべての介入策において食品中の TFA 含量は低下したことが確認されている．そして，飽和脂肪のレベルは製品のタイプにより増減したが，総脂肪含量は一定に保たれていた．規制として TFA 除去にもっとも効果的な方策は国家あるいは地方での含有量規制策（ban）で，強制表示あるいは自発的制限の成功度は食品の種類によってかなりの幅があった（表 4.31）[177]．なかにはオランダにおけるように，自主的で個人的な規制によっても相当な低減効果の例が見られたが，これは同国が長年にわたる社会問題解決に対する実績があるという特別な国情を反映したものと考えられている．実際にどの程度 TFA フリーの食品があるのかを示したのが表 4.32 である．結局，食品中の TFA 含量低減政策は総脂肪含量を増やすことなく TFA レベルを有意に低下させたので，このような政策は実効があり公衆衛生面での効用も期待できそうである．含量規制を行っているニューヨーク市のファストフーズでは表 4.33 に示すような低減効果が上がっていることが報告されている[180]．

先に記したように，わが国でも加工油脂，したがってそれを用いた食品中の TFA 含量は確実に低減化されてきている．食品安全委員会が示した 2006 年のマーガリンおよびショートニングの TFA 含有量の平均値は 7 および 13 g/100 g 程度であったが，同委員会による 2006 年以降の調査の結果（図 4.42）では，TFA は確実に減少してき

表 4.32 政策介入後トランス脂肪酸（TFA）フリーと分類された食品（2005〜2012 年）[177]

介 入 政 策	食品のカテゴリー	TFAフリーと分類された割合(%)
国の TFA 禁止令 地方の TFA 禁止令	すべて レストランフライ食品 その他のレストラン食品 ファストフーズの全食品	100に近い 95〜99.5 92〜97 59
強制的 TFA 表示＋ 自発的制限	マーガリンとスプレッド パン類 レストラン食品（公共施設のレストランを含む） すべて	0〜62 25〜100 50〜100 76
強制的 TFA 表示	マーガリンとスプレッド レストランフライ食品 スーパーマーケット食品 パン類 風味スナック	67〜79 80 95 42〜77 40〜100
自発的 TFA 自己規制	レストランフライ油	45

TFA：トランス脂肪酸．米国では1サービング当たり0.5 g 未満の食品はTFAフリーと分類されているが，他の国では0.2 g あるいは0.3 g を限度としている．カナダでは加えてTFA＋飽和脂肪酸の量がエネルギー摂取量の15％未満であることが要求されている．

表 4.33 ニューヨーク市のファストフーズチェーンで昼食時に購入した食品中のトランス脂肪および飽和脂肪含量の年次変化[180]

チェーンの種類	平均トランス脂肪含量 (g) 2007年	2009年	変化 (g)	平均飽和脂肪含量 (g) 2007年	2009年	変化 (g)
全レシピ	2.91	0.51	−2.40*	10.87	11.41	0.55*
ハンバーガー	4.49	0.68	−3.81*	11.38	10.99	−0.39
サンドイッチ	0.17	0.25	0.08	8.40	10.35	1.95*
フライドチキン	3.14	0.50	−2.65*	14.12	16.06	1.94*
ピザ	0.40	0.13	−0.28*	11.28	9.58	−1.69
メキシコ料理	3.05	0.41	−2.65*	12.23	11.20	−1.03

＊有意差あり，少なくとも $P < 0.05$．

ている．ところが，SFA が増加している製品もかなりあり，いわゆる「トレードオフ」状態（経済的に両立しえない関係がみられ，一方を追求すると他方が犠牲になること）にある．一方，この報告の2年後以降に行われた専門機関での調査結果では，TFA はさらに減少傾向にあるが（図 4.43），SFA の増加はほとんど見られない（各種マーガリン22点，ファットスプレッド16点中，各1点でのみ僅かに増加）．欧米諸国でも SFA は増加していないとの報告例が多く，業界の対応は年毎によい方向に進

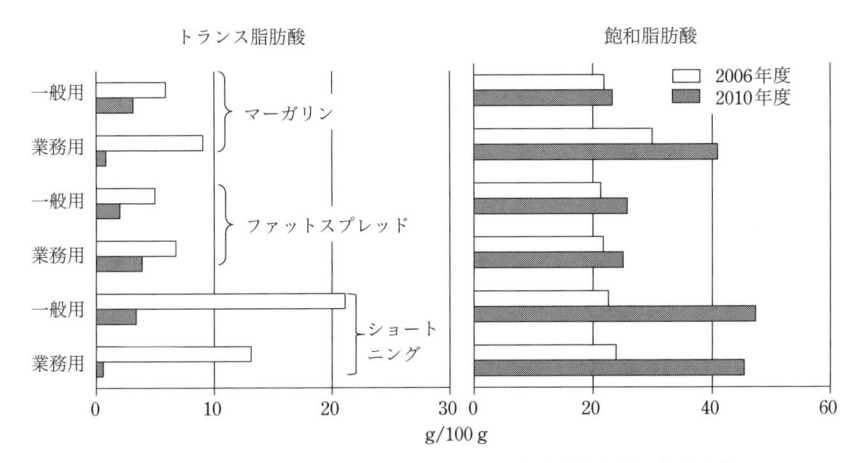

図 4.42 部分水素添加油脂中のトランス脂肪酸含有量の年次変化
食品安全委員会調査 (2011)

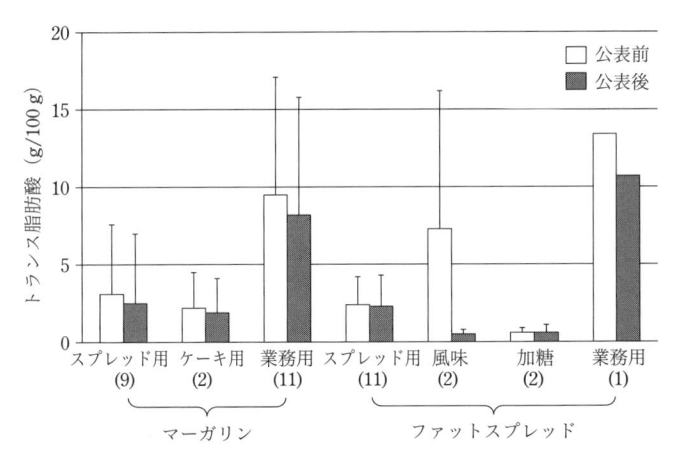

図 4.43 食品安全委員会のトランス脂肪酸の食品健康影響評価 (2012年3月) 前後におけるマーガリン，ファットスプレッドのトランス脂肪酸含有量の変化
平均値±SD (試料数). 公表前：2011年9〜12月，公表後：2012年9月〜12月.
(公財) 日本食品油脂検査協会 (日本油化学会大会 2013)

んでいるようである．ただし，製品間の TFA 含有量には大きな差が認められる（このことは製品が多種多様であり，技術的に対応し難いことなどを反映している）．欧州のマーガリン協会では製品中の TFA 含有量を1%以下（脂肪ベースでは2%以下），バターと植物油からなるブレンド製品では脂肪ベースで5%以下という規制対応策 (IMACE Code of Practice on Trans Fatty Acids) を講じているが，欧州内でもいわゆる発展途上国と見なされる諸国では依然としてかなりの量の TFA を含む製品が散見

されている．

TFA の工業型と天然型のうち，通常問題となるのは摂取量の面から見て工業型 TFA である．欧米諸国では TFA の摂取起源は工業型：天然型＝8：2 程度の割合であるが，工業型 TFA の含有量が低減化されたため，天然型の占める割合が高くなってきている．工業型 TFA の摂取量が少ない日本人の場合，天然型が 40％近くにも及ぶと見積もられる．ともかく，健康な食事の献立では TFA ゼロは難しいことを十分に理解しておく必要があろう．

4.4.10 わが国での現状と対応状況

わが国の食品安全委員会は 2012 年 3 月，TFA の健康影響評価の結果をまとめている（表 4.34）[142]．すなわち，TFA の摂取量についてのデータには制約があるが，日本人の大多数で WHO の勧告（目標）基準であるエネルギー比 1％未満であり，また，健康に影響するレベルを下回っていることから，通常の食生活では健康への影響は小さいと考えられると判断している．日本人の TFA 摂取量についてのデータはかなりあるが，信頼に足る介入試験の成績はほとんどない現状での評価としては，妥当なものであろう．むしろ，脂質が健康上重要な栄養素であることがあらためて強調されたことは評価に値する．なお，このまとめには脚注として，「食品事業者においては，食品中の TFA 含有量は近年減少傾向にあるが，一部製品に高いものがみられることから，引き続き低減に努める必要がある」ことや「リスク管理機関においては，今後

表 4.34 「食品に含まれるトランス脂肪酸」評価書の概要

（評価の経緯）
近年の我が国における食生活の変化，諸外国におけるトランス脂肪酸含有量の規制の実態等を踏まえ，食品安全委員会として自ら食品健康評価を行った．

諸外国における研究結果
トランス脂肪酸の過剰摂取は，
○冠動脈疾患（心筋梗塞，狭心症等）を増加させる可能性が高い．
○肥満，アレルギー性疾患（ぜんそく，アレルギー性鼻炎等）について，関連が認められた．
○妊産婦・胎児への影響（胎児の体重減少，流産等）について，報告されている．

ただし，これらは平均的な日本人よりトランス脂肪酸の摂取量が多いケースの研究

日本人のトランス脂肪酸の摂取実態と健康影響
○日本人の大多数は WHO の目標※を下回っている．通常の食生活では，健康への影響は小さい．
　※WHO の目標：トランス脂肪酸摂取を総エネルギー摂取量の 1％未満とする．なお，WHO の原文では「recommendation」，評価書（案）では「勧告（目標）基準」と記載．
○ただし，脂質に偏った食事をしている人は，留意する必要あり．
○脂質は重要な栄養素．バランスのよい食事を心がけることが必要．

食品安全委員会（2012 年 3 月）

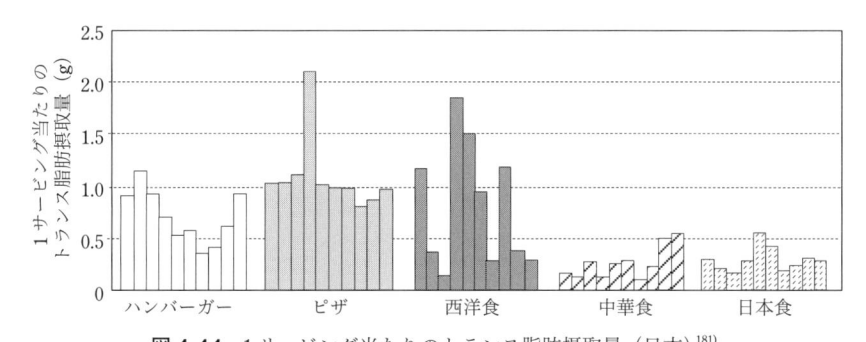

図 4.44 1サービング当たりのトランス脂肪摂取量（日本）[181]
ハンバーガー，ピザおよび西洋食では，1サービング当たりの量が0.5 g（米国での表示値）を超えていた．もしこのような食べ物を毎日1食だけでも摂取すると，食事の分析結果から求めた値を容易に超えるであろう．

とも日本人の摂取量について注視し，知見の収集や適切な情報提供が必要」と併記されている．

　一方，規制に関しては消費者庁が表示法について検討しており，2011年2月には「食品事業者によるTFAを含む脂質に関する自主的情報開示に際してのルールとなる指針」（表4.29参照）が出されたが，新しい食品表示法（2013年6月）の公布に伴う検討の過程で提示された2013年12月の「食品表示基準に規定する栄養成分について」においては，先に記したように脂質は義務，SFAは任意の推奨，TFAとCholは任意の「その他」の表示とする新基準案が提示されている．つまるところ企業の自主性まかせの対応ともとられ，このような状況では食品中のTFA含量を低減しても，どの程度効果が期待できるのか心細く，今後の進展を見守るしかない．

　日本人のTFA摂取量を調査した2010年頃までの結果は既に示したが（表4.30参照），どのような食事を摂るかによってTFAの摂取量はかなり異なるようである．図4.44からも解るように，日本食や中華食ではTFAの摂取量は低く保たれ，この点からも和食の健康的有用性が読み取れる（なお，この報告ではTFAの平均摂取量は0.5 g/日と見積もられている）[181]．ファストフーズを摂るとTFA摂取量の増加は避けられないようであり，とくにほとんどのハンバーガー，ピザそして半数程度の西洋食では1サービング当たりの量が0.5 g（米国での表示義務化値）を超えており，もしこのような食べ物を毎日1食摂取しただけでも，表4.30に示した食事調査の結果から求めた摂取量を容易に超える可能性もある．このように，TFAの食品中の含有量や摂取量に関しては留意すべき点が多々あるが，現時点ではファストフーズのTFA含量はかなり低減化されている．

　日本人のTFA摂取量に関連し，CHDおよびメタボリックシンドローム患者では血清TFAの濃度はBMI，腹囲，LDL-CholおよびTGと有意な正相関を，年齢およ

び HDL-Chol と有意な逆相関を示し，とくに若い患者（21～58歳）で高齢者（59～91歳）より血清濃度が高いことが観察されていて，若い世代ではとくに食事由来の TFA は重大な健康問題であると述べられている[158]．

4.4.11 トランス脂肪酸問題の今後
1) トランス脂肪酸の定義問題と今後の研究

現在，CLA を除外した CODEX の TFA 定義が一般に適用されている．しかし，定義問題は世界的に見てもかなり輻輳した状況にあり，国によって設定条件にかなりの幅がある（表4.35）[182]．TFA の定義からの CLA の除外は，その体重調節機能や癌予防などの健康効果に基づくと見なされるが，CLA サプリメントについての無作為化介入試験では必ずしも一定の効果は確認されていない（米国の Academy of Nutrition and Dietetics の最新の報告では，健常者における体組成および体重低下に及ぼす CLA サプリメントの効果の確実性はグレード II の Fair となっている[183]）．加えて，潜在性の炎症や酸化ストレス（とくに高投与時）などの非健康効果も指摘され，図 4.39 に示したように CLA もまた血液 Chol 像に悪影響を及ぼす可能性があることから，TFA の定義からの CLA の除外に対しては反論を生んでいる．

そこで，CLA と反芻動物由来の TFA の健康への影響について総括し，現在の CODEX の定義の適否について多方面から検討されている．Wang と Proctor[144]は，反芻動物由来の CLA と市販されている CLA サプリメントでは異性体の組成，分布や

表4.35 トランス脂肪酸の定義状況[182]

	明細なし	不飽和脂肪酸	トランス二重結合	非共役二重結合	メチレン基介在	植物油の加工・水添時に生成
PAHO/WHO		✓	✓	✓		
CODEX		✓	✓			
Mercosur		✓	✓			
中央アメリカ		✓	✓	✓	✓	
コロンビア		✓	✓			
チリ		✓	✓			
エクアドル		✓	✓			✓
ジャマイカ		✓	✓			
メキシコ		✓	✓	✓		
ペルー		✓	✓	✓	✓	
プエルトリコ	✓					
カナダ		✓	✓	✓		
デンマーク		✓	✓	✓	✓	
USA		✓	✓			
日本		✓	✓			

PAHO：Pan American Health Organization，Mercosur：南米南部共同市場．

摂取量だけでなく生物活性にも違いがあることから，サプリメントとしてのCLAの健康問題に関しては，CODEXの定義におけるように，すべてのCLAを除外すべきであると結論している．そして，工業型と天然型のTFAでの生物活性には違いがある可能性が指摘されているので，ガイドラインや政策ではすべてのTFAではなく，加工食品中の工業型TFAの排除に焦点を当てるべきであると主張している．しかし，工業型と天然型のTFAでの生物活性の違いについては科学的証明がなされているわけではなく，実際に天然型でも多量摂取した場合には障害が認められている（表4.28，図4.39参照）．

CLAはサプリメントとして販売されているので，その摂取量は相当なレベルになると見込まれるが，TFAと同様にリポタンパク質のレベルに対し好ましくない影響を及ぼす可能性があり（ただし糖尿病のマーカーへの影響は明らかでない），オーストラリアとニュージーランド両国政府の食品規定機関（FSANZ）はCLA補足食品の販売を禁止し，CLAはTFAとして対処すべきであると提案している．

TFAに関してはこれまでに多くの研究実績があり，今後TFAと循環器系の健全性との関係についてはたして更なる研究が必要かどうかという点でも問題が投げかけられている[171]．そして，観察研究において認められた心臓の健全性に及ぼす工業型TFAの影響は，リポタンパク質濃度の変化から推測されるよりも大きい点や，天然型TFAがCVDに及ぼす影響については今後の研究が必要であると指摘されている．

食品からの工業型TFAの排除はCVDのリスクを低下させる．加工油脂製造法の改良に加え，国家による強制表示義務化は，工業型TFAの摂取量を劇的に低下させている．フライ食品やパン用ショートニングから工業型TFAを徹底して排除するなら，摂取量は更に減少できる．天然型TFAの平均的摂取量は約0.5%エネルギーに過ぎない．動物性TFAのCVDリスクへの影響はなおはっきりしないが，たとえ悪影響が低いものであるにしても，それらを牛乳や肉から取り除くのは技術的に容易なことではない．しかし，長期にわたって低脂肪の酪農製品を選ぶようにとの公衆衛生的指導に従うなら，結果的に天然型TFAの摂取もまた減ってくるであろう．

食品中での天然型TFAの割合は低く，もしSFAの摂取低減指導に従うなら，その摂取量はさらに少なくなろう．それゆえ，天然型TFAもまた緊急な研究対象とはならない．それでもなお，天然型TFAだけでなくSFAの影響に関するわれわれの知識にはギャップがある．

2）低減化の課題

低減化は理屈の上ではTFAを除けばよい訳で簡単と思われるが，長年なじんできた部分水添油脂を含む製品の食味や物性を変えることなくTFAを低減することは，技術的には容易ではない．とくに風味や食味の問題は相当に厄介である（図

第4章 脂質の生理機能

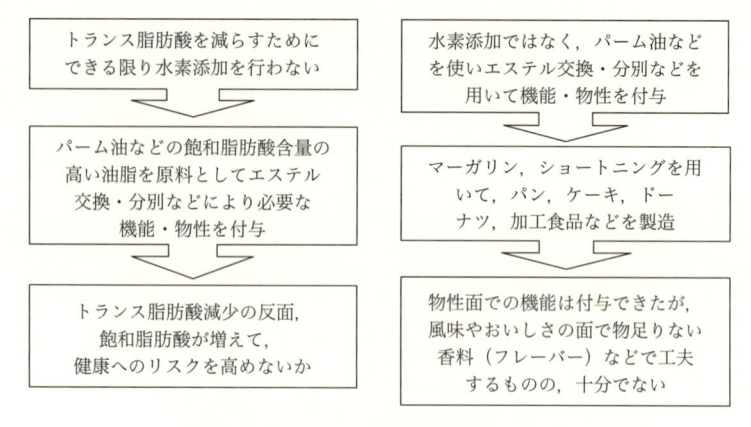

```
┌─────────────────────┐      ┌─────────────────────┐
│ トランス脂肪酸を減らす      │      │ 水素添加ではなく,パーム油など   │
│ ためにできる限り水素添加を   │      │ を使いエステル交換・分別などを   │
│ 行わない              │      │ 用いて機能・物性を付与       │
└─────────┬───────────┘      └──────────┬──────────┘
          ↓                              ↓
┌─────────────────────┐      ┌─────────────────────┐
│ パーム油などの飽和脂肪酸    │      │ マーガリン,ショートニングを   │
│ 含量の高い油脂を原料として   │      │ 用いて,パン,ケーキ,ドー     │
│ エステル交換・分別などに    │      │ ナツ,加工食品などを製造      │
│ より必要な機能・物性を付与   │      │                     │
└─────────┬───────────┘      └──────────┬──────────┘
          ↓                              ↓
┌─────────────────────┐      ┌─────────────────────┐
│ トランス脂肪酸減少の反面,   │      │ 物性面での機能は付与できたが,  │
│ 飽和脂肪酸が増えて,       │      │ 風味やおいしさの面で物足りない  │
│ 健康へのリスクを高めないか   │      │ 香料(フレーバー)などで工夫    │
│                     │      │ するものの,十分でない       │
└─────────────────────┘      └─────────────────────┘
```

図4.45 トランス脂肪酸低減対策の問題点
文献184を一部修飾.

表4.36 工業的水素添加,主な生物医学的観点および代替策 [185]

脂肪の処理法	トランス脂肪酸の生成レベル	生物医学的状況
水素添加	高い	LDL-Cの増加・HDL-Cの低下 炎症反応,CVDリスク
再構築	低い (高SFAレベルのリスク)	LDL-Cの増加・HDL-Cの低下 高いCVDリスク
化学的エステル交換	低い	血液脂質像に有意な変化なし
酵素的エステル交換	低い	CVDに対するリスク:血液脂質像に有意な変化なし
遺伝子的脂肪酸修飾	低い	CVDに対するリスク:不明

LDL-C:LDL-コレステロール,CVD:循環器疾患,SFA:飽和脂肪酸.

4.45) [184].

低減策としては部分水添法の改善,エステル交換,ブレンディング,乳化法の開発(多種多様なオレオゲル(油性ゲル)の利用による無TFAないしは低TFA製品の製造),そして育種あるいは遺伝子組換えによる新しい油糧作物の作出などいろいろな対応策が講じられているが,市販製品の種類はきわめて多種多様であり,かつ経済性(価格の問題)も絡んでおり,現時点ではすべてを満足するまでには至っていないようである.表4.36にまとめているように,いずれの対応策にも一長一短がある [185]. とくに物性面では飽和脂肪に頼らざるを得ない場合もあり,最終的には消費者の判断が決め手になるようにも思われる.つまり「おいしさ」か「健康」かの二者択一的要素を含んでいる.パーム油は代表的な代替え油であるが,Chol濃度への影響は無視できるにもかかわらず,SFAを多く含むがゆえに利用がためらわれる例も散見される.実際には,SFAの方が問題視されている場合が多い.

水素添加法に関しては触媒の選択や処理温度,水素圧などにより,TFAの生成を

4.4 トランス脂肪酸

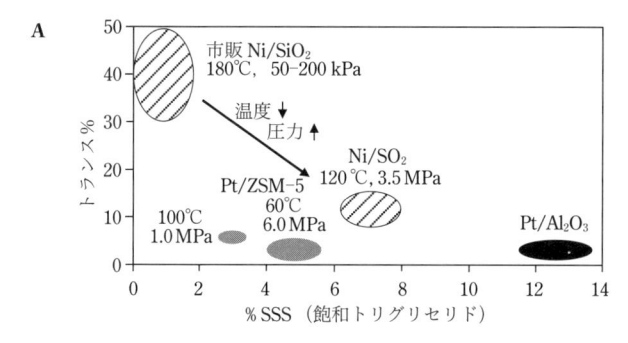

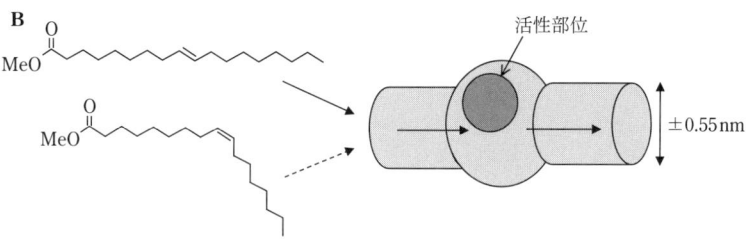

図 4.46 水素添加大豆油（ヨウ素価 65）の飽和トリグリセリドに対するトランス脂肪酸の生成量（A）とシス型脂肪酸存在下での Pt/ZSM-5 ゼオライト触媒を用いた選択的水素添加によるトランス脂肪酸の除去（B）[185]

抑えることができるし，一旦生成した TFA を除去する技術も開発されている（図 4.46）[185]．しかし，FDA による部分水添油脂の使用禁止策が採択され，折角のこれまでの努力が水泡に帰する可能性もあり，全ての点を満足する解決策が待たれる．酵素を用いるエステル交換法はかなり広く適用されていて，多様な製品を得ることができるようになっており[186]，種々の乳化剤（オレオゲル）を用いる方法と共に汎用されているようである．

3）分析方法

　TFA 問題を論ずるに当たり基本的に最も重要なことはその分析方法である（この問題については既に幾らか説明してきた）．TFA 低減化が進む中で，低レベルの TFA を正確に測定することが求められる[147, 148, 187]．現時点では水素炎イオン化検出器（FID）を用いる AOAC International と AOCS のガスクロマトグラフィー法が準用されているが，世界的に見て AOAC 法を採択している例が多いようである．わが国では基準油脂分析試験法もある．フーリエ変換赤外分光法は簡便な分析法であるが，精度が低い（定量下限は 1% 程度）[188]．いずれにしても世界共通の方法を適用しないと不都合を生じよう．

4) トランス脂肪酸と飽和脂肪酸の低減効果

米国での最近の調査[189]によると，市販食品中のTFA含有量はかなり低下し（スーパーマーケットの270品目のうち66%），平均的なTFA摂取量は1人1日当たり1.3gと見積もられ，2003年FDAによるトランス脂肪についての表示義務化策定の際の引用値4.6 g/人/日より顕著に減少（エネルギー比で2.0%から0.6%へ減少）してきている[190]．表示義務化実施の効果と見なされるが，特別な食品に固執すれば高いレベルのTFAを摂取することになろうとも指摘されている．しかし，日本人と比較できるレベルまでTFAの摂取量が低減したにもかかわらず，FDAは実生活の面で依然として危険な脂肪酸として問題視している．一方，含量規制を行っているニューヨーク市でも，メニュー中のTFA含有量は平均して2.4 g減少し，SFAの増加は僅かに留まっている（0.55 g）．しかも，トランス脂肪ゼロ表示食品の購入割合は，32%から59%に増加してきており，規制の成果が着実に現れてきている[180]．しかし，工業型トランス脂肪の市民への暴露を避けるためには，国としての規制が必要であると述べられている．2015年6月に出された部分水添油脂排除決定策もこのような事情を反映するものであろう．なお，TFA摂取量の目安ともなる赤血球中のTFAレベルも1999年と2006年の比較では平均して23%低下してきている[191]．TFAの摂取量を正確に評価するのはかなり面倒なことであり，血液，赤血球あるいは脂肪組織などのTFA含有量から推定される場合もあるが，最近，「ほお」の内皮細胞のTFA含有量が摂取量判断のよい試料となることが報告され，単に摂取量だけでなく，Chol代謝系の変動への影響をも検討できる可能性がある[192]．

英国では，近年トランス脂肪と飽和脂肪の摂取量がエネルギー比でそれぞれ0.5%および1%低減し，食塩の摂取量も1日当たり1 g減少してきており，この傾向が

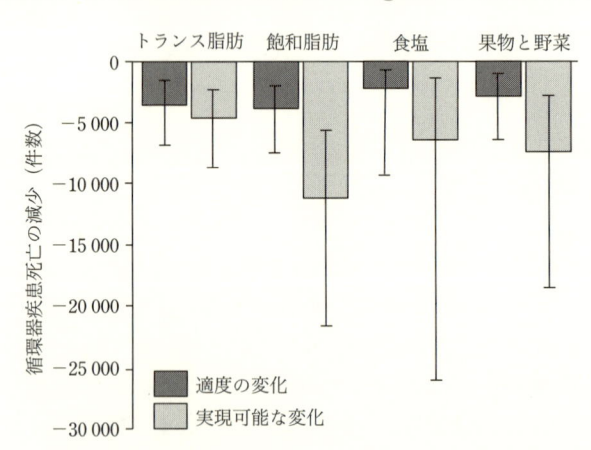

図4.47 適度および実現可能な食事改善に伴う循環器疾患による年間死亡数の減少見積もり（英国）[42]

2015年まで継続すると推察した「軽度の改善」でCVDによる死亡数が年間12,500件減り，さらに工業型トランス脂肪の排除（ゼロにする）および1日当たりの飽和脂肪と食塩の摂取低減（それぞれ3エネルギー％と3g）に加えて，果物と野菜の摂取増加を促す厳しいが実践可能な規制を行えば，年間の総死亡数を30,000件少なくでき，予防可能なCVDによる死亡数を12,500件低減できると見込まれている（図4.47）[42]．この推定の結果は，ジャンクフード嗜好者への食事規制が公衆衛生上有効な施策であることを示している．このように英国ではSFAの摂取低減による死亡数の減少効果がもっとも大きく期待され，TFAよりずっと注意が必要であると見なされている．しかし，強度の低下策で見込まれているエネルギー比9.8％のSFA摂取量は，日本人の平均的摂取量6％程度と比べまだかなり高く，逆にわが国でSFAの摂取低減が本当に必要なのかどうか判断に迷うところでもある．

4.4.12 まとめ

最後に，わが国におけるTFA事情についてまとめる．これまで述べて来たようにTFAのCVDに及ぼす影響は摂取量に依存し，かつ同時に摂取する不飽和脂肪酸，とくにリノール酸の量を考慮して判断しなければならない．日本人のTFA摂取量は少なく，平均的にはリスクを考慮する必要がないレベルであり，リノール酸の相対的摂取量も相当高い．このような環境下で，わが国でも対応策が必要かどうかが検討されてきた．その結果，通常の食生活では安全性に問題はないとの結論が出された．しかし，情報を正確に理解していない多くの消費者は，TFAはきわめて危険な脂肪酸であるとの偏見を抱いているようである．あくまでも日本人での信頼に足る介入試験が行われない限り科学的判断は困難ではあるが，以下のような問題点が指摘できよう[193]．

(a) 平均的には摂取量に問題がないのに，なぜ規制が必要か．全員救済せねばならぬという論拠で，費用対効果が無視されていないか．(b) 表示策ではTFAと同時にSFA，Cholをも表示する筋書きであったが，TFAとCholは任意表示でも「その他」となっている．このような対応で十分なのか（もっとも，食育の効果に限界が見られる中で，任意表示で効果が期待できるのか）．(c) 表示に関しては消費者の注意を引きにくい上に，現時点ですでにスペースは限られている．市販商品の表側の製造者の宣伝文句（Front-of-Packing）の威力が，裏側の含量表示の効果を見過ごさせている現実への対策が明確でない．(d) 消費者の食品選択の第一基準は「健康」よりも「価格」の場合が多く，表示の意義が薄い．(e) 食物の選択に国家規制をかけることになり，自由な食物選択が制限されQOLが遠ざかることはないか．など，多くの問題を解決しなければならない．繰り返し述べるように，表示策では徹底した消費者教育が不可欠であるが，その具体策は見えていない．本当に規制が必要なら，含量

規制（ban）を行うべきであろう．さらに，ゼロ表示は必要なのか，そして0.3g未満をゼロとすることは妥当なのか（FDAの0.5gは分析の信頼限界に基づくものである[194]）．英国ではTFA摂取量が低減してきているにもかかわらず，TFA禁止策を取れば2015年から2020年の5年間でCHDによる死亡数が7,200人減少し，ラベルの改善やレストランでの禁止策でもそれぞれ1,800人および3,500人低減できるとの報告もある[195]．

食品安全委員会の安全性に関する結論で，わが国でもTFA問題に終点が見えてきたように思われるが，医学界ではタバコと同じく完全排除論が唱えられている．現時点では日本人におけるTFAの健康リスクについての科学的証拠はなく，長期間の摂取低減の効果も明らかでない．一方では，消費者団体の過度な「清潔感？」が，TFAとの決別をより厳しいものにすることはないだろうか，国の施策に業界は納得できるであろうか，低減策で「トレードオフ」を完全に避けられるであろうか，関連企業だけに責任を取らせてよいのであろうかなど，解決すべき問題点はまだ多いように思われる．油脂の摂取量に配慮し，おいしさと深い係わりを持つTFAを含む部分水添油脂を適切に使った食生活を楽しむのは許されないのであろうか[193,196]．

いずれにしても，米国での部分水添油脂使用規制（2018年6月から実施）がTFA問題の解決に一つの終止符を打ったと理解でき，欧州でも同様な規制を求める動きもある．2015年5月，内閣府消費者委員会食品ワーキング・グループの「トランス脂肪酸に関するまとめ」では，今後の課題として，「食生活の変化によりトランス酸含有量の多い食品の摂取が増えれば，将来，日本人のトランス酸摂取量が1%を超えて増加し，健康に影響を及ぼす恐れがあるため，今後の摂取量を注視していく必要がある」とし，そのような事態になれば「所管省庁において，食品中のトランス酸含有量について上限値を設ける規制措置やトランス酸含有量の表示の義務付けを検討する必要がある」とまとめられている．準備万端と取るべきかも知れないが，その場しのぎの対応のようでもある．

TFA問題には非科学的な要素もあったが，脂質栄養の面でのわが国の研究実績の欠如を如実にさらけ出した．しかし，食と健康を考える上でいかに正しい現状理解が不可欠かを学ぶよい機会でもあったことは確かである．

4.5　中鎖脂肪酸（medium-chain fatty acid）

4.5.1　中鎖脂肪酸と中鎖脂肪（medium-chain triglyceride, MCT）

炭素鎖数8〜12の脂肪酸を中鎖脂肪酸（MCFA）と呼ぶ（炭素数12の脂肪酸を含めない場合もあり，厳密な区切りではない）．食用油脂中での存在は限られていて，主たる供給源はやし油やパーム核油のみであるが，ラウリン酸（12:0）を除外すると

4.5 中鎖脂肪酸

表 4.37 中鎖脂肪酸を含む油脂

	4:0	6:0	8:0	10:0	12:0	14:0	16:0	16:1	18:0	18:1	18:2	18:3
やし油		0.6	8.3	6.1	46.8	17.3	9.3		2.9	7.1	1.7	
パーム核油		0.2	4.1	3.6	48.0	15.4	8.2		2.4	15.3	2.6	
バター	2.7	2.3	1.4	2.9	3.6	11.9	32.8	1.7	10.0	21.8	2.1	0.5
牛乳	3.6	2.3	1.4	3.2	3.5	10.9	30.6	1.2	15.3	21.3	3.4	0.5
人乳			0.1	1.1	4.8	8.2	21.2	2.3	5.4	40.9	14.1	1.4
クフェア油			48.1	40.3	0.4	0.4	2.6		0.4	3.0	4.1	
クフェア油			1.8	92.6	0.2	0.3	1.2		0.2	1.5	2.2	0.1

五訂増補食品成分表. クフェア (Cuphea) はミソハギ科に属する温帯産植物. 種子は 29〜35%程度の油脂を含むが, MCFA含有量は種によりかなり差がある. ここではMCFAが多い種を例示 (三枝貴代他, 日本食品科学工学会誌, **48**:210-213 (2001) 参照)

量的には多くない (表 4.37). 母乳や牛乳に少量ながら含まれ, 新生児の体温維持, 生体防御などの生理的役割が指摘されている. クフェア油には例外的にかなりの量の 8:0, 10:0 が含まれている.

MCFA は僅かながら水溶性であり (炭素数が短いほど水溶性が高いが, 6:0, 8:0, 10:0, 12:0, 14:0, 16:0 および 18:0 の各脂肪酸の 30℃の水 100 g 当たりの溶解度は 1.019, 0.079, 0.018, 0.0063, 0.0024, 0.00083 および 0.00034 g. 日本油化学会編『油脂・脂質・界面活性剤データブック』, 丸善 (2012)), 消化吸収機構は長鎖脂肪酸 (LCFA) からなる通常の油脂の場合とは大きく異なる. MCT はすべて遊離の MCFA として吸収され, 門脈経路で肝臓に運ばれエネルギー源となる. この吸収特性を生かして未熟児, 消化器系障害時あるいは術後の非経口的栄養供給に際して有用なエネルギー源として利用されている. 最近では, MCT を摂取した際に生成するケトン体の脳のエネルギー源としての働きが注目されている. MCFA と LCFA からなるトリグリセリド (MLCT) でも, MCFA の吸収は基本的には MCT と同様であるが, 一部はリンパ系へ運ばれる (後述).

4.5.2 中鎖脂肪酸の消化吸収

図 4.48 に MCT の消化吸収経路の概要を模式的に示した. 摂取した MCT は胃内の酸性条件下で加水分解を受け (遊離した MCFA の一部は胃から吸収される), 最終的にはすべての MCFA が遊離化され門脈経路で吸収される. 膵リパーゼは必要ではなく, かつ LCFA の場合のように胆汁酸ミセルへ溶解する必要もなく, したがって胆汁酸も要求されない. 吸収後, 長鎖脂肪 (LCT) の場合のように小腸細胞内で再合成されリンパ系を介してまず末梢組織へ運ばれることもなく, 門脈を介して肝臓に直接運ばれるので容易に β 酸化を受け, よいエネルギー源となる. ただし, 多量摂取するとケトン体が蓄積する.

最近, 中・長鎖脂肪 (中・長鎖トリグリセリド, MLCT) が特定保健用食品 (トク

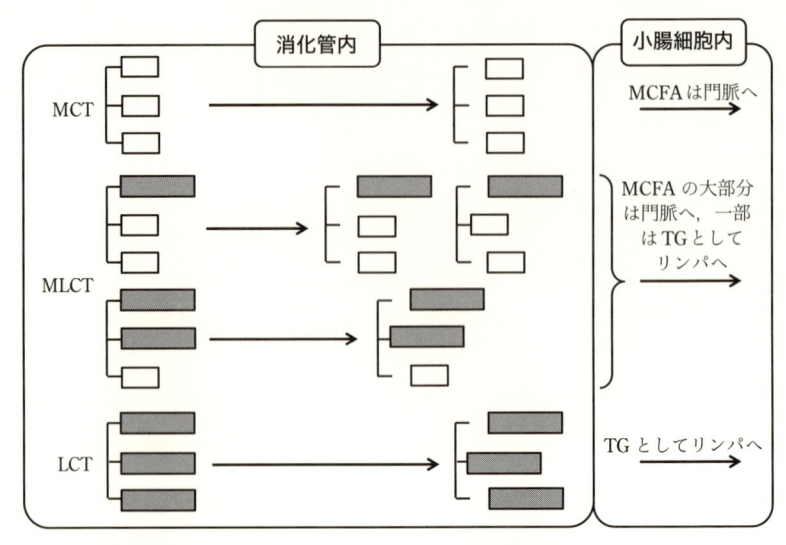

図 4.48 中鎖脂肪，中・長鎖脂肪および長鎖脂肪の消化吸収機構
　□ 中鎖脂肪酸（MCFA），■ 長鎖脂肪酸（LCFA）．MCFA および LCFA からなるトリグリセリド（MLCT）中の MCFA がリンパ経由で吸収される割合は僅かだが，MCFA の結合位置により異なり，2 位に結合した MCFA はトリグリセリド（TG）分子中に LCFA が共存すると膵リパーゼの作用を受けにくくなる可能性が想定される（図 4.50 および図 4.51 参照）．

ホ）として認可され，体脂肪を付けにくい油として市販されている．エステル交換法で製造されるので，MCFA はグリセロールのどの位置にも均等に分布することになるが，MCFA の割合が低い（総脂肪酸の 10〜11％程度）ので図 4.49 に示したようなトリグリセリド（TG）組成となっている．先の図 4.48 では結合位置を異にする 2 種の MLCT の消化吸収経路を例示しているが，TG 分子内に LCFA が共存すると門脈系だけでなくリンパ系へもいくらかは運ばれる．

　18:2 と 8:0 あるいは 10:0 を含む種々の TG をラットの胃内に投与し，胸管リンパ中に出てくる脂肪の脂肪酸組成を測定してみると，2 位に結合した MCFA は 1,3 位に結合したものよりリンパ系へ吸収される割合が高いようであり，8:0 ではその差は有意であった（図 4.50）[197]．このような差異が生ずるメカニズムは説明し難いが，LCFA が共存すると MCFA，とくに 2 位に結合した MCFA の遊離化が影響を受け，一部は LCFA と共に TG に合成されリンパ系へ運ばれると考えられる．この場合，8:0 は 10:0 よりもリンパ系へ運ばれる割合が低い．しかし，18:2 の吸収率と比較すると MCFA はグリセロールのどの位置に結合していてもリンパ系へ運ばれる割合は明らかに少なく，ほとんどは門脈系で吸収される．なお，18:2 についても 2 位にエステル化されたものは吸収率が高く，脂肪吸収に障害があるような場合には，このような構造は有用と考えられる．実際に 8:0/18:2/8:0 型 TG では，1,3 位の MCFA が速やか

4.5 中鎖脂肪酸

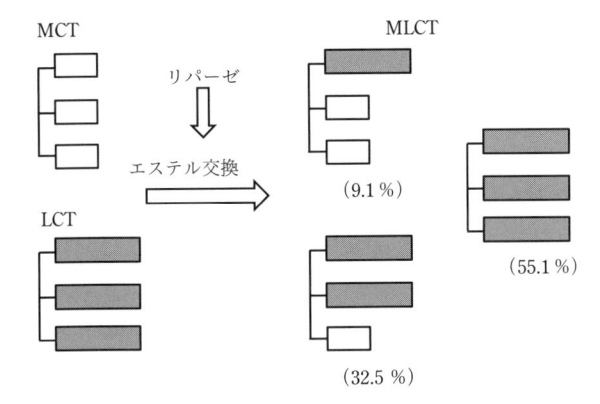

図4.49 エステル交換法による中・長鎖トリグリセリドの製造（特定保健用食品の例）

MCT：中鎖脂肪，LCT：長鎖脂肪，MLCT：中・長鎖脂肪．特定保健用食品として認可された MLCT では，総脂肪酸中での MCFA の割合は 10〜11%程度である．（ ）内は含量比を示すが，MCT の割合は 1%前後である．なお，63.3，28.9 および 6.4%の構成比例もある．

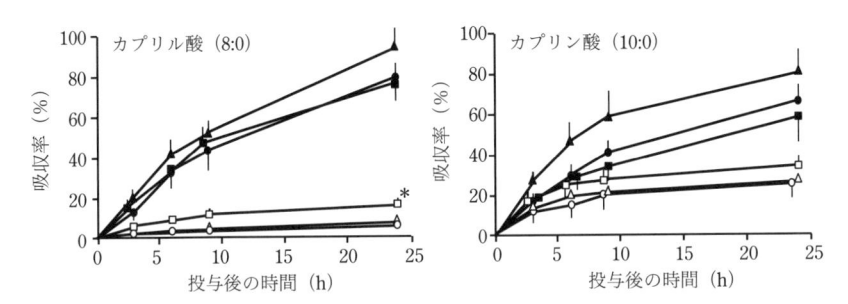

図4.50 胃内に投与した 18:2 および 8:0 あるいは 10:0 からなる種々の脂肪の胸管リンパ管への吸収（ラット）[197]

(左) リノール酸の吸収：▲ 8:0/18:2/8:0，● 18:2/18:2/18:2，■ 18:2/8:0/18:2．
カプリル酸の吸収：△ 8:0/18:2/8:0，○ 8:0/8:0/8:0，□ 18:2/8:0/18:2．
5〜6 匹の平均値± SE．＊カプリル酸の吸収は 18:2/8:0/18:2 型で有意に高い．

(右) リノール酸の吸収：▲ 10:0/18:2/10:0，● 18:2/18:2/18:2，■ 18:2/10:0/18:2．
カプリン酸の吸収：△ 10:0/18:2/10:0，○ 10:0/10:0/10:0，□ 18:2/10:0/18:2．
5〜6 匹の平均値± SE．カプリン酸の吸収は 18:2/10:0/18:2 型で高い傾向にある．

に遊離され，18:2 の吸収率は 18:1/18:2/18:1 型 TG より高いことがラットで観察されている[198]．さらに図 4.51 に示すように，1,3 位に結合した MCFA のリンパへの吸収率は MCT の場合と同等であり，かつ MCT の倍量の LCT が共存しても吸収率に影響は認められなかった．いずれにしても，この実験系では MCT として摂取した MCFA は共存する（場合によっては内因性）LCFA と共にエステル化され，一部はリンパ系を介し吸収されるようである．このような結果から，MLCT の場合にも MCFA の大

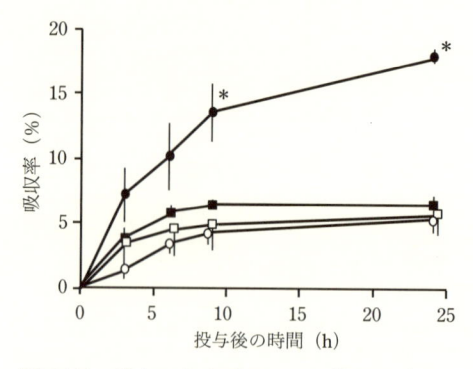

図4.51 種々のトリグリセリド態のカプリル酸（8:0）の胸管リンパ管への吸収（ラット）[197]

● 18:2/8:0/18:2，■ 8:0/18:2/8:0，□ 8:0/8:0/8:0 と 18:2/18:2/18:2 の 1:2 混合物，○ 8:0/8:0/8:0 と 18:2/18:2/18:2 の 2:1 混合物．
5〜6匹の平均値± SE．＊他の3群に比べ有意差あり，$P<0.05$．

部分は門脈系で吸収され，ごく一部がリンパ系に入ると考えられる．なお，コレステロール（Chol）のリンパ吸収は TG の構造にはほとんど影響を受けず，検討したいずれの TG 混合物でも差は認められていない．

　1,3 位に 8:0，10:0 あるいは 12:0，2 位に 18:2 が結合した TG をラットに投与し，リンパ中への吸収を TG 構造のレベルで調べた別の実験では，8:0/18:2/8:0，10:0/18:2/10:0 および 12:0/18:2/12:0 のリンパ回収率はそれぞれ 0.6，12 および 5% であった．MLCT 中の MCFA は門脈への吸収に加え，通常の LCT の場合と同様にリンパ系へも吸収され，その程度は 8:0 と 10:0 では鎖長が長いほど高いことが認められている[199]．ただし，12:0 ではむしろ 10:0 より低い理由は不明である．投与した構造がリンパ脂肪中に保持される割合は MCFA の鎖長が長いほど大きいが，その程度はあまり高くない（8:0，10:0 および 12:0 でそれぞれ 13.9，22.6 および 35.0%）．表 4.38 のデータから，1,3 位に MCFA が結合している MLM 型の構造脂質でも，一部の MCFA は LCFA と共に TG に再合成されリンパ系へと運ばれることが読み取れる．そして，TG の再合成に際して投与した外因性の TG 由来の脂肪酸だけでなく，内因性の脂肪酸も加わるかなり複雑な脂肪酸の組換えが行われている．なお，3 種の MLM 型 TG の吸収ピーク値は 8:0 で摂取 1 時間後，10:0 と 12:0 では 2 時間後であったが，MCFA を含むいずれの TG も LLL 型 TG よりも 2.5 倍ほど速やかに吸収され，8:0 は 10:0 より門脈系に運ばれる割合が高い．

　最近では，より機能性を高めるため MCFA と n-3 系多価不飽和脂肪酸（PUFA）と

表 4.38　投与2時間後のリンパ中の各種トリグリセリドの組成（％）[199]

トリグリセリド	投与したトリグリセリド			サフラワー油
	8:0/18:2/8:0	10:0/18:2/10:0	12:0/18:2/12:0	
8:0/18:2/8:0	**13.9**	1.3	1.1	
10:0/18:2/10:0	0.8	**22.6**		
TG 12:0			8.8	
8:0/18:2/18:1	6.8	19.5	0.2	
12:0/18:2/12:0			35.0	
TG 18:2	23.4	14.3		28.4
18:1/18:2/18:2	15.9	3.1	2.7	19.4
18:1/18:2/20:4	1.4	2.3	5.7	1.7
16:0/18:2/18:2	8.1	4.8	4.1	16.6
18:2/18:2/16:0	6.1			11.4

いずれかの TG 分子種が5％以上含まれているもののみ記載.

を組み合わせた油脂についても検討され，非経口栄養処置が必要な患者に対して魚油を含むエマルションは臨床的に優れていることが示されている．一方，MCT はリポタンパク質リパーゼの作用により血流中から速やかに除かれ，過酸化を受ける可能性は低く，かつ肝臓に蓄積せず，Chol 濃度に影響することもないので，MCT と LCT を含む油脂の利用価値は高いと考えられる．実際に，胃腸手術後5日間，MCT と LCT の混合油（魚油10％，MCT 50％，大豆油40％）を非経口的に投与し対照油（魚油のみ）と比較検討した結果，混合油で肝機能と免疫機能の改善作用が優れていることが示されている[200]．分子内に MCFA と n-3 系 LCPUFA とを含む TG の効用に期待が持てる．

4.5.3　中鎖脂肪酸の β 酸化とケトン体の生成

MCFA は炭素数が短いので，LCFA よりは β 酸化を受けやすい．しかも MCT として摂取しても MCFA は遊離型として肝臓に直接運ばれ処理される．LCFA の場合には ATP を使い，まず CoA エステル（アシル-CoA）に活性化され，カルニチンエステルに変換された後，細胞質から β 酸化の場であるミトコンドリア内へ運ばれる（この過程は β 酸化の律速段階の一つとなっている）のに対し，MCFA はカルニチンとの結合を必要とせず，遊離脂肪酸そのものとして直接ミトコンドリア内に運ばれるので，ATP を消費しない（図 4.52）．このように MCFA は容易に吸収され，容易に β 酸化を受けエネルギー源（ATP の産生）となるが，TCA サイクルや呼吸鎖（電子伝達系）での処理能力以上に多量摂取した場合（あるいは長期間絶食時）には，アセチル-CoA が蓄積しケトン体へと転換され，血液中のケトン体レベルが上昇し，肝外組織でエネルギー源として利用される（肝臓にはケトン体を代謝する酵素系が存在しない）．ケトン体の主成分は β-ヒドロキシ酪酸で，アセト酢酸およびアセトンがこれに

図 4.52 肝臓における脂肪酸の β 酸化とケトン体生成

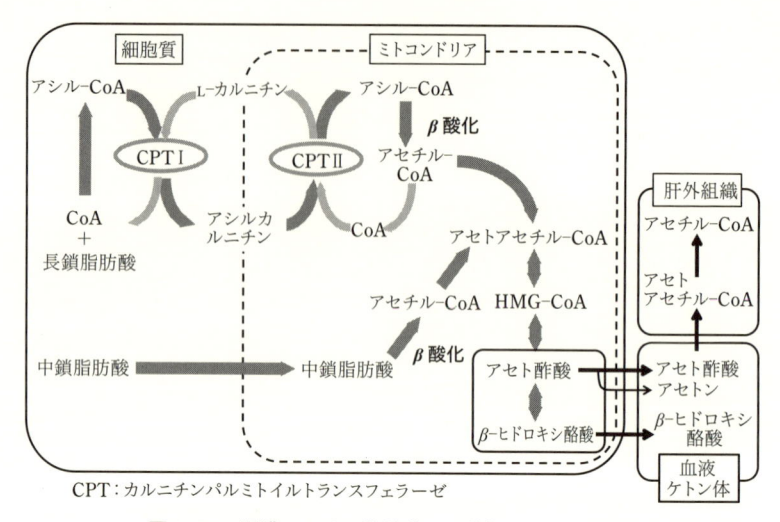

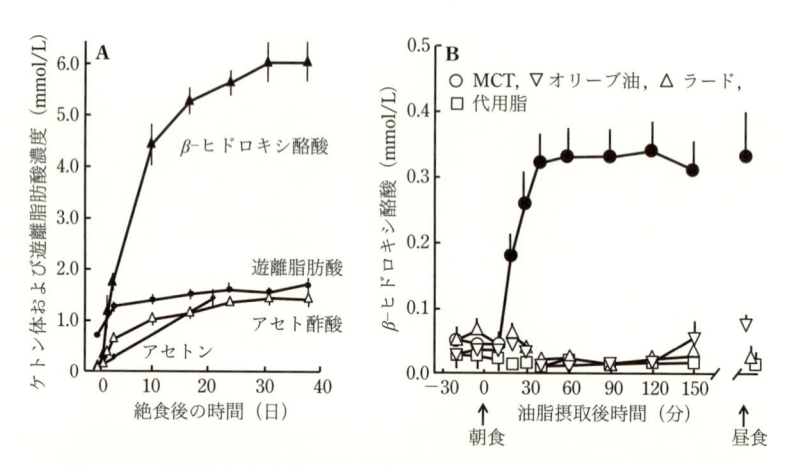

図 4.53 長期絶食時（A）および中鎖脂肪摂取時（B）のケトン体生成量
A：健常肥満者 3 名を長期絶食させ，血中ケトン体および遊離脂肪酸濃度を測定．（文献 201）
B：MCT，ラードは 42 g，オリーブ油と代用脂は 40 g 摂取．塗りつぶした値は他油脂と有意差あり（平均値± SE, $n=12$）．（文献 202）

次ぐ（図 4.53）[201, 202]．アセトンはエネルギー源とはならない．ケトン体は肝外組織でアセチル-CoA となり TCA サイクルに入り酸化され，とくに骨格筋，心臓，腎臓などでの重要なエネルギー源である．また，脳のエネルギー源としても利用される．しかし，健常者では生成するケトン体の量は限定的で，健常者の MCFA 含有油脂（MCT など）摂取後と糖尿病患者のケトアシドーシス発症時では，血中ケトン体濃度に大きな差がある（表 4.39）[203]．MCT 摂取後の血中ケトン体の上昇は，以後経時的に減少

表 4.39 ケトアシドーシスにおける典型的な血液パラメーター[203]

血液パラメーター	正常域	糖尿病性ケトアシドーシス
遊離脂肪酸（mmol/L）	0.4〜0.7	1.6 (0.16)
β-ヒドロキシ酪酸（mmol/L）	<300	9,100 (850)
インスリン（pmol/L）	35〜145	90 (10)

（ ）内は標準誤差．健常者でのMCT摂取後（図4.53参照）と糖尿病患者でのケトアシドーシス発症時では，血中ケトン体濃度に大きな差がある．

し6時間程度で元に戻る．したがって，健常者へのMCT投与の場合には問題とならないが，糖尿病患者への多量投与には留意する必要がある．

このように，MCFAはLCFAより速やかにエネルギーを供給する．LCFAの場合にはβ酸化による分解の最大値は低くかつ遅く（摂取5時間後），以後20時間以上にわたって緩やかに進行するのに対し，MCFAでは分解は摂取後3時間で最大となり，10時間以内にほとんどが分解され，体内に蓄積することはない．健康なボランティアに標識したトリカプリリン（8:0/8:0/8:0）とトリオレイン（18:1/18:1/18:1）を投与した後，7.5時間にわたる酸化速度を呼気中の二酸化炭素量を指標に比較した試験では，MCTの酸化率は経口投与で34.7%，非経口投与で31.0%であり，LCTでの対応する値25.3%および24.9%より有意に高いことが観察されている[204]．

4.5.4 MCT・MLCTに期待される生理的機能

MCFAは体内に蓄積することがないだけでなく，多様な生理的機能を発現する．しかしながらMCTとして食用に利用するには制約があり，そのため先述したMLCT型の食用油が開発されている．トクホのMLCT油はMCTとLCT（なたね油）の混合物と比較し，加熱時の起泡性が改善され，発火点も通常の植物油に近く，かつ油切れがよく揚げ物用の油としての条件を満たしており，風味の点でも問題ない[205]．脂肪酸組成は8:0 (9.7%)，10:0 (3.3%)，16:0 (3.8%)，18:0 (1.7%)，18:1 (51.2%)，18:2 (18.4%)，18:3 (9.0%) およびその他の脂肪酸 (2.9%) であり，分子種はLLL (55.1%)，LLM (32.5%)，LMM (9.1%) およびMMM (0.6%) から構成されている（概略値）．エステル交換は日本農林規格に準じて行われており，安全性についても十分要件を満たしている[206]．MLCTは酸化安定性も高いと判断されるが，ひまわり油とトリカプリリン/カプリル酸（8:0）とのエステル交換により調製されたMLCTでは，製造・純化法の違いや素材の純度などによって酸化安定性がひまわり油よりも低くなる例も報告されている[207]．酸化不安定性は魚油と8:0とをエステル交換した構造脂質でも観察されており，製造に要する時間の長さが一因とされている[208]．一般論として，酸化安定性に関しては系統的な確認研究が必要である．

1) 体脂肪低減作用

　MCT はヒトでも体脂肪として蓄積し難い．海外での研究[209]に加え，健康な日本人男女を被験者としてエネルギー摂取量 2,200 kcal/日（脂質 60 g）の条件下で，LCT あるいは MCT を 14 g/日摂取させた介入試験において，MCT は LCT より体脂肪低減効果が大きいことが確認されている（図 4.54A 参照）[210]．なお，このような効果は 8:0 および 10:0 でのみ観察され，12:0 は無効である．この低下効果の要因の一つとして，MCT 摂取による食事誘発性体熱産生（diet-induced thermogenesis, DIT）の関与が指摘されている．DIT の増加は余分なエネルギーの消費をもたらす．MLCT で

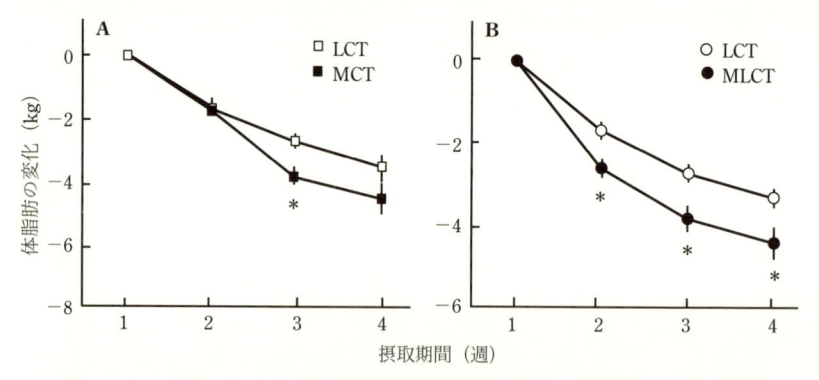

図 4.54 MCT（A）あるいは MLCT（B）の体脂肪低減効果（LCT との比較）
無作為化二重盲検法で，A：BMI≧23 の健康な男女（MCT 26 名，LCT 30 名）に 10 g/日の油脂を投与（文献 210），B：BMI 24.6±0.3 の健康な男女（MLCT 40 名，LCT 42 名）に 14 g/日（MLCT では MCFA として 1.7 g 含有）の油脂を投与（文献 211）．平均値± SE．＊$P<0.05$．

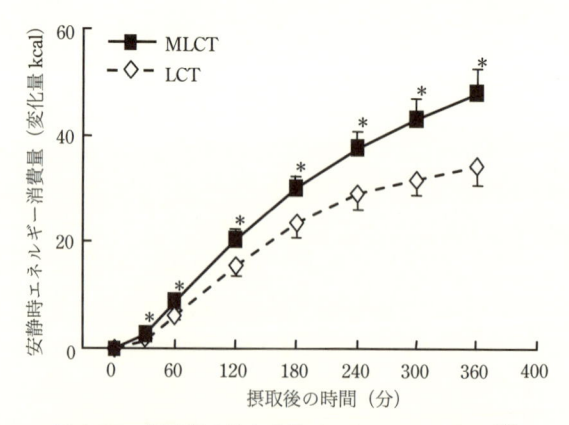

図 4.55 脂質摂取後の安静時エネルギー消費量[212]
健常成人 20 名に 14 g の MLCT あるいは LCT（大豆・なたね調合油）を含む乳化飲料を投与後，呼気を集め質量分析した値から求めたエネルギー消費量．30 分以降のすべての時点で両油脂間で有意差あり，＊$P<0.05$．

表 4.40 油脂摂取後 6 時間での食事誘発性体熱産生 [212]

	試験油脂	
	LCT	MLCT
食事誘発性体熱産生 (kcal)	34.4±3.6	47.9±4.6*
食事誘発性体熱産生率(%)	6.9±0.7	9.6±0.9*

平均値± SE ($n=20$). 実験方法の詳細は図 4.55 参照. 食事誘発性体熱産生率は食事誘発性体熱産生/摂取食事のエネルギーで算出. * $P<0.05$.

も同様な効果が観察されている[211]. 図 4.55 および表 4.40 から解るように，12%の MCFA を含む MLCT は LCT（ともに 14 g/日）と比べ摂取直後から安静時のエネルギー消費を高め，DIT を増大した[212]. このことと，血液中の TG 濃度を上昇させないことなどから，図 4.54B に示したような体脂肪低減効果が日本人でも確認され[211]，トクホとして認可されている．なお，これらの介入試験では日米を問わず食事管理に伴って対照群（この場合 LCT 群）でも体脂肪低下が観察されていて，結果の解釈に幾らか制約がある．しかし，通常食摂取の条件下で MLCT あるいは LCT（それぞれ油脂として 20 g，MLCT は 10%の MCFA を含む）を液体食として若い健康な男性に 12 週間に摂取させた試験では，体脂肪率の上昇程度は MLCT 群で明らかに低かった（図 4.56）[213]. 中国人の高 TG 血症者を対象とした介入試験では，体脂肪に関連する指標（体重，BMI，腹囲，臀部囲，体脂肪量，体脂肪率，皮下脂肪，内臓脂肪など）の低減効果は男性にだけ認められ[214]，正常 TG 値者や肥満の高 TG 血症者に対しては無効の例もあり[215]，MLCT に対する応答は必ずしも普遍的ではないことも観察されている．いずれにしても，MLCT 製品は食用油としての利用を目的に設計され，MCFA を 10〜11% 程度しか含まないが，MCFA に起因する効果が期待できる．

3 週間以上の無作為化比較試験 13 例（$n=749$）を対象に，MCT が成人での体重減少および体組成に及ぼす効果を LCT と比較したメタ分析でも，MCT は体重（−0.51 kg），腹囲（−1.46 cm），尻囲（−0.79 cm），総体脂肪量（−0.39），総皮下脂肪量（−0.46）および内臓脂肪量（−0.55）をいずれも有意に低下させ（脂肪量の変化は標準化平均差），

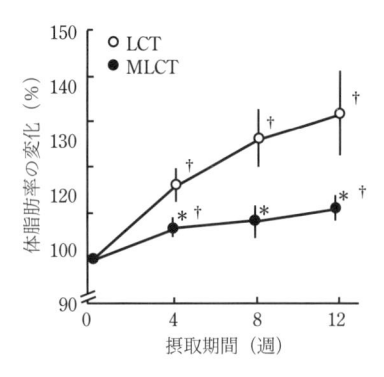

図 4.56 MLCT あるいは LCT 摂取による体脂肪率の変化[213]

通常食を摂取している健康な若い男性ボランティアへ LCT（大豆油）あるいは MLCT を毎日 20 g，12 週間投与．値は平均値± SE. * LCT 群に対し有意差あり，† 実験開始時に対し有意差あり．ともに $P<0.05$.

表 4.41 MCT 摂取後の臨床・生化学的特性の変化[218]

	MCT 摂取量>7 g/日 ($n=21$)		MCT 摂取量≦7 g/日 ($n=22$)	
	0 週	12 週	0 週	12 週
年齢（年）	67.3±9.3		66.3±7.2	
体重（kg）	95.7±21.2	95.3±21.7	87.7±11.6	88.3±11.7
BMI（kg/m²）	34.4±6.8	34.2±7.1	31.7±4.1	31.9±4.1
腹囲（cm）	112.5±12.5	110.7±12.9*	106.4±6.6	106.7±7.0†
腹囲/身長比	0.68±0.08	0.67±0.08*	0.64±0.05	0.64±0.05†
トリグリセリド(mg/dL)	147±92	182±123*	167±113	217±177*
総コレステロール(mg/dL)	210±41	214±42	218±38	225±43
血糖（mg/dL）	128±22	132±30	124±24	127±35
インスリン（μU/mL）	12.6±9.1	13.7±11.0	14.4±6.8	17.6±25.4
HbA1c（%）	6.76±0.58	6.69±0.78	6.46±0.47	6.46±0.53
CRP（mg/L）	6.17±5.97	5.52±4.91	5.80±8.46	4.45±4.63
尿酸（mg/L）	5.96±1.53	6.27±1.52*	6.58±1.26	6.58±1.04
尿アルブミン（mg/24 h）	55.3±199	19.5±39.9	62.1±226	60.0±150
尿 pH（24 h）	5.81±0.81	5.52±0.73	5.80±1.08	6.05±1.12†
尿 Na（mmol/24 h）	212±85	235±89	209±68	231±76

平均値±SD. 空腹時血液での測定値. 記載値の他，血液の GGT, ASAT, ALAT, LDL-および HDL-コレステロール値，HOMA-index，血圧，GFR 値などが測定されているが，有意差がないため省略. ＊摂取前後で有意差あり，† 両群間で有意差あり，$P<0.05$.

血液の総 Chol, LDL-Chol および HDL-Chol 濃度には何ら悪影響は認められていない[216]．LCT を MCT で置換すると，体重を適度に低下させるようである．

MCFA が肥満者に対し体脂肪低減効果を示すことから，2 型糖尿病に対する効果が検討されている．軽度の肥満糖尿病者に 18 g/日の MCT を 90 日間投与し，通常の LCT を与えた対照群と比較したところ，体重，腹囲，インスリン抵抗性および血清 Chol 濃度が低下したことから，適度な MCT の摂取という経済的かつ実践しやすい対応策で糖尿病のリスク因子を改善できることが観察されている[217]．さらに，過体重の糖尿病者（30～82 歳）を対象にした介入試験で，MCT を 7 g/日以上，12 週間摂取すると腹囲および腹囲/身長比が有意に低下したが，7 g/日未満の摂取ではむしろ上昇した（表 4.41）[218]．糖尿病的代謝状態や尿中のアルブミン排泄量には変化はなかったが，尿の pH は高 MCT 摂取群でのみ有意に低下した．この試験で用いたスプレッドは微量栄養素（ビタミン・ミネラル）を含み，さらに n-3 系 PUFA および MCT をそれぞれ 30% および 6% 含むように調製されており，有効成分の複合効果として比較的少量で有効性が観察された可能性もある．

2) 中鎖脂肪酸の心疾患改善作用

MCFA は血液 TG 濃度を上昇させないことを既に説明したが，Chol 濃度に対してはこれまで引用した研究の多くで低下効果（とくに LDL-Chol の低下）が観察されて

いる．しかし，摂取量や摂取期間により効果にかなりの幅が見られることに加え，低下効果が認められない例もあり，CHD 改善をターゲットとして MCT が適用されることはないようである．

MCFA は迅速なエネルギー源となることから，脂質吸収障害，栄養不良などの改善・治療に用いられてきた．最近，LCFA 酸化能障害者への MCFA を含む TG を用いた栄養介入によって臨床症状の改善が認められ，とくに心臓がエネルギー不足の状態にある心筋症に対する有効性が報告されている[219]．

糖尿病患者に対する効用については先述したが，CVD のリスクがある糖尿病患者の親族および対照者にエネルギー比で 79％の高脂肪食（やし油として 80 g）を与え，食後の血中脂質の動向を調べた試験では，対照群に比べ試験群で食後の血漿 TG レベルが有意に高く，インスリン応答性も高い傾向にあった[220]．一方，脂質および炭水化物の代謝や関連転写因子の遺伝子発現の程度はむしろ対照群でより顕著であった．8:0 および 10:0 からなる MCT でも同様な応答が得られるのかどうか確認する必要がある．一方，過体重の糖尿病患者を対象とした MCT 投与試験でも，7 g/日以上の摂取で空腹時 TG 濃度の上昇（ただし腹囲は有意に低下）が観察されており[218]，糖尿病への MCT の適用に際しては低脂肪食条件下でも再現できるのかどうか確かめる必要があろう．

その他，MCFA に関しては低栄養状態の高齢者でのリスク改善作用（血清アルブミン濃度上昇作用）[221]や運動愛好者の運動能力の向上効果[222]なども報告されている．

3） 脳のエネルギー源としての中鎖脂肪酸の役割

MCT はケトン体治療食として「てんかん」の治療に使われてきたが，近年，認知症に対する改善効果が期待されている．アルツハイマー病（AD）に代表される認知症は，3 型糖尿病とも言われるように脳のグルコース利用に障害があり，そのため血液脳関門を通過できるケトン体をグルコースの代替エネルギー源として利用する試み

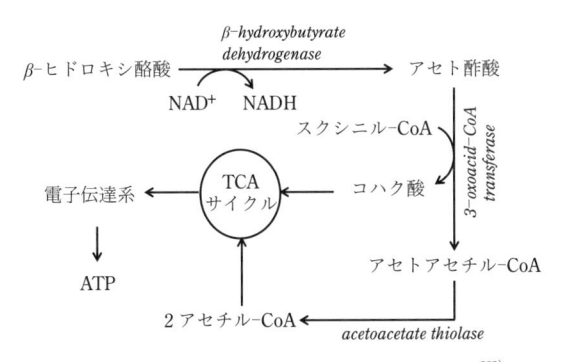

図 4.57 ケトン体からのエネルギー産生経路[223]

が行われている（図 4.57）[223]．トリカプリリンをケトン体源とする医薬品（Axona）が利用されているが，高価でかつ医師の処方箋が必要なため，代替品としてやし油そのものの使用例もあるが，相当多量の摂取が必要で副作用（高エネルギー摂取による血液脂質像への影響など）も懸念されている．しかし，認知状態の改善効果が確認されるなら，副作用は無視できるであろう．

体内のケトン体濃度を上昇させるためには，ketogenic diet（高脂肪・低炭水化物・低タンパク質食）やかなりの量の MCFA（MCT として）を摂取しなければならず，カロリー摂取過剰のリスクや副作用が避けられない（MCT も LCT と同等のエネルギー価を有する）．マイルドなケトン血症（ケトーシス）状態を維持する方法として，ケトン体モノエステル (R)-3-hydroxybutyl-(R)-3-hydroxybutyrate の有効性が検討されている[224]（β-ヒドロキシ酪酸は荷電し酸性であるので，適用は限定される）．このモノエステル（10 g/日程度）は体内で容易に加水分解を受け，血漿の β-ヒドロキシ酪酸やアセト酢酸のレベルを上昇させる．摂取後 1〜2 時間内に最大レベルに達し，食事制限時に見られるケトン体の上昇値（5〜7 mM，正常値は 0.2〜0.5 mM）に容易に到達できる．軽度ないし中程度の AD 患者 152 名を対象に行われた 90 日間の無作為化二重盲検プラセボ比較試験で，ケトンエステル摂取による認識能力の改善が観

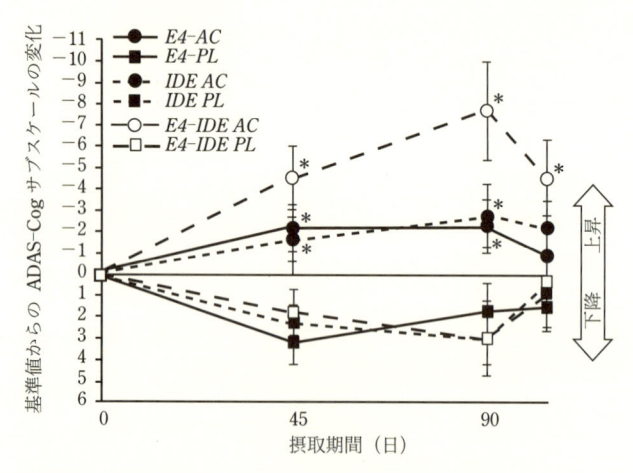

図 4.58 ケトン体モノエステル摂取に対する ADAS-Cog スコアの変化に及ぼす遺伝子型の影響[225]

ADAS-Cog (Alzheimer's disease Assessment Scale-Cognitive subscale) 値は平均値± SE．*プラセボ群に対し有意差あり（$P<0.05$）．
○，●：試験群（AC-1202，ケトンモノエステル投与），□，■：プラセボ群．実線と塗りつぶし印は *APOE4*(−)者での，点線と塗りつぶし印は *IDE* SNP rs2251101 に対するヘテロ接合体者での平均スコアを，破線と白抜き印は E4(−)で *IDE* SNP rs2251101 に対するヘテロ接合体者の平均スコアを示す．*APOE4*(−)で *IL1B* に対するヘテロ接合体者でも同じ傾向の結果が得られている．

察され，その程度が特定の遺伝子型変異によって影響を受け，とくに Apo E4 欠損者（その中でも E3/E3 遺伝子型）で改善効果がより明確であることが観察されている（図 4.58）[225]．なお，Apo E 以外に IDE（insulin degrading enzyme，インスリン分解酵素）や IL 1B（インターロイキン 1β）の遺伝子多型も関与しているようである．このような応答のメカニズムを図 4.59 に示しているが，ケトン体代謝を促す環境が認識能の改善に結びつく可能性が示唆されている．その後，極性が低く中性 pH である β-ヒドロキシ酪酸のメチルエステル体が AD に対し薬効があることがマウスで観察されている[226]．

このように，ケトン体酸化の場である脳ミトコンドリアの呼吸能が神経保護や認知能改善治療のターゲットとなることが指摘されているが[227]，その手段の一つとして栄養的対応によるケトン体生成増加策よりも，安全性や効果が確かめられているケトンエステルがより簡便かつ効果的な対応法のようである[228]．しかし，栄養的対応も考慮すべきと考えられる．すなわち，認知能に異常がない 70〜89 歳の男女 940 名を対象にした研究で，3.7 年以内に 200 名が軽度な認知異常を呈し始めたが，ハザード比（HR）は炭水化物摂取量が最高 5 分位者で 1.89，脂肪およびタンパク質の最高摂取者でそれぞれ 0.79 および 0.56 であり，認知異常発症のリスクは炭水化物量が最高で脂肪およびタンパク質量が低い食事で最高（HR＝3.6）であった[229]．結局，よくバランスが取れた食事が，認知症予防の基盤となるようである．

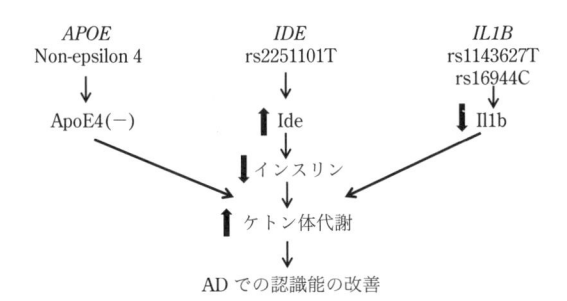

図 4.59 軽度〜中度のアルツハイマー病患者におけるケトン体代謝に及ぼす遺伝子型の影響モデル[225]

ApoE4 対立遺伝子を持たない人ではインスリンシグナリングが低下し，ケトン体代謝が亢進される．rs2251101 の T 対立遺伝子を持つ人は，C 対立遺伝子者より Ide 活性が高く，インスリンシグナリングが低下している．rs1143627T および rs16944C 対立遺伝子保有者は，rs1143267C および rs16944T 対立遺伝子保有者より炎症応答性が低下していて，ケトン体代謝が改善されている．インスリンシグナリングを低下させる多型はアルツハイマー病（AD）でのケトーシスを誘導しやすい．

IDE：insulin degrading enzyme, IL1B: interleukin-1 beta.

集中治療を受けている1型糖尿病患者でも MCT に同様な認知機能改善効果が期待できることが報告され[230], 低血糖状態での脳機能の維持予防効果が期待されている. 興味あることに, ラットの海馬切片において β-ヒドロキシ酪酸はグルコースの代役を果たすことができるが, 遊離のカプリル酸（オクタン酸, 8:0）には効果がないようである（図 4.60）[230]. しかし, カプリル酸はグルコース濃度が回復するとシナプス機能の回復速度を改善した.

不随意運動, 精神症状, 行動異常, 認知障害などを臨床像の特徴とするハンチトン病（HD）では, 脳でのエネルギー代謝障害が基因となっているが, 初期 HD 患者に1か月間トリヘプタノイン（C_7, 1 g/kg 体重）を投与した結果, 視覚刺激中での脳中の無機リン酸/クレアチンリン酸比（ATP 産生の指標となる）が有意に高まることが MRS で観察されていて, 脳でのエネルギー産生状態を改善する可能性が示唆されている[231].

日本人についても, 国立長寿医療研究センターの老化に関する長期縦断疫学研究参加者で Mini-Mental State Examination（MMSE：0〜30 点）が 28 点以下の 60 歳以上の男性 298 人, 女性 272 人について, 3 日間の食事秤量記録から算出した短鎖脂肪酸（SCFA, C_{4-7}）, MCFA（C_{8-10}）および LCFA（C_{12-22}）摂取量と 8 年間の認知機能得点低下（MMSE 27 点以下）との関係が検討された結果, SCFA および MCFA の摂取は認知機能得点低下のリスクを軽減することが示唆されている[232]. しかし, 明確な結論を導くことは難しいようであった.

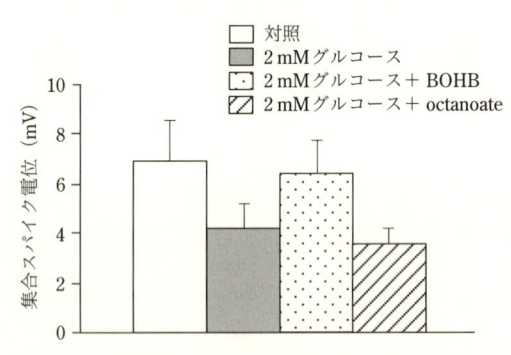

図 4.60 海馬切片での低血糖条件下におけるシナプス伝達に及ぼすケトン体とカプリル酸の影響比較[230]

低血糖状態でのシナプス伝達に及ぼす 2 mmol/L のグルコースおよび同モルの β-ヒドロキシ酪酸（BOHB）あるいは octanoate (8:0) 添加の影響. BOHB はグルコースと置換できるが, octanoate は無効（この条件下ではシナプス伝達を支持しないことを指す）. 3 回刺激 10 分後の値. BOHB ($n=10$), octanoate ($n=6$).

4) 脳におけるリポタンパク質代謝

　脳におけるリポタンパク質（LP）代謝はきわめて特異的である[233-235]．血液脳関門を通過できるのは血漿 LP のうち HDL のみであり，脳中にはこれに加え中枢神経系で生産された LP が存在する．Apo J と共に主要なアポリポタンパク質である Apo E のほとんどは星状膠細胞（astrocyte）でつくられ HDL 中に存在するが，ニューロン起源のものの役割も指摘されている．Apo E には3種の Apo E 対立遺伝子が存在し，$\varepsilon 4$ は AD のリスク遺伝子である（これに対し，$\varepsilon 2$ は保護的に働く）．つまり，脳では HDL が AD のリスク因子として係わっている．海馬などでは，LP は LP 受容体を介し神経行動機能を制御している．加えて，リポタンパク質リパーゼや LDL 受容体関連タンパク質（LDL-lipoprotein receptor-related protein）の作用を介して，LP とその受容体は体重やエネルギーバランスなどの制御機能を発揮する．AD の進行に Apo E4 がどのようなメカニズムで係わっているのか詳細は明らかでないが，脳での LP 代謝の特異性がケトン体の利用と関連しているようである．

　なお，Chol は血液脳関門を通過できるが，ニューロンや上皮細胞で生成したオキシステロールが AD を含めた脳疾患の発症や進展に係わる可能性も指摘されている[236]．

4.5.5 まとめ

　MCT は長年にわたり臨床の場で栄養補給の用途に使われてきた．近年になり，体脂肪蓄積抑制や低栄養状態改善など多様な生理機能が明らかにされてきたが，さらに脳のエネルギー源としてのケトン体の供給源として関心を集めている．ケトン体を直接摂取させた動物モデルの基礎研究で，脳機能への有効性を示す成績が蓄積し，介入試験でも軽ないしは中程度の AD 患者において認知機能の低下改善効果が認められている．今後の展開が待たれるが[237]，ケトン体だけでなく，ミトコンドリア呼吸能の観点からより広い対応が求められよう[227]．

　ラウリン酸（12:0）を MCT に含めるかどうか意見が分かれるところであるが，この脂肪酸については特異的な機能性が知られている．12:0 は LCFA と同様に血清 Chol 濃度を上昇させるが，抗菌性に加え，癌細胞アポトーシス作用，抗炎症作用，前立腺肥大防止など多様な機能が報告されている．さらに，腸-脳シグナル伝達系への影響を介しヒトの悲しみの情動を和らげることも報告され，脳機能との関連性が示唆されている（図 4.61）[238]．認知機能の改善にやし油が有効であるなら，主成分である 12:0 の関与も示唆されることから，興味ある観察である．

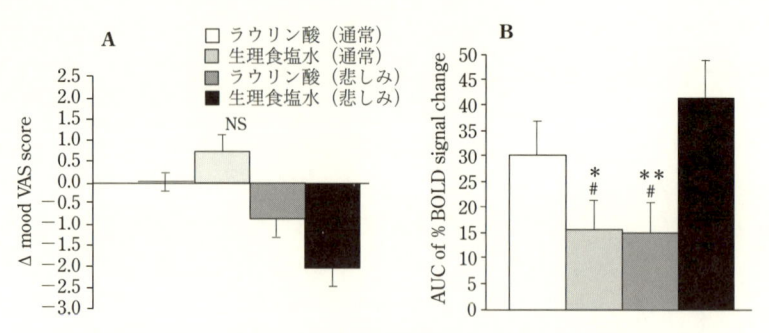

図 4.61 悲しみ情緒と胃内投与脂肪酸が行動評価に及ぼす影響[238]
12名の非肥満健常者（空腹時）の胃内に管を挿入し，ラウリン酸（0.05 mol/L）あるいは生理食塩水 250 mL を投与（2分間）．この間，悲しいあるいは通常のクラシック音楽を聞かせ情緒を誘導．ラウリン酸を投与すると，行動および神経の応答が抑制される．A：ラウリン酸と情緒の間に有意な相互作用があることを示している（情緒誘導の抑制）．ペアごとの差は統計学的に有意（NS を付したものを除く）．VAS：visual analog scale. B：右側骨髄/脳橋での基礎値からの BOLD（blood oxygen level-dependent）シグナルの変化の AUC（曲線下面積）値．中脳/脳橋・左側視床下部・右側海馬でも同様な応答が見られる．＊，＊＊ラウリン酸（通常）に対し有意差あり，$P<0.01$ および $P<0.001$. # 生理食塩水（悲しみ）に対し $P<0.01$. これらの結果は，対照の食塩投与と比べラウリン酸は悲しみの情緒を和らげることを示している．

4.6 短鎖脂肪酸（short chain fatty acid, SCFA）[239-241]

　SCFA（炭素数 2〜6 の脂肪酸）を含む食品は限られている（牛乳に総脂肪酸の 4〜6％，種々の発酵食品に僅少量）が，SCFA そのもの（例えば食酢やプロピオン酸など）について種々の生理機能が検討されている．一方，腸内細菌による食物繊維の嫌気的発酵により生成した SCFA は，腸内皮細胞に対してエネルギー源，炎症抑制，酸化ストレスの改善，結腸癌予防，糖新生促進などの作用に加え，肥満関連炎症やインスリン抵抗性の改善効果などの多様で有用な機能を発揮するだけでなく，体全体のエネルギー代謝に対しても大きな役割（恒常性維持機能）を果たしている．このような作用は，食事，腸内細菌叢およびホストのエネルギー代謝状態の間での複雑な相互作用を介し発現する．腸内では酢酸，プロピオン酸および酪酸が主たる SCFA で，全体の 95％以上を占め，それらは結腸および糞便中ではおよそ 60：20：20 の割合で含まれ，濃度は近位結腸で 70〜140 mM，遠位結腸で 20〜70 mM 程度である．腸内細菌により生成された SCFA のほとんど（95％程度）は，速やかに結腸細胞に吸収・利用されると同時に血流中へと運ばれ，残りが糞便中に排泄される（食物繊維の摂取量に応じ 5〜30 mmol/日）．吸収された SCFA はエネルギー源として利用され，ヒトではおそらく必要エネルギーの 10％，結腸細胞のエネルギー必要量の 60〜70％を供給していると概算されている（酪酸が酢酸やプロピオン酸より酸化されやすいので，門脈

中の濃度は酢酸：プロピオン酸：酪酸＝ 69：23：8 程度である）．

SCFA はメタボリックシンドローム，腸の機能障害，ある種の癌の予防や処置に有益な役割を果たし，臨床試験では潰瘍性大腸炎，クローン病，抗生物質による下痢などに対し改善効果を示す．脂肪酸，グルコースおよび Chol の代謝制御効果に関しては，①脂肪酸の酸化促進ならびに合成と脂肪分解の抑制を介する血漿遊離脂肪酸濃度の低下と体重減少，②多様なメカニズムによる血糖低下，③ Chol の合成抑制と異化促進による血漿 Chol 濃度の低下（プロピオン酸，酢酸）などが知られている．ただし，これらの作用は定量的視点から確認・評価する必要がある．

参 考 文 献

1) Willett WC, Dietary fats and coronary heart disease. *J. Intern. Med.*, **272**: 13-24 (2012)
2) Mensink RP, Zock PL, Kester ADM *et al.*, Effects of dietary fatty acids and carbohydrates on the ratio of serum total to HDL cholesterol and on serum lipids and apolipoproteins: a meta-analysis of 60 controlled trials. *Am J. Clin. Nutr.*, **77**: 1146-1155 (2003)
3) 石川俊次，野口律奈，食事飽和脂肪酸・コレステロールと動脈硬化—最近の考え方．オレオサイエンス，**12**: 99-105 (2012)
4) Skeaff CM, Miller J, Dietary fat and coronary heart disease: summary of evidenced from prospective cohort and randomized controlled trials. *Ann. Nutr. Metab.*, **55**: 173-201 (2009)
5) Siri-Tarino PW, Sun Q, Hu FB *et al.*, Meta-analysis of prospective cohort studies evaluating the association of saturated fat with cardiovascular disease. *Am. J. Clin. Nutr.*, **91**: 535-546 (2010)
6) Micha R, Mozaffarian D, Saturated fat and cardiometabolic risk factors, coronary heart disease, stroke, and diabetes: a fresh look at the evidence. *Lipids*, **45** :893-925 (2010)
7) Mozaffarian D, Micha R, Wallace S, Effects on coronary heart disease of increasing polyunsaturated fat in place of saturated fat: a systematic review and meta-analysis of randomized controlled trials. *PLoS Med.*, **7**: e1000252 (2010)
8) Mente A, de Koning L, Shannon HS *et al.*, A systematic review of the evidence supporting a causal link between dietary factors and coronary heart disease. *Arch. Intern. Med.*, **169**: 659-669 (2009)
9) Yamagishi K, Iso H, Yatsuya H *et al.*, Dietary intake of saturated fatty acids and mortality from cardiovascular disease in Japanese: the Japan Collaborative Cohort Study for Evaluation of Cancer Risk (JACC) Study. *Am. J. Clin. Nutr.*, **92**: 759-765 (2010)
10) Yamagishi K, Iso H, Kokubo Y *et al.*, Dietary intake of saturated fatty acids and incident stroke and coronary heart disease in Japanese communities: the JPHC Study. *Eur. Heart J.*, **34**: 1225-1232 (2013)
11) Yamagishi K, Iso H, Tsugane S, Saturated fat intake and cardiovascular disease in Japanese population. *J. Atheroscler. Thromb.*, **22**: 435-439 (2015)
12) Rosch PJ, Genes and stress cause coronary atherosclerosis not saturated fat. *Lancet*, **375**: 1780-1781, author reply 1781 (2010)
13) Siri-Tarino PW, Sun Q, Hu FB *et al.*, Saturated fat, carbohydrate, and cardiovascular disease. *Am. J. Clin. Nutr.*, **91**: 502-509 (2010)
14) Hite AH, Feinman RD, Guzman GE *et al.*, In the face of contradictory evidence: report of the Dietary Guidelines for Americans Committee., *Nutrition*, **26**: 915-924 (2010)

15) Hite AH, Is the science behind the 2010 Dietary Guidelines for Americans "unquestioned?" *Nutrition*, **27**: 385-386 (2011)
16) Hoenselaar R, Saturated fat and cardiovascular disease: the discrepancy between scientific literature and dietary advice. *Nutrition*, **28**: 118-123 (2012)
17) USDA, Scientific Report of the 2015 Dietary Guidelines Advisory Committee, Feburary 2015
18) Teicholz N, The scientific report guiding the US dietary guidelines: is it scientific? *BMJ*, **351**: h4962 (2015)
19) Archer E, Pavela G, Lavie CJ, The inadmissibility of what we eat in America and NHANES dietary data in nutrition and obesity research and the scientific formulation of national dietary guidelines. *Mayo Clin. Proc.*, **90**: 911-926 (2015)
20) Astrup A, Dyerberg J, Elwood P et al., The role of reducing intakes of saturated fat in the prevention of cardiovascular disease: where does the evidence stand in 2010? *Am. J. Clin. Nutr.*, **93**: 684-688 (2011)
21) 厚生労働省「日本人の食事摂取基準」策定委員会報告書，日本人の食事摂取基準，2015年版，第一出版 (2014)
22) Hooper L, Summerbell CD, Thompson R et al., Reduced or modified dietary fat for preventing cardiovascular disease. *Cochrane Database Syst. Rev.*, 2012 May 16; **5**: CD002137. doi: 10.1002/14651858. CD002137. pub3.
23) Hooper L, Martin N, Abdelhamid A et al., Reduction of saturated fat intake for cardiovascular disease. *Cochrane Database Syst. Rev.*, 2015 Jun 10; **6**: CD011737
24) Toda N, Maruyama C, Koba S et al., Japanese dietary lifestyle and cardiovascular disease. *J. Atheroscler. Thromb.*, **18**: 723-734 (2011)
25) Szajewska H, Szajewski T, Saturated fat controversy: importance of systematic reviews and meta-analysis. *Crit. Rev. Food Sci. Nutr.*, 2015 Mar 12: 0
26) Bier DM, Saturated fats and cardiovascular disease: interpretations not as simple as they once were. *Crit. Rev. Food Sci. Nutr.*, 2015 Mar 16: 0
27) Fattore E, Bosetti C, Brighenti F et al., Palm oil and blood lipid-related markers of cardiovascular disease: a systematic review and meta-analysis of dietary intervention trials. *Am. J. Clin. Nutr.*, **99**: 1331-1350 (2014)
28) Odia OJ, Ofori S, Maduka O, Palm oil and heart: a review. *World J. Cardiol.*, **7**(3): 144-149 (2015)
29) Bester D, Esterhuyse AJ, Truter EJ et al., Cardiovascular effects of edible oils: a comparison between four popular edible oils. *Nutr. Res. Rev.*, **23**: 334-348 (2010)
30) Hays KV, Pronczuk A, Replacing *trans* fat: the augment for palm oil with a cautionary note on interesterification. *J. Am. Coll. Nutr.*, **29**: 253S-284S (2010)
31) Fattore E, Fanelli R, Palm oil and palmitic acid: a review on cardiovascular effects and carcinogenicity. *Int. J. Food Sci. Nutr.*, **64**; 648-659 (2013)
32) Chen BK, Seligman B, Farquhar JW et al., Multi-country analysis of palm oil consumption and cardiovascular disease mortality for countries at different stages of economic development: 1980-1997. *Globalization and Health*, **7**: 45 (2011)
33) Lawrence GD, Dietary fats and health: dietary recommendation in the context of scientific evidence. *Adv. Nutr.*, **4**: 294-302 (2013)
34) Kris-Etherton PM, Griel AE, Psota TL et al., Dietary stearic acid and risk of cardiovascular disease: intake, sources, digestion, and absorption. *Lipids*, **40**: 1193-1200 (2005)
35) Karupaiah T, Tan CH, Chinna K et al., The chain length of dietary saturated fatty acids affects human postpandial lipemia. *J. Am. Coll. Nutr.*, **30**: 511-521 (2011)

36) Masson CJ, Mensink R, Exchanging saturated fatty acids for (n-6) polyunsaturated fatty acids in a mixed meal may decrease postpandial lipemia and markers of inflammation and endothelial activity in overweight men. *J. Nutr.*, **141**: 816-821 (2011)
37) Lacroix S, Des Rosiers C, Gayda M et al., Impact of a single mixed Mediterranean-type meal relative to a high-fat meal on metabolic markers and postprandial endothelial function. *Can. J. Cardiol.*, **27**: S174-S175 (2012)
38) Malik VS, Chiuve SE, Campos H et al., Circulating very-long chain saturated fatty acids and incident coronary heart disease in U.S. men and women. *Circulation*, **132**: 260-268 (2015)
39) 佐藤清隆, 油の美味しさと飽和脂肪酸. オレオサイエンス, **12**:424 (2012)
40) Ospina-E JC, Sierra-C A, Ochoa O et al., Substitution of saturated fat in processed meat products: a review. *Crit. Rev. Food Sci. Nutr.*, **52**: 113-122 (2012)
41) Kromhout D, Geleijnse JM, Menotti A et al., The confusion about dietary fatty acids recommendations for CHD prevention. *Brit. J. Nutr.*, **106**: 627-632 (2011)
42) O'Flaherty M, Flores-Mateo G, Nnoaham K et al., Potential cardiovascular mortality reductions with stricter food policies in the United Kingdom of Great Britain and Northern Ireland. *Bull. World Health Organ.*, **90**: 522-531 (2012)
43) Kuklina EV, Carroll MD, Shaw KM et al., Trends in high LDL cholesterol, cholesterol-lowering medication use, and dietary saturated-fat intake: United States, 1976-2010. National Center for Health Statistics (NCHS) Data Brief No.117: 1-8 March 2013
44) Jenkins DJ, Jones PJ, Lamarche B et al., Effect of dietary portfolio of cholesterol-lowering foods given at 2 levels of intensity of dietary advice on serum lipids in hyperlipidemia: a randomized controlled trial. *JAMA*, **306**: 831-839 (2011)
45) Muskiet FAJ, Muskiet MHA, Should dietary SFA exchanged for linoleic acid? *Am. J. Clin. Nutr.*, **96**: 944-945 (2012)
46) Khosla P, Hayes KC, Saturated fat and lipidemia: importance of study design and triglyceride structure. *Am. J. Clin. Nutr.*, **96**: 216-218 (2012)
47) O'Sullivan TA, Hafekost K, Mitrou F et al., Food sources of saturated fat and the association with mortality: a meta-analysis. *Am. J. Public Health*, **103**: e31-e42 (2013)
48) Truswell AS, Choudhury N, Monounsaturated oils do not all have the same effect on plasma cholesterol. *Eur. J. Clin. Nutr.*, **52**: 312-315 (1998)
49) Waterman E, Lockwood B, Active components and clinical applications of olive oil. *Altern. Med. Rev.*, **12**: 331-342 (2007)
50) Ranalli F, Ranalli A, Contento S et al., Bioactives and nutraceutical phytochemicals naturally occurring in virgin olive oil. The case study of the Nocellara de Belice Italian olive cultivar. *Nat. Prod. Res.*, **27**: 1686-1690 (2013)
51) Karkoula E, Melliou E, Magiatis P, A new method for the estimation of olive oil healthfulness. *Inform*, **24**: 266-270 (2013)
52) Estruch R, Ros E, Salas-Salvado J et al., Primary prevention of cardiovascular disease with a Mediterranean diet. *N. Engl. J. Med.*, **368**: 1279-1290 (2013)
53) Ford PA, Jaceldo-Siegl K, Lee JW et al., Intake of Mediterranean foods associated with positive affect and low negative affect. *J. Psychosomatic Res.*, **74**: 142-148 (2013)
54) Brown ML, Shelness GS, Rudel LL, Monounsaturated fatty acids and atherosclerosis: opposing view from epidemiology and experimental animal models. *Curr. Atheroscler. Rep.*, **9**: 494-500 (2007)
55) Jakobsen MU, O'Reilly EJ, Heitmann BL et al., Major types of dietary fat and risk of coronary heart disease: a pooled analysis of 11 cohort studies. *Am. J. Clin. Nutr.*, **89**: 1425-1432 (2009)

56) Degirolamo C, Rudel LL, Dietary monounsaturated fatty acids appear not to provide cardioprotection. *Curr. Atheroscler. Rep.*, **12**: 391-396 (2010)
57) Rudel LL, MUFA-Mediterraneans love olive oil, but is it our friend or foe? *J. Clin. Lipidol.*, **6**: 221-223 (2012)
58) Baum J, Kris-Etherton PM, Willett WC et al., Fatty acids in cardiovascular health and disease: a comprehensive update. *J. Clin. Lipidol.*, **6**: 216-234 (2012)
59) Gillingham LG, Harris-Janz S, Jones PJ, Dietary monounsaturated fatty acids are protective against metabolic syndrome and cardiovascular disease risk factors. *Lipids*, **46**: 209-228 (2011)
60) Sola R, Fito M, Estruch R et al., Effect of a traditional Mediterranean diet on apolipoproteins B, A-I, and their ratio: a randomized, controlled trial. *Atherosclerosis*, **218**: 174-180 (2011)
61) Schwingshakl L, Strasser B, Hoffmann G, Effects of monounsaturated fatty acids on cardiovascular risk factors: a systematic review and meta-analysis. *Ann. Nutr. Metab.*, **59**: 176-186 (2011)
62) Willett WC, Dietary fats and coronary heart disease. *J. Intern. Med.*, **272**: 13-24 (2012)
63) Wu JHY, Lemaitre RN, Imamura F et al., Fatty acids in the *de novo* lipogenesis pathway and risk of coronary heart disease: the Cardiovascular Health Study. *Am J. Clin. Nutr.*, **94**: 431-438 (2011)
64) Djousse L, Matthan NR, Lichtenstein AH et al., Red blood cell membrane concentration of *cis*-palmitoleic and *cis*-vaccenic acids and risk of coronary heart disease. *Am. J. Cardiol.*, **110**: 539-544 (2012)
65) Kurotani K, Sato M, Ejima Y et al., High levels of stearic acid, palmitoleic acid, and dihomo-γ-linolenic acid and low levels of linoleic acid in serum cholesterol esters are associated with high insulin resistance. *Nutr. Res.*, **32**: 669-675 (2012)
66) Bernstein AM, Roizen MF, Martinez L, Purified palmitoleic acid for the reduction of high-sensitivity C-reactive protein and serum lipids: a double-blinded, randomized, and placebo controlled study. *J. Clin. Lipidol.*, **8**: 612-617 (2014)
67) Schwingshackl L, Hoffmann G, Monounsaturated fatty acids and risk of cardiovascular disease: synopsis of the evidence available from systematic reviews and meta-analysis. *Nutrients*, **4**: 1989-2007 (2012)
68) 農林水産省食品製造卸売課, 我が国の油脂事情 (2012)
69) Liu L, Iassonova D, High-oleic canola oils and their food applications. *Inform*, **23**: 491-495 (2012)
70) Slater AM, Dietary fatty acids and cardiovascular disease. *Animal*, **7** (Suppl. s1):163-171 (2013)
71) Harris WS, Mozaffarian D, Rimm E et al., Omega-6 fatty acids and risk for cardiovascular disease: a science advisory from the American Heart Association Nutrition Subcommittee of the Council on Nutrition, Physical Activity, and Metabolism; Council on Cardiovascular Nursing, and Council on Epidemiology and Prevention. *Circulation*, **119**: 902-907 (2009)
72) Kris-Etherton P, Fleming J, Harris WS et al., The debate about *n*-6 polyunsaturated fatty acid recommendations for cardiovascular health. *J. Am. Diet. Assoc.*, **110**: 201-204 (2010)
73) Petrone AB, Weir N, Hanson NQ et al., Omega-6 fatty acids and risk of heart failure in the Physicians' Health Study. *Am. J. Clin. Nutr.*, **97**: 66-71 (2013)
74) Ramsden CE, Ringel A, Feldstein AE et al., All PUFAs are not created equal: absence of CHD benefit specific to linoleic acid in randomized controlled trials and prospective observational cohort. *World Rev. Nutr. Diet*, **102**: 30-43 (2011)
75) Blasbalg TL, Hibbeln JR, Ramsden CE et al., Changes in consumption of omega-3 and omega-6 fatty acids in the United States during the 20th century. *Am. J. Clin. Nutr.*, **93**: 950-962 (2011)
76) Ramsden CE, Zamora D, Leelarthaepin B et al., Use of dietary linoleic acid for secondary prevention of coronary heart disease and death: evaluation of recovered data from Sydney Heart Study

and updated meta-analysis. *BMJ*, **346**: e8707 (2013)
77) Calder PC, Old study sheds new light on the fatty acids and cardiovascular health debate. *BMJ*, **346**: f493 (2013)
78) Ramsden CE, Ringel A, Feldstein AE *et al.*, Lowering dietary linoleic acid reduces bioactive oxidized linoleic acid metabolites in humans. *Prostagl. Leukot. Essent. Fatty Acids.*, **87**: 135-141 (2012)
79) Gueraud F, Atalay M, Bresgen N *et al.*, Chemistry and biochemistry of lipid peroxydation products. *Free Radic. Res.*, **44**: 1098-1124 (2010)
80) Bjermo H, Iggman D, Kullberg J *et al.*, Effects of n-6 PUFAs compared with SFAs on liver fat, lipoproteins, and inflammation in abdominal obesity: a randomized controlled trial., *Am. J. Clin. Nutr.*, **95**: 1003-1012 (2012)
81) Nelson GJ, Schmidt PC, Bartolini G *et al.*, The effect of dietary arachidonic acid on plasma lipoprotein distributions, apoproteins, blood lipid levels, and tissue fatty acid composition in humans. *Lipids*, **32**: 427-433 (1997)
82) Kakutani S, Ishikura Y, Tateishi N *et al.*, Supplementation of arachidonic acid-enriched oil increases arachidonic acid contents in plasma phospholipids, but does not increase their metabolites and clinical parameters in Japanese healthy elderly individuals: a randomized controlled study. *Lipids Health Dis.*, 2011; **10**: 241, doi: 10.1186/1476-511X-10-241
83) Ooi EMM, Ng TWK, Watts GF *et al.*, Dietary fatty acids and lipoprotein metabolism: new insights and updates. *Curr. Opin. Lipidol.*, **24**: 192-197 (2013)
84) Iso H, Kobayashi M, Ishihara J *et al.*, Intake of fish and n-3 fatty acids and risk of coronary heart disease among Japanese: the Japan Public Health Center-Based (JPHC) Study Cohort I. *Circulation*, **113**: 195-202 (2006)
85) Geleijnse JM, de Goede J, Brouwer IA, Alpha-linolenic acid: is it essential to cardiovascular health. *Curr. Atheroscler. Rep.*, **12**: 359-367 (2010)
86) Yokoyama M, Origasa H, Matsuzaki M *et al.*, Effects of eicosapentaenoic acid on major coronary events in hypercholesterolaemic patients (JELIS): a randomised open-label, blinded endpoint analysis. *Lancet*, **369**: 1090-1098 (2007), Erratum, **370**: 220 (2007)
87) Itakura H, Yokoyama M, Matsuzaki M *et al.*, The change in low-density lipoprotein cholesterol concentration is positively related to plasma docosahexaenoic acid but not eicosapentaenoic acid. *J. Atheroscler. Thromb.*, **19**: 673-679 (2012)
88) Saito Y. Yokoyama M, Origasa H *et al.*, Effects of EPA on coronary artery disease in hypercholesterolemic patients with multiple risk factors: sub-analysis of primary prevention cases from the Japan EPA Lipid Intervention Study (JELIS). *Atherosclerosis*, **200**: 135-140 (2008).
89) Sasaki J, Yokoyama M, Matsuzaki M *et al.*, Relationship between coronary artery disease and non-HDL-C, and effect of highly purified EPA on the risk of coronary artery disease in hypercholesterolemic patients treated with statins. sub-analysis of the Japan EPA Lipid Intervention Study (JELIS). *J. Atheroscl. Thromb.*, **19**: 194-204 (2011)
90) Adkins Y, Kelley DS, Mechanisms underlying the cardioprotective effects of omega-3 polyunsaturated fatty acids. *J. Nutr. Biochem.*, **21**: 781-792 (2010)
91) Delgado-Lista J, Perez-Martinez P, Lopez-Miranda J *et al.*, Long chain omega-3 fatty acids and cardiovascular disease: a systematic review. *Brit. J. Nutr.*, **107**: S201-S213 (2012)
92) Kwak SM, Myung SK, Lee YJ *et al.*, Efficacy of omega-3 fatty acid supplements (eicosapetaenoic acid and dososahexaenoic acid) in the secondary prevention of cardiovascular disease. *Arch. Intern. Med.*, **172**: 686-694 (2012)

93) Hu FB, Manson JE, Omega-3 fatty acids and secondary prevention of cardiovascular disease—is it just a fish tale? *Arch. Intern. Med.*, **172**: 694-696 (2012)
94) Rizos EC, Ntzani EE, Bika E et al., Association between omega-3 fatty acid supplementation and risk of major cardiovascular disease events: a systematic review and meta-analysis. *JAMA*, **308**: 1024-1033 (2012)
95) The Risk and Prevention Study Collaborative Group, n-3 Fatty acids in patients with multiple cardiovascular risk factors. *New Engl. J. Med.*, **368**: 1800-1808 (2013)
96) Simopoulos AP, The omega-6/omega-3 fatty acid ratio, genetic variation and cardiovascular disease. *Asia Pacific J. Clin. Nutr.*, **17**: 131-134 (2008)
97) Harris WS, The omega-6/omega-3 ratio and cardiovascular disease risk: uses and abuses. *Curr. Atheroscler. Rep.*, **8**: 456-459 (2006)
98) Harris WS, Assaad B, Poston WC, Tissue omega-6/omega-3 fatty acid ratio and risk of coronary artery disease. *Am. J. Cardiol.*, **98**: 19i-26i (2006)
99) Loef M, Walach H, The omega-6/omega-3 ratio and dementia or cognitive decline: a systematic review on human studies and biological evidence. *J. Nutr. Gerontol. Geriatr.*, **32**: 1-23 (2013)
100) Choque B, Cathaline D, Rioux V et al., Linoleic acid: between doubts and certainties. *Biochimie*, **96**: 14-21 (2014)
101) Emken E, Human studies using isotope labeled fatty acids: answered and unanswered questions. *J. Oleo Sci.*, **62**: 245-255 (2013)
102) Plourde M, Cannane SC, Extremely limited synthesis of long chain polyunsaturates in adults: implications for their dietary essentiality and use as supplements. *Appl. Physiol. Nutr. Metab.*, **32**: 619-634 (2007)
103) Brenna JT, Salem N Jr., Sinclair AJ et al., α-Linolenic acid supplementation and conversion to n-3 long-chain polyunsaturated fatty acids in humans. *Prostagl. Leukot. Essent. Fatty Acids*, **80**: 85-91 (2009)
104) Koletzko B, Lien E, Agostoni C et al., The roles of long-chain polyunsaturated fatty acids in pregnancy, lactation and infancy: review of current knowledge and consensus recommendations. *J. Perinat. Med.*, **36**: 5-14 (2008)
105) Koletzko B, Carlson SE, van Goudoever JB, Should infant formula provide both omega-3 DHA and omega-6 arachidonic acid? *Ann. Nutr. Metab.*, **66**: 137-138 (2015)
106) 西川正純, 脂肪酸（α-リノレン酸, EPA・DHA, アラキドン酸）．食品機能性成分の吸収・代謝機構（宮澤陽夫監修), p.159-166, シーエムシー出版 (2013)
107) Serhan CN, Yacoubian S, Yang N, Anti-inflammatory and proresolving lipid mediators. *Annu. Rev. Pathol.*, **3**: 279-312 (2008)
108) Adam O, Tesche A, Wolfram G, Impact of linoleic acid intake on arachidonic acid formation and eicosanoid biosynthesis in human. *Prostagl. Leukot. Essent. Fatty Acids*, **79**: 177-181 (2008)
109) Angela Liou Y, Innis SM, Dietary linoleic acid has no effect on arachidonic acid, but increases n-6 eicosadienoic acid, and lowers dihomo-gamma-linolenic acid and eicosapentaenoic acid in plasma of adult men. *Prostagl. Leukot. Essent. Fatty Acids*, **80**: 201-206 (2009)
110) Johnson GH, Fritsche K, Effect of dietary linoleic acid on markers of inflammation in healthy persons: a systematic review of randomized controlled trials. *J. Acad. Nutr. Diet.*, **112**: 1029-1041 (2012)
111) Fritsche KL, The science of fatty acids and inflammation. *Adv. Nutr.*, **6**: 293S-301S (2015)
112) Nielsen MS, Schmidt EB, Stegger J et al., Adipose tissue arachidonic acid content is associated with the risk of myocardial infarction: a Danish case-cohort study. *Atherosclerosis*, **227**: 386-390

(2013)
113) World Cancer Research Fund/American Institute for Cancer Research, Food, Nutrition, Physical Activity, and the Prevention of Cancer: a Global Perspective. American Institute for Cancer Research (2007)
114) Richman EL, Kenfield SA, Chavarro JE et al., Fat intake after diagnosis and risk of lethal prostate cancer and all-cause mortality. *JAMA Intern. Med.*, **173**: 1318-1326 (2013)
115) Sakai M, Kakutani S, Horikawa C et al., Arachidonic acid and cancer risk: a systematic review of observational studies. *BMC Cancer*, **12**: 606 (2012)
116) Hibbeln JR, Nieminen LRG, Blasbalg TL et al., Healthy intakes of n-3 and n-6 fatty acids: estimations considering worldwide diversity. *Am. J. Clin. Nutr.*, **83** (6 suppl):1483S-1493S (2006)
117) Fenton JI, Hord NG, Ghosh S et al., Immunomodulation by dietary long chain omega-3 fatty acids and the potential for adverse health outcomes. *Prostagl. Leukot. Essent. Fatty Acids*, **89**: 379-390 (2013)
118) Ishikura Y, Ikeda G, Akimoto K et al., Arachidonic acid supplementation decreases P300 latency and increases P300 amplitude of event-related potentials in healthy elderly men. *Neuropsychobiology*, **60**: 73-79 (2009)
119) 榊原　学, アラキドン酸を中心とする高度不飽和脂肪酸が加齢脳に及ぼす効果とそのメカニズム. オレオサイエンス, **12** :273-282 (2012)
120) 山口　進, アラキドン酸による食品の美味しさ向上効果. オレオサイエンス, **12**: 283-288 (2012)
121) Mozaffarian D, Lemaitre RN, King IB et al., Plasma phospholipid long-chain ω-3 fatty acids and total and cause-specific mortality in older adults: a cohort study. *Ann. Intern. Med.*, **158**: 515-525 (2013)
122) 大塚　礼, 加藤友紀, 今井具子他, 地域在住中高年男女における性・年齢群別の血清脂肪酸構成比率. 日本栄養・食糧学会誌, **66**: 147-153 (2013)
123) Otsuka R, Kato Y, Imai T et al., Higher serum EPA or DHA, and lower ARA compositions with age independent fatty acid intake in Japanese aged 40 to 79. *Lipids*, **48**: 719-727 (2013)
124) Harris WS, Pottala JV, Varvel SA et al., Erythrocyte omega-3 fatty acids increase and linoleic acid decreases with age: observations from 160,000 patients. *Prostagl. Leukot. Essent. Fatty Acids*, **88**: 257-263 (2013)
125) 岡島伸浩, 魚油. 油脂の特性と応用（戸谷洋一郎監修), p.373-387, 幸書房（2012）
126) Maki KC, Reeves MS, Farmer M et al., Krill oil supplementation increases plasma concentrations of eicosapentaenoic and docosahexaenoic acids in overweight and obese men and women. *Nutr. Res.*, **29**: 609-615 (2009)
127) Schuchardt JP, Schneider I, Meyer H et al., Incorporation of EPA and DHA into plasma phospholipids in response to different omega-3 fatty acid formulations—a comparative bioavailability study of fish oil vs. krill oil. *Lipids Health Dis.*, **10**: 145 (2011)
128) Ulven SM, Kirkhus B, Lamglait A et al., Metabolic effects of krill oil are essentially similar to those of fish oil but at lower dose of EPA and DHA, in healthy volunteers. *Lipids*, **46**: 37-46 (2011)
129) Burri L, Hoem N, Banni S et al., Marine omega-3 phospholipids: metabolism and biological activities. *Int. J. Mol. Sci.*, **13**: 15401-15419 (2012)
130) Kohler A, Sarkkinen E, Tapola N et al., Bioavailability of fatty acids from krill oil, krill meal and fish oil in healthy subjects—a randomized, single-dose, cross-over trial. *Lipids Health Dis.*, **14**:19 (2015)
131) Yurko-Mauro K, Kralovec J, Bailey-Hall E et al., Similar eicosapentaenoic and docosahexa-

enoic acid plasma levels achieved with fish oil or krill oil in a randomized double-blind four-week bioavailability study. *Lipids Health Dis.*, **14**: 99 (2015)
132) Kagan ML, West AL, Zante C et al., Acute appearance of fatty acids in human plasma — a comparative study between polar-lipid rich oil from the microalgae *Nannochloropsis oculata* and krill oil in healthy young males. *Lipids Health Dis.*, **12**:102 (2013)
133) Nys M, Debruyne I, Global omega-3 summit 2013 highlights. *Inform*, **24** (9): S4-S7 (2013)
134) Igarashi M, Gao R, Kim HW et al., Dietary n-6 PUFA deprivation for 15 weeks reduces arachidonic acid concentrations while increasing n-3 PUFA concentrations in organs of post-weaning male rats. *Biochim. Biophys. Acta*, **1791**: 132-139 (2009)
135) Guesnet P, Lallemand SM, Alessandri JM et al., α-Linolenate reduces the dietary requirement for linoleate in the growing rat. *Prostagl. Leukot. Essent. Fatty Acids*, **85**: 353-360 (2011)
136) Chowdhury R, Wamakula S, Kunutsor S et al., Association of dietary, circulating, and supplement fatty acids with coronary risk: a systematic review and meta-analysis. *Ann. Intern. Med.*, **160**: 398-406, Erratum 658 (2014)
137) Farvid MS, Ding M, Pan A et al., Dietary linoleic acid and risk of coronary heart disease: a systematic review and meta-analysis of prospective cohort studies. *Circulation*, **130**: 1568-1578 (2014)
138) EFSA Panel on Dietetic Products, Nutrition, and Allergies (NDA), Scientific opinion on dietary reference values for fats, including saturated fatty acids, polyunsaturated fatty acids, monounsaturated fatty acids, *trans* fatty acids, and cholesterol. *EFSA Journal*, **8**(3): 1461 (2010)
139) Kromhout D, Geleijnse JM, Menotti A et al., The confusion about dietary fatty acids recommendations for CHD prevention. *Brit. J. Nutr.*, **106**: 627-632 (2011)
140) Fairfield K, Review: replacing dietary saturated fatty acids with n-6 polyunsaturated fatty acids does not reduce mortality. *Ann. Intern. Med.*, **158** (10): JC6 (2013)
141) Mozaffarian D, Katan MB, Ascherio A et al., *Trans* fatty acids and cardiovascular disease. *N. Engl. J. Med.*, **354**: 1601-1633 (2006)
142) 食品安全委員会，新開発食品評価書 食品に含まれるトランス脂肪酸．2012年3月．http://www.fsc.go.jp/sonota/trans_fat/iinkai422_trans-sibosan_hyoka.pdf
143) 菅野道廣監修，特集：わが国におけるトランス脂肪酸問題を考える．明日の食品産業，通巻425号：1-45 (2012)
144) Wang Y, Proctor SD, Current issues surrounding the definition of *trans*-fatty acids: implications for health, industry and food labels. *Brit. J. Nutr.*, **110**: 1369-1383 (2013)
145) Yoshinaga K, Kawamura Y, Kitayama T et al., Regiospecific distribution of *trans*-octadecenoic acid positional isomers in triacylglycerols of partially hydrogenated vegetable oil and ruminant fat. *J. Oleo Sci.*, **64**:617-624 (2015)
146) Tsuzuki W, Inconsistencies in a highly polar capillary gas chromatography column and nescessity of column performance checks for *trans* fatty acid measurement. *J. AOAC Int.*, **95**: 1740-1743 (2012)
147) 渡邉敬浩，石川智子，松田りえ子，GC-FIDを用いたトランス脂肪酸分析法の性能評価手法および性能基準値の検討．食衛誌，**54**: 31-48 (2013)
148) 塩田 誠，キャピラリーガスクロマトグラフ法によるトランス脂肪酸定量技術．調理科学会誌，**48**: 229-239 (2015)
149) Zook PL, Katan MB, *Trans* fatty acids, lipoproteins, and coronary risk. *Can. J. Physiol. Pharmacol.*, **75**: 211-216 (1997)
150) Ascherio A, Katan MB, Zock PL et al. *Trans* fatty acids and coronary heart disease. *N. Engl. J.*

Med., **340**: 1994-1998 (1999)
151) Hunter JE, Dietary *trans* fatty acids: review of recent human studies and food industry responses. *Lipids*, **41**: 967-992 (2006)
152) Trumbo PR, Shimakawa T, Tolerable upper intake levels for *trans* fat, saturated fat, and cholesterol. *Nutr. Rev.*, **69**: 270-278 (2011)
153) Mozaffarian D, Clarke R, Quantitative effects on cardiovascular risk factors and coronary heart disease risk of replacing partially hydrogenated vegetable oils with other fats and oils. *Eur. J. Clin. Nutr.*, **63** Suppl 2: S22-S33 (2009)
154) Imamura F, Lemaitre RN, King IB *et al.*, Novel circulating fatty acid patterns and risk of cardiovascular disease: the Cardiovascular Health Study. *Am. J. Clin. Nutr.*, **96**: 1252-1261 (2012)
155) Hu FB, Stampfer MJ, Manson JE *et al.*, Dietary fat intake and the risk of coronary heart disease in women. *N. Engl. J. Med.*, **337**: 1491-1499 (1997).
156) Kritchevsky D, *Trans* fatty acids and cardiovascular risk. *Prostagl. Leukot. Essent. Fatty Acids*, **57**: 399-402 (1997)
157) Takeuchi H, Kutsuwada T, Shirokawa Y *et al.*, Supplementation of 1% energy *trans* fatty acids has little effect on serum cholesterol levels in healthy young Japanese women. *Biosci. Biotech. Biochem.*, **77**: 1219-1222 (2013)
158) Mori K, Ishida T, Yasuda T *et al.*, Serum *trans*-fatty acid concentration is elevated in young patients with coronary artery disease in Japan. *Circulation J.*, **79**: 2017-2025 (2015)
159) Thompson AK, Minihane A-M, Williams CM, *Trans* fatty acids, insulin resistance and diabetes. *Eur. J. Clin. Nutr.*, **65**: 553-564 (2011)
160) Tyburczy C, Major C, Lock AL *et al.*, Individual *trans* octadecenoic acids and partially hydrogenated vegetable oil differently affect hepatic lipid and lipoprotein metabolism in golden Syrian hamsters. *J. Nutr.*, **139**: 257-263 (2009)
161) Meijer GW, von Tol A, van Berkel TJ *et al.*, Effect of dietary elaidic versus vaccenic acid on blood and liver lipids in the hamster. *Atherosclerosis*, **157**: 31-40 (2001)
162) Lemaitre RN, King IB, Mozaffarian D, Plasma phospholipid *trans* fatty acids, fetal ischemic heart disease, and sudden cardiac death in older adults: the Cardiovascular Health Study. *Circulation*, **114**: 209-215 (2006)
163) Sun Q, Ma J, Campos H *et al.*, A prospective study of *trans* fatty acids in erythrocytes and risk of coronary heart disease. *Circulation*, **115**: 1858-1865 (2007)
164) Liu X-R, Deng S-Y, Hu J-N *et al.*, Erythrocyte membrane *trans*-fatty acid index is positively associated with a 10-year CHD risk probability. *Brit. J. Nutr.*, **109**: 1695-1703 (2013)
165) Li X-P, Luo T, Li J *et al.*, Linolelaidic acid induces a stronger proliferative effect on human umbilical vein smooth muscle cells compared to elaidic acid. *Lipids*, **48**: 395-403 (2013)
166) Gebauer SK, Chardigny JM, Jakobsen MU *et al.*, Effects of ruminant *trans* fatty acids on cardiovascular disease and cancer: a comprehensive review of epidemiological, clinical, and mechanistic studies. *Adv. Nutr.*, **2**: 332-354 (2011)
167) De Souza RJ, Mente A, Maroleanu A *et al.*, Intake of saturated and *trans* unsaturated fatty acids and risk of all cause mortality, cardiovascular disease, and type 2 diabetes: systematic review and meta-analysis of observational studies. *BMJ*, **351**: h3978 (2015)
168) Gayet-Boyer C, Tenenhaus-Aziza F, Prunet C *et al.*, Is there linear relationship between the dose of ruminant *trans*-fatty acids and cardiovascular risk markers in healthy subjects: results from a systematic review and meta-regression of randomised clinical trials. *Brit. J. Nutr.* **112**: 1914-1922 (2014)

169) Stender S, Astrup A, Dyerberg J, Ruminant and industrially produced *trans* fatty acids: health aspects. *Food Nutr. Res.*, 2008; **52**, doi: 10.3402/fnr.v52i0.1651
170) Brouwer IA, Wanders AJ, Katan MB, Effect of animal and industrial *trans* fatty acids on HDL and LDL cholesterol levels in humans — a quantitative review. *PLoS One*, 2010 Mar 2; **5**(3): e9434
171) Brouwer IA, Wanders AJ, Katan MB, *Trans* fatty acids and cardiovascular health: research completed? *Eur. J. Clin. Nutr.*, **67**: 541-547 (2013)
172) Laake I, Pedersen JI, Selmer R, A prospective study of intake of *trans*-fatty acids from ruminant fat, partially hydrogenated vegetable oils, and marine oils and mortality from CVD. *Br. J. Nutr.*, **108**: 743-754 (2012)
173) Kuhnt K, Degen C, Jahreis G, Evaluation of the impact of ruminant *trans* fatty acids on human health: important aspects to consider. *Crit. Rev. Food Sci. Nutr.*, 2015 Mar 6:0, [Epub ahead of print]
174) Willett WC, Mozaffarian D, Ruminant or industrial sources of *trans* fatty acids: public health issue or food label skirmish? *Am. J. Clin. Nutr.*, **87**: 515-516 (2008)
175) Ganguly R, Pierce GN, The toxicity of dietary *trans* fats. *Food Chem. Toxicol.*, **76**: 170-176 (2015)
176) 食品安全委員会新開発食品専門調査会, 新開発食品評価書 食品に含まれるトランス脂肪酸. 2012 年 2 月. http://www.fsc.go.jp/sonota/trans_fat/iinkai422_trans-sibosan_hyoka.pdf
177) Downs SM, Thow AM, Leeder SR, The effectiveness of policies for reducing dietary *trans* fat: a systematic review of the evidence. *Bull. World Health Organ.*, **91**: 262-269H (2013)
178) Rahkovsky I, Martinez S, Kuchler F, New food choices free of *trans* fats better align U.S. diets with health recommendations. USDA Economic Information Bulletin No. 95, p.1-33 (2012)
179) 川端輝江, 兵庫弘夏, 荻原千絵他, 食事の実測による若年女性のトランス脂肪酸摂取量. 日本栄養・食糧学会誌, **61**: 161-168 (2008)
180) Angell SY, Cobb LK, Curtis CJ et al., Change in *trans* fatty acid content of fast-food purchases associated with New York City's restaurant regulation: a pre–post study. *Ann. Intern. Med.*, **157**: 81-86 (2012)
181) Watanabe T, Maitani T, Matsuda R, Analysis of *trans*-fat levels in total diet and one-serving samples using the verified GC-method and estimation of the intake in Japan. *Food Hyg. Saf. Sci.*, **52**: 167-177 (2011)
182) Colon-Ramos U, Monge-Rohas R, Campos H, Impact of WHO recommendations to eliminate industrial *trans*-fatty acids from the food supply in Latin America and Caribbean. *Health Policy Plan.*, 2013 Oct 21, doi: 10.1093/heapol/czt034
183) Vannce G, Rasmussen H, Position of the academy of nutrition and dietetics: dietary fatty acids for healthy adults. *J. Acad. Nutr. Diet.*, **114**: 136-153 (2014)
184) 白砂尋士, トランス脂肪酸の低減化に向けて. 日本調理科学会誌, **45**：223-227 (2012)
185) Philippaerts A, Jacobs PA, Sels BF, Is there still a future for hydrogenated vegetable oils? *Angew. Chem. Int. Ed.*, **52**: 5220-5226 (2013)
186) Pande G, Akoh CC, Enzymatic modification of lipids for *trans*-free margarine. *Lipid Technology*, **25**: 31-33 (2013)
187) Tyburczy C, Mossoba MM, Rader JI, Determination of *trans* fat in edible oils: current official methods and overview of recent developments. *Anal. Bioanal. Chem.*, **405**: 5759-5772 (2013)
188) Xu L, Zhu X, Chen X et al., Direct FTIR analysis of isolated *trans* fatty acids in edible oils using disposable polyethylene film. *Food Chem.*, **85**: 503-508 (2015)
189) Otite FO, Jacobson MF, Dahmubed A et al., Trends in *trans* fatty acids reformulations of US supermarket and brand-name foods from 2007 through 2011. *Prev. Chronic Dis.*, **10**: E85 (2013),

http://dx.doi.org/20.5888/pcd10.120198
190) Doell D, Folmer D, Lee H et al., Updated estimate of *trans* fat intake by the US population. *Food Additives Contam.*, **29**: 861-874 (2012)
191) Harris WS, Pottala JV, Vasan RS et al., Changes in erythrocyte membrane *trans* and marine fatty acids between 1999 and 2006 in older Americans. *J. Nutr.*, **142**: 1297-1303 (2012)
192) Abraham RA, Bahl VK, Parshad R et al., Content of *trans* fatty acids in human cheek epithelium: comparison with serum and adipose tissue. *BioMed Res. Int.*, **2013**: Article ID 276174, http://dx.doi.org/10.1155/2013/276174
193) 菅野道廣：トランス脂肪酸の安全性．*New Diet Therapy*, **28**: 79-82 (2013)
194) *Federal Register*, **64** (No.221): 64627-62825 (1999) (p.62760 参照)
195) Allen K, Pearson-Stuttard J, Hooton W et al., Potential of *trans* fats policies to reduce socio-economic inequalities in mortality from coronary heart disease in England: cost effectiveness modeling study. *BMJ*, **351**: h4583 (2015)
196) 丸山武紀，トランス脂肪酸と健康．オレオサイエンス，**13**: 259-266 (2013)
197) Ikeda I, Tomari Y, Sugano M et al., Lymphatic absorption of structured glycerolipids containing medium-chain fatty acids and linoleic acid, and their effect on cholesterol absorption in rats. *Lipids*, **26**: 369-373 (1991)
198) Jandacek RJ, Whiteside JA, Holcombe BH et al., The rapid hydrolysis and efficient absorption of triglycerides with ocatanoic acid in the 1 and 3 positions and long-chain fatty acid in the 2 position. *Am. J. Clin. Nutr.*, **45**: 940-945 (1987)
199) Mu H, Høy C-E, Intestinal absorption of specific structured triacylglycerols. *J. Lipid Res.*, **42**: 792-798 (2001)
200) Wang J, Yu J-C, Kang W-M et al., Superiority of a fish oil-enriched emulsion to medium-chain triacylglycerols/long-chain triacylglycerols in gastrointestinal surgery patients: a randomized clinical trial. *Nutrition*, **28**: 623-629 (2012)
201) Cahill GF Jr., Fuel metabolism in starvation. *Annu. Rev. Nutr.*, **26**: 1-22 (2006)
202) Wymelbeke VV, Himaya A, Louis-Sylvestre J et al., Influence of medium-chain and long-chain triacylglycerols on control of food intake in men. *Am. J. Clin. Nutr.*, **68**: 226-234 (1998)
203) Chiasson J-L, Aris-Jilwan N, Bélanger R et al., Diagnosis and treatment of diabetic ketoacidosis and the hyperglycemic hyperosmolar state. *Can. Med. Assoc. J.*, **168**: 859-866 (2001)
204) Metges CC, Wolfram G, Medium- and long-chain triglycerides labeled with ^{13}C: a comparison of oxidation after oral or parenteral administration in humans. *J. Nutr.*, **121**: 31-36 (1991)
205) 青山敏明，中鎖脂肪酸の栄養学的研究―最近の研究を中心に―．オレオサイエンス，**3**: 403-410 (2003)
206) Matulka RA, Noguchi O, Nosaka N, Safety evaluation of a medium- and long-chain triacylglycerol oil produced from medium-chain triacylglycerols and edible vegetable oil. *Food Chem. Toxicol.*, **44**: 1530-1538 (2006)
207) Timm-Heinrich M, Xu X, Nielsen NS et al., Oxidative stability of structured lipids produced from sunflower oil and caprylic aicd. *Eur. J. Lipid Sci. Technol.*, **105**: 436-448 (2003)
208) Nielsen NS, Xu X, Timm-Heinrich M et al., Oxidative stability during storage of structured lipids produced from fish oil and caprylic acid. *JAOCS*, **81**: 357-384 (2004)
209) St-Onge MP, Bosarge A, Weight-loss diet that includes consumption of medium chain triacylglyc-erol oil leads to a greater rate of weight and fat mass loss than does olive oil. *Am. J. Clin. Nutr.*, **87**: 621-626 (2008)
210) Tsuji H, Kasai M, Takeuchi H et al., Dietary medium-chain triacylglycerols suppress accumulation

of body fat in a double-blind, controlled trial in healthy men and women. *J. Nutr.*, **131**: 2853-2859 (2001)

211) Kasai M, Nosaka N, Maki H et al., Effect of dietary medium- and long-chain triacylglycerols (MLCT) on accumulation of body fat in healthy humans. *Asia Pacific J. Clin. Nutr.*, **12**: 151-160 (2003)

212) Ogawa A, Nosaka N, Kasai M et al., Dietary medium- and long-chain triacylglycerols accelerate diet-induced thermogenesis in humans. *J. Oleo Sci.*, **56**: 283-287 (2007)

213) Matsuo T, Matsuo M, Kasai M et al., Effect of liquid diet supplement containing structured medium- and long-chain triacylglycerols on body fat accumulation in healthy young subjects. *Asia Pacific J. Clin. Nutr.*, **10**: 46-50 (2001)

214) Liu Y, Wan J, Zhang R et al., A good response to oil with medium- and long-chain fatty acids in body fat and blood lipid profiles of male hypertriglyceridemic subjects. *Asia Pacific J. Clin. Nutr.*, **18**: 351-358 (2009)

215) Zhang Y, Liu Y, Wang J et al., Medium- and long-chain triacylglycerols reduce body fat and blood triacylglycerols in hypertriacylglycerolemic, overweight but not obese, Chinese individuals. *Lipids*, **45**: 501-510 (2010)

216) Mumme K, Stonehouse W, Effects of medium-chain triglycerides on weight loss and body composition: a meta-analysis of randomized controlled trials. *J. Acad. Nutr. Diet.*, **115**: 249-263 (2015)

217) Han JR, Deng B, Sun J et al., Effect of dietary medium-chain triglyceride on weight loss and insulin sensitivity in a group of moderately overweight free-living type 2 diabetic Chinese subjects. *Metabolism*, **55**: 985-991 (2007)

218) Siener R, Ehrhardt C, Bitterlich N et al., Effect of a fat spread enriched with medium-chain triacylglycerols and a special fatty acid-micronutrient combination on cardiometabolic risk factors in overweight patients with diabetes. *Nutr. Metab.*, **8**: 21 (2011)

219) Labarthe F, Gelinas R, Des Rosiers C, Medium-chain fatty acids as metabolic therapy in cardiac disease. *Cardiovasc. Drugs Ther.*, **22**: 97-106 (2008)

220) Pietraszek A, Hermansen K, Pedersen SB et al., Effects of a meal rich in medium-chain saturated fat on postprandial lipemia in relatives of type 2 diabetics. *Nutrition*, **29**: 1000-1006 (2013)

221) 野坂直久，足立香代子，川島由紀子他，タンパク・エネルギー低栄養（PEM）のリスクを保有する高齢者における中鎖脂肪酸摂取が血清アルブミン値に及ぼす影響．日本臨床栄養学会雑誌，**32**: 52-61 (2010)

222) Nosaka N, Suzuki Y, Nagatoishi A et al., Effect of ingestion of medium-chain triacyglycerols on moderate- and high-intensity exercise in recreational athletes. *J. Nutr. Sci. Vitaminol.*, **55**: 120-125 (2009)

223) Costantini LC, Barr LJ, Vogel JL et al., Hypometaboism as a therapeutic target in Alzheimer's disease. *BMC Neuroscience*, **9**(Suppl 2) : S16 (2008)

224) Veech RL, Ketone esters increase brown fat in mice and overcome insulin resistance in other tissues in the rat. *Ann. N. Y. Acad. Sci.*, **1302**: 42-48 (2013)

225) Henderson ST, Poirie J, Pharmacogenetic analysis of the effects of polymorphisms in *APOE*, *IDE* and *IL1B* on a ketone body based therapeutic on cognition in mild to moderate Alzheimer's disease; a randomized, double-blind, placebo-controlled study. *BMC Medical Genetics*, **12**: 137 (2011)

226) Zhang J, Cao Q, Li S et al., 3-Hydroxybutyrate methyl ester as a potential drug against Alzheimer's disease via mitochondria protection mechanism. *Biomaterials*, **34**: 7552-7562 (2013)

227) Gonzalez-Lima F, Barksdale BR, Rohas JC, Mitochondrial respiration as a target for neuroprotection and cognitive enhancement. *Biochem. Pharamacol.*, **88**: 584-593 (2014)
228) Clarke K, Tchabanenko K, Pawlosky R et al., Kinetics, safety and tolerability of (R)-3-hydroxybutyl (R)-3-hydroxybutyrate in human adult subjects., *Regul. Toxicol. Pharmacol.*, **63**: 401-408 (2012)
229) Roberts RO, Roberts LA, Geda YE et al., Relative intake of macronutrients impacts risk of mild cognitive impairment or dementia. *J. Alzheimer's Dis.*, **32**: 329-339 (2012)
230) Kathleen PA, Williamson A, Yu N et al., Medium-chain fatty acids improve cognitive function in intensively treated type 1 diabetic patients and support *in vitro* synaptic transmission during acute hypoglycemia. *Diabetes*, **58**: 1237-1244 (2009)
231) Adanyeguh IM, Rinaldi D, Henry PG et al., Triheptanoin imporves brain energy metabolism in patients with Huntington disease. *Neurology*, **84**: 490-495 (2015)
232) 大塚 礼, 加藤友紀, 西田裕紀子他, 地域在住高齢者における短鎖および中鎖脂肪酸摂取が8年間の認知機能得点低下に及ぼす影響. 日本栄養・食糧学会誌, **68**: 101-111 (2015)
233) Wang H, Eckel RH, What are lipoproteins doing in the brain. *Trends Endocr. Metab.*, **25**: 8-14 (2014)
234) Rhinn H, Fujita R, Qiang L et al., Integrative genomics identifies APOE ε4 effectors in Alzheimer's disease. *Nature*, **500**(7460): 45-50 (2013)
235) Stukas S, Robert J, Wellington CL, High-density lipoproteins and cerebrovascular integrity in Alzheimer's disease. *Cell Metab.*, **19**: 574-591 (2014)
236) Gosselet F, Saint-Pol J, Fenart L, Effects of oxysterols on the blood-brain barrier: implications for Alzheimer's disease. *Biochem. Biophys. Res. Commun.*, **446**: 687-691 (2014)
237) Galvin JE, Optimizing diagnosis and management in mild-to-moderate Alzheimer's disease. *Neurodegener Dis. Manag.*, **2**: 291-304 (2012)
238) Van Oudenhove L, McKie S, Lassman D et al., Fatty acid-induced gut-brain signaling attenuates neural and behavioral effects of sad emotion in humans. *J. Clin. Invest.*, **121**: 3094-3099 (2011)
239) den Besten G, van Eunen K, Groen AK et al., The role of short-chain fatty acids in the interplay between diet, gut microbiota, and host energy metabolism. *J. Lipid Res.*, **54**: 2325-2340 (2013)
240) Tan J, McKenzie C, Potamitis M et al., The role of short-chain fatty acids in health and disease. *Adv. Immunol.*, **121**: 91-119 (2014)
241) Puertollano E, Kolida S, Yaqoob P, Biological significance of short-chain fatty acid metabolism by the intestinal microbiome. *Curr. Opin. Clin. Nutr. Metab. Care*, **17**: 139-144 (2014)

第5章 油脂と肥満

5.1 嫌われる「あぶら」

　肥満は，メタボリックシンドロームの基因となる疾患で，世界中でその防止・改善が大きな課題となっている．肥満は基本的には消費エネルギー量が摂取エネルギー量以下であることに原因が求められるが，遺伝的因子と環境的因子が絡む非常に複雑な問題でもある．一般には遺伝的因子が係わる割合は20％程度と見込まれており，環境的因子，とくに食事と身体活動が最重要視されている．食事に関しては，まず脂質と砂糖の摂取を減らすことがターゲットとなっている．しかしながら，消費者は巷にあふれる「誤解神話」を信じ込んでいる．肥満に関しては科学的証拠のない多くの「信仰や盲信」があり，証拠に基づかない話題が一般的な読み物だけでなく科学論文にもまかり通っている[1]．例えば，「朝食を規則正しく摂ると肥満しない」，「幼児期に身に付けた運動や食の習慣が生涯を通して影響する」，「果物や野菜を多く摂れば，たとえ生活習慣を意図的に変えても体重は低下し，増加量が少ない」，「スナック摂取は体重増加や肥満に繋がる」などはすべて拡大解釈である（表5.1）．実際に，体重低

表5.1　肥満にまつわる憶測[1]

憶測	憶測の根拠
規則的に朝食を摂れば（朝食抜きに対し），肥満は防げる．	朝食を抜くと，その日の後での食事で過食しがちと言われている．
小児初期は，生涯を通じて体重に影響する運動と食事の習慣を学ぶ時期である．	小児初期での体重・身長比，食行動および好みは，その後の人生でのこれらの値と相互に関係がある．
より多くの果物や野菜を食べることは，意図的にその他の行動や環境を変えてもなお，体重を低下させ体重増加量を少なくする．	より多くの果物や野菜を食べることにより，おそらく無意識的に他の食品の摂取量が少なくなり，その結果，果物や野菜の摂取によるカロリー増加量よりも多くのカロリーが減る．
体重のサイクリング（すなわちヨーヨーダイエット：ダイエットとリバウンドの繰り返し）は寿命を縮める．	観察研究では，体重が不安定な人より一定の人で死亡率が低い．
スナックの摂取は体重増加や肥満に結び付く．	スナックフーズはその後の食事で完全には帳消しされないようであり，体重増加をもたらす．
歩道や公園があるような住環境が肥満に影響する．	近隣の環境状態が身体活動を促進したり妨げたりするので，結果として肥満に影響を及ぼす．

下のための食事については，例えばエネルギー摂取量を減らした「ダイエット」は非常に効果的に体重を低下させるが，そのような「ダイエット」を継続し，あるいは誰かに続けるよう勧めても長期的にはうまくいかないものである．

加えて，専門家により査読（peer reviewing）されている専門誌に掲載された「栄養と肥満」に係わる論文には，誇張説明が散見されるとの批判がなされている[2]．2001年から2011年の間に，この分野ではインパクトファクターがもっとも高い専門誌に発表された937の論文について，①相関関係を因果関係と見なしている，②相関性だけの観察研究の成績を肥満改善策として推奨している，および③妥当でない成績を一般化している，の三点から検討された結果，8.9%の研究で結論を誇張しており，その割合は2011年でより高い傾向にあった．さらに，研究費の助成を受けていない研究で誇張が多く見られ，4名あるいはそれ以下の場合に比べ，共著者数が多いと誇張は少なかった．この検討を行った著者らは，「栄養と肥満」に係わる研究論文では，誇張はありふれたことであると結論している．同様なことは医学論文では既に指摘されてきたことであり，要約の68%に誤りが見られるとも言われている[3]．このような状況から，専門家の発言でさえ科学的根拠が希薄な場合があると言わざるを得ず，問題の複雑さをよく理解しないと大きな過ちを犯すことになろう．確かな裏付けなしに意図的に善悪に二分しがちなマスコミ関連情報が流されるのも止むを得ないのかもしれない．

5.2　肥満を巡るわが国の現状

日本人成人の肥満率は世界中でも最も低いレベルにあり，米国と比べると1/8程度に過ぎない（図5.1）．しかし，わが国のメタボリックシンドローム診断基準での腹囲（基準の男性85 cm以上，女性90 cm以上）は，女性では米国とほぼ同値であるが男性では17 cmも短く，厳しい基準となっていて，日本人男性は軽度の肥満でも健康障害を惹起しやすい可能性が想定されている．実際に，わが国ではbody mass index（BMI，体重kg/（身長m）^{2}）が18.5未満を低体重（やせ），18.5以上25.0未満を普通体重，25以上を肥満，35以上を高度肥満としているのに対し，欧米諸国ではBMI 25以上30未満を過体重（overweight），30以上を肥満（obesity）としている．

肥満が基因となるいわゆる「メタボリックシンドローム」との係わりから，わが国でも肥満は大きな社会問題となっており（図5.2），政府も「健康日本21」などいろいろな施策を講じている．平成23年の国民健康・栄養調査によると，肥満者の割合は男性30.3%，女性21.5%（平成25年では28.6%と20.3%）にも及んでいるが，すでに2010年時点で医師・栄養士による指導，学校教育および食品表示策の改善などにより，わが国における肥満に関連する慢性疾患による死亡リスクをかなり軽減する

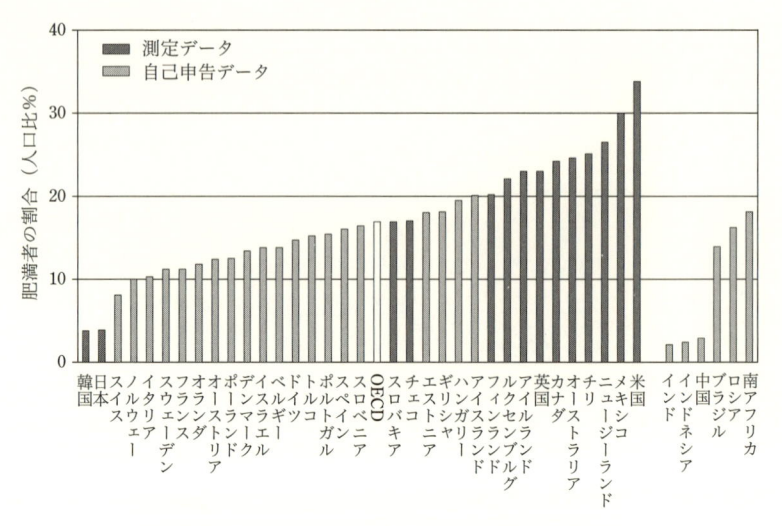

図 5.1 OECD 諸国における成人肥満者の割合
OECD Health Data 2011, 非 OECD 国では当該国のデータ.

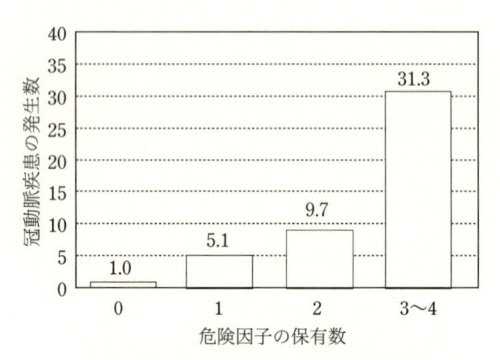

図 5.2 肥満と心疾患の発症危険度
危険因子：肥満，高血糖，高血圧，高脂血症．危険因子の数の増加と共に冠動脈疾患の発症数は幾何級数的に高まる．
労働省作業関連疾患総合対策研究班調査（2001）

ことが期待できると試算されている（水嶋春朔，2010）．具体的な方法は別にして，肥満が基因となる疾患による死亡数をかなり低減できる余地があるわけであり，この問題に対する正しい理解が喫緊の課題となっているのは当然のことであろう．わが国でも肥満者の割合はほぼレベル化してきているが，米国では 2003〜4 年以降 2011〜12 年での成人の肥満者の割合は 1/3 程度という高値で推移している．

肥満に係わる二大食事成分である脂質そして砂糖の摂取を抑えようとする対策が世界中で取られている（表 5.2）．OECD 諸国では 2011 年，肥満防止策として非健康的

表 5.2 「脂肪税」：肥満の異常発症予防への正解策？

- ハンガリー（2011）：高砂糖，高食塩，高カフェイン含有加工食品に課税し（通称ポテトチップス税），7,000 万 EUR の歳入を見込む．外国企業の進出断念，工場閉鎖による雇用の減少などのマイナス効果あり．
- デンマーク（2011）：2.3% 以上の飽和脂肪を含む食品（肉，チーズ，バター，食用油，マーガリン，スプレッド，スナックなど）に課税．消費者は食品中の飽和脂肪 1 kg 当たり 16 クローネ（EUR 2.15）を払い，税収は年間 2 億 EUR 増加し，飽和脂肪摂取量は 4% 減少すると見込んだが，低所得者層への悪影響，雇用リスク，国外での買物助長などの理由で 2012 年砂糖税と共に廃止．
- フィンランド（2011）：菓子類に課税．最初は 1 EUR/kg，後に 0.75 EUR/kg．同時にソフトドリンクの消費税をリットル当たり 4.5 セントから 7.5 セントに．
- フランス（2012）：ソフトドリンク税導入．EUR 0.072/L とし，EUR 2 億 8,000 万/年の税収増を見込む．
- ニューヨーク市（2012）：「炭酸飲料の容量制限」を 2013 年から実施予定のところ，裁判所が実施を差し止め，「サイズ規制の強制は困難」．オバマ大統領夫人の意向もありソーダ税を希望する動きもある．

課税はベルギー，アイルランド，ルーマニア，英国，イタリアでも検討されている．ニュージーランドでは砂糖の摂取量低減は必要だが，課税反対が多いようである．オランダではソーダ税で何ら問題なく消費削減ができると見なされている．

な食品や飲料に「脂肪税」や「砂糖税」を導入している．課税により食習慣が改善され健康が得られると同時に，かなりの歳入増加が見込まれ財政逼迫の改善にもつながる．加糖飲料への課税を検討している英国では，20% の課税が肥満を 1.3%（約 18 万人）減少させると見積もられている[4]．しかしながら，砂糖税の効果が見られたとするインド以外の諸国では，明確な成果は上がっていないようであり，多くの国で愚策とも見なされていて，デンマークでは施行 1 年間で中止されている．わが国では，このような対応はなされていない．2014 年 3 月，WHO は新しい栄養ガイドラインを提案し，肥満と虫歯の低減のために砂糖の摂取量を総カロリーの 10% から 5% に半減するように勧告しているが，異論もある．

過去 30 年間での日本人成人の「肥満およびやせ」の推移状況を図 5.3 に示しているが，男性ではこの間，肥満者の割合は増加の一途をたどり，女性ではほとんど同じレベルで推移している．「やせ」の割合は男性では漸減，女性では漸増傾向を示している（後述するように，肥満に加えこの「やせ」の増加にも注意が必要である）．しかしながら，この男性での肥満割合の増加は図 5.4 からも解るように，この間における栄養摂取量の変化を反映するものではない．すなわち，エネルギーや脂質の摂取量は過去 40 年間ほとんど増加せずほぼ一定のレベルに保たれている（この図では国民 1 人当たりの摂取量を示しているが，成人の消費量としても同じ傾向にある）．つまり，この両図からは脂質の摂取量は肥満とは結び付かない．いずれにしても，わが国でも肥満率の上昇に伴う代謝障害のリスクは確実に増加してきており，メタボリックシンドローム患者は予備軍を含めると 2,000 万人を超えると推定されている．

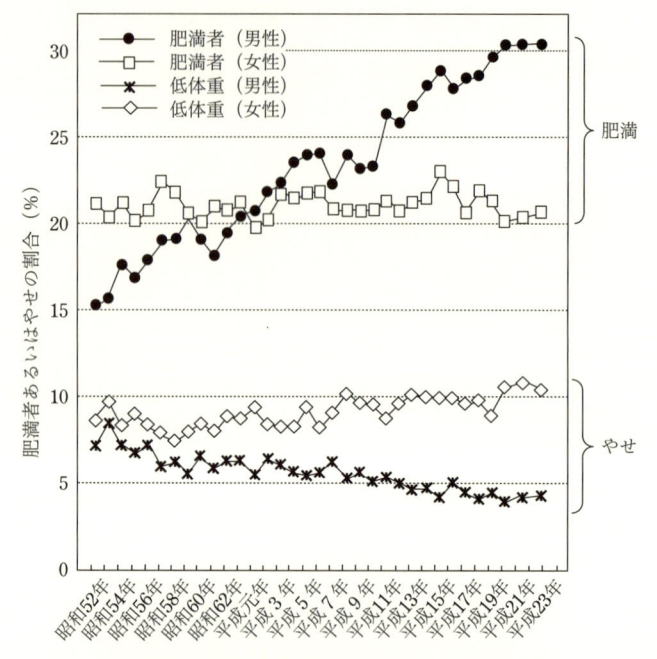

図 5.3 肥満とやせの状況の推移（20歳以上）
国民健康・栄養調査

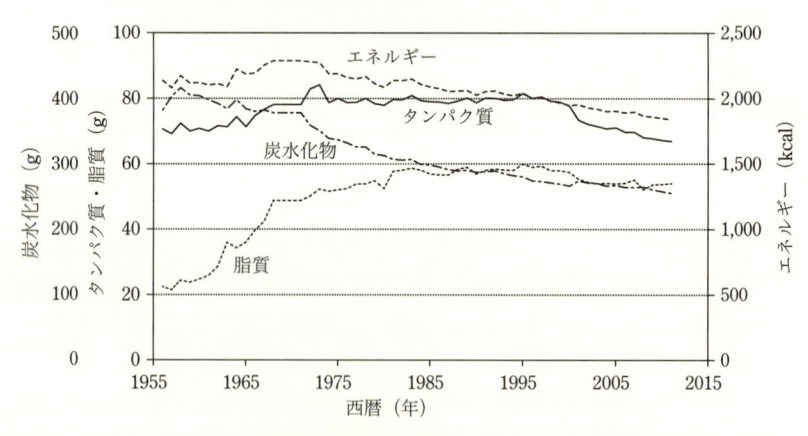

図 5.4 栄養摂取量の年次推移（1日当たり摂取量）
国民健康・栄養調査

　日本人の肥満は本当に「食生活」の乱れが主因なのであろうか．米国での栄養調査は，2005〜2008年での脂質の摂取量が1977〜78年と比較して10g減少しているが（85.6gから75.2g/日へ，総カロリー当たりでも39.7%から33.4%へ低下），肥満率は高レベル（約35%）のまま推移している[5]．しかしながら，米国の場合には，脂質

(とくに飽和脂肪)の摂取量そのものがわが国と比べエネルギー比で約10％も高いことを考慮しなければならない．

問題は肥満だけでなく「やせ」にもある．平成23年の国民健康・栄養調査によると，男性では肥満者とやせの者の割合がそれぞれ30.3％および4.6％，女性では21.5％および10.4％であるが，20歳代の女性ではやせの者の割合は21.9％にも及んでいる（図5.5）．女性のやせの者の割合は平成22年では29％であったので，かなり減少してきているように見えるが，公衆衛生的にも無視できない数である．40〜59歳の日本人男女のBMI値と総死亡率の相対リスクを検討した厚生労働省のコホート研究によると，極端な「やせ」でのリスクは非常に高く，強度の肥満者でのリスク値を上回っており（図5.6）[6]，中高年者でも「やせ」は肥満と同等，あるいは肥満以上の

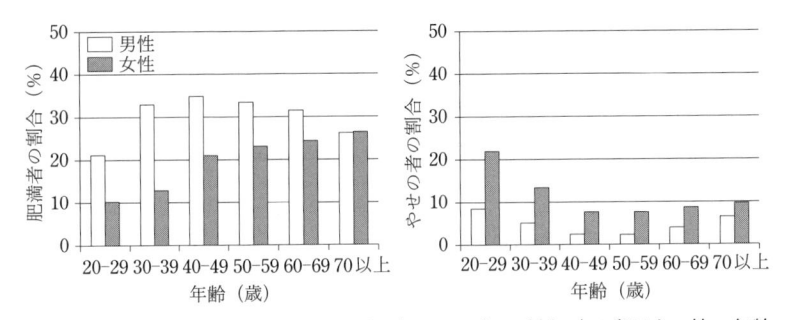

図5.5 肥満者（BMI≧25）とやせの者（BMI＜18）の割合（20歳以上，性・年齢階級別）

肥満者の割合は，男性30.3％，女性21.5％であり，前年と比べて男女ともその割合は変わらない．やせの者の割合は，男性4.6％，女性10.4％であり，同様に変わりはない．平成23年 国民健康・栄養調査（平成25年調査では，それぞれ28.6％，20.3％および4.7％，12.3％）．

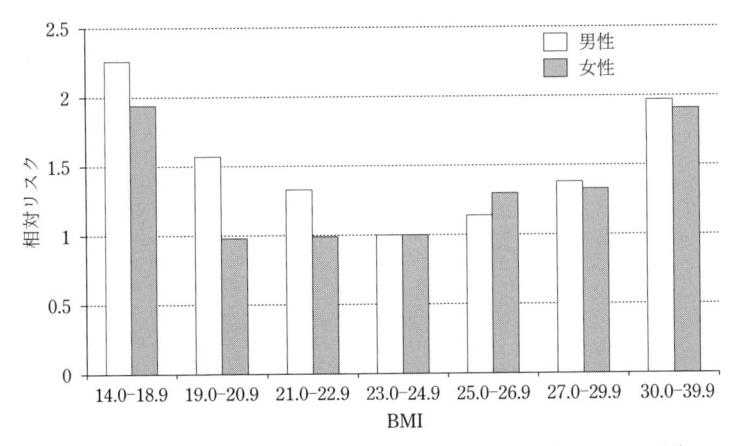

図5.6 BMIを指標とした全死因死亡率の相対リスク（JPHC study）[6]

健康リスクとなっている．食料豊満の時代に低栄養状態のリスクを懸念しなければならないのは，栄養指導策の不備によるものであろうか？ 米国人での報告でも同様な結果が報告されているので（表5.3）[7]，意図的な「やせ」もうかがわれる．なお，BMI を肥満の指標とすると，人種により全死因死亡率のハザード比に異なった傾向が認められ，腹囲を指標とすると人種差の影響が避けられることが示されており（図5.7）[8]，関連問題の評価には注意を要しよう．さらに，総死亡率を最も低く抑えるために望ましいと考えられる BMI 値が加齢に伴いいくらか高くなる可能性も指摘されているので，肥満と健康との関係を理解する際には細心の注意が必要である．

表5.3 低体重と過体重による死亡リスク[7]

BMI 値	年齢別の相対リスク		
	25〜59歳	60〜69歳	70歳以上
<18.5	1.38	2.30	1.69
18.5〜25	1.00	1.00	1.00
25〜30	0.83	0.95	0.91
30〜35	1.20	1.13	1.03
>35	1.83	1.63	1.17

米国 National Health and Nutrition Examination Survey (NHANES I 〜 III, 1971-1975, 1976-1980, 1988-1994). BMI > 30 が肥満，25〜30 が過体重に相当する．

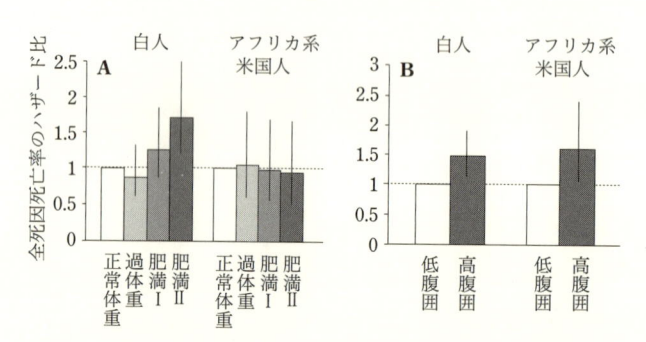

図 5.7 正常体重，過体重および肥満 (A) および高低腹囲 (B) と全死因死亡率のハザード比[8]
Pennington Center Longtitudinal Study. エラーバーは 95% 信頼区間を示す．正常体重，過体重，肥満 I および II：BMI 18.5〜24.9, 25〜29.9, 30〜34.9 および > 35 kg/m^2. 高腹囲は女性 88 cm 以上，男性 102 cm 以上．共変量として年齢，性別，試験年，研究コード，喫煙，アルコール摂取および身体活動を含む．

5.3 「あぶら」を食べると本当に肥るのか

5.3.1 現 状 理 解

多くの栄養素のなかで，肥満と言えば「砂糖」と並んで「あぶら」（脂質）が嫌われるのはなぜであろうか．砂糖と脂肪の摂取に関しては"sugar-fat seesaw"と言われるように，エネルギー％としては両者の摂取量は逆関係にあることが知られている（この関係は砂糖-飽和脂肪との間でも認められる）ので[9]，脂肪を減らせば砂糖の影響が大きくなり，逆もまた真となる．いずれにしても，脂質が嫌われるのは単に脂質が高カロリーであるためであろうか．それとも，「あぶら」を食べると本当に肥るのか．多くの消費者が抱くこの疑問には，科学的証拠を無視した誤解がまかり通っている．確かに高カロリーであるがゆえに，同量摂取すれば脂質は糖質より肥満を引き起こす可能性は高い．しかし，同カロリー量摂取した場合にはそのようなことはなく，むしろ糖質の方が肥満になりやすい．このことが消費者には理解されず，「あぶら」を避ける誤った信念となっている．

食事脂肪が肥満とは必ずしも結び付かないことは，すでに1998年に開催された国際会議における「肥満」についての食事脂肪コンセンサス声明で，「住民研究のデータは限られているが，食事脂肪と肥満との間に強い相関は証明されていない」と述べられている[10]．しかし当然のことながら，脂肪の摂取量を低減すると体重が低下することは疫学調査や介入試験の結果から明確であり，このことが誤解を招く原因となっている．疫学研究のメタ分析の結果[11]，エネルギー比で28〜43％の脂肪を摂取している成人では，長期間脂肪摂取量を減らせば体重が低下することが示され（脂肪エネルギー比1％減少当たり体重が0.19 kg減少），おそらく小児や青年でも同様な効果があると見なされている．しかし，問題はそんなに単純なものではない．

5.3.2 高炭水化物食（低脂肪食）で体重は増加する

肥満者多発に悩む米国では，体重低減のための種々のダイエット食が開発され，低脂肪高炭水化物食が体重低減食として推奨されてきた．しかし，Gardnerらは4種のダイエット食，すなわちZone（低炭水化物食），Ornish（超高炭水化物食），LEARN（低脂肪高炭水化物食）あるいはAtkins（超低炭水化物食）を用い，同じ摂取エネルギー量の条件下で過体重〜肥満の閉経前女性311名（各群76〜79名）を対象に12か月間の無作為化介入試験を行い，図5.8に示すような結果を得ている[12]．これらの食事を12か月間摂取した時点での各栄養素の摂取量を表5.4にまとめているが，各ダイエット食の栄養素含有割合をよく反映した摂取状況となっている．図5.8から解るように，12か月後の体重低下は炭水化物量最低，すなわち脂肪量最高のAtkins群で最大で，−4.7 kgであった（Zone −1.6，LEARN −2.6およびOnish −2.2 kg）．

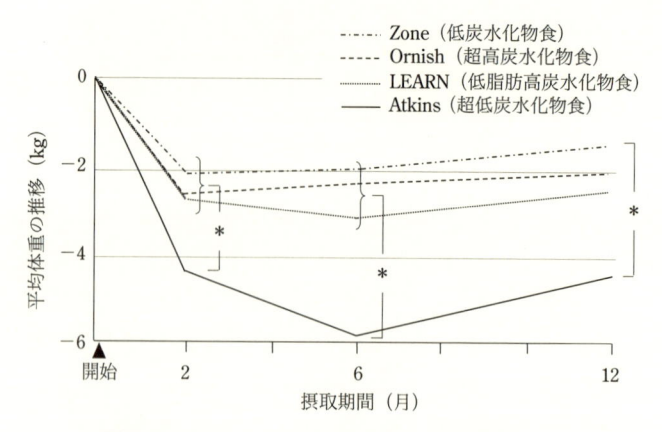

図 5.8 どのダイエットが体重減少に効果的か？[12]
ベースライン値と比較しどの食事でも 2, 6 および 12 か月後の値は有意に低下．Atkins 群は，2 および 6 か月後，他群と比較し有意に低下．12 か月後では Zone 群と比較し有意に低下（＊）．Zone, LEARN および Ornish 群間ではどの時点でも有意差なし．

表 5.4 栄養素摂取量およびエネルギー消費量（12 か月後の平均値）[12]

	食事の種類				P 値
	Atkins	Zone	LEARN	Ornish	
エネルギー（kcal/日）	1,599	1,594	1,654	1,505	0.43
炭水化物（%エネルギー）	34.5[a]	45.4[b]	47.2[bc]	52.4[c]	<0.001
タンパク質（%エネルギー）	**20.6**[a]	20.0[a]	18.5[ab]	18.3[b]	0.02
脂肪（%エネルギー）	**44.3**[a]	34.5[b]	32.9[b]	29.8[b]	<0.001
飽和脂肪（g/日）	27.2[a]	21.6[b]	20.1[b]	16.9[b]	<0.001
食物繊維（g/日）	15.2[a]	16.7[ab]	18.3[ab]	19.3[b]	0.03
エネルギー消費量(kcal/kg/日)	34.8	35.4	35.6	35.8	0.42

a,b,c 異なった文字間で有意差あり，$P<0.05$．エネルギー摂取量はすべての食事で同じだが，値はそれぞれの食事の栄養素組成を反映している．

つまり，低炭水化物・高タンパク質・高脂肪の Atkins 食が体重低下にもっとも有効であった．しかも，この食事は飽和脂肪酸含有量が最大であるにもかかわらず，血液中のトリグリセリド（TG）の低下，HDL-コレステロール（Chol）の上昇，血圧の低下の割合はいずれも最大で，血液インスリン濃度の低下割合も最高であり，高炭水化物群よりはむしろ好ましい状況にあった．LDL-Chol 濃度もとくに上昇することはなかった（なお，一般に高脂肪食では LDL が上昇する傾向にあるが，粒子径が大きい LDL の上昇であり，動脈硬化発症のリスクは低い）．

超低炭水化物食（ケトン体生成食）と低脂肪食が長期間にわたる体重減少に及ぼす影響を検討した最近の無作為化比較試験のメタ分析の結果も，高脂肪食で低脂肪食よりも体重低下量が大きいことが確かめられている．体重低減のための食事の安全性

に関し，322名（平均52歳，BMI 31）の軽度肥満者を対象に，カロリー制限低脂肪食（男性 1,800 kcal，女性 1,500 kcal，脂肪エネルギー比30％），カロリー制限地中海食（男性 1,800 kcal，女性 1,500 kcal，脂肪エネルギー比35％以下）あるいはカロリー無制限低炭水化物食（炭水化物摂取量を最大 120 g/日とする Atkins 食，脂肪エネルギー比はおおむね39％）の3食事を用いたイスラエルでの2年間の介入試験でも，低脂肪食より低炭水化物食で体重減少が有意に大きいことが確かめられている（図5.9）[13]．なお，これらの研究結果からわかるように，試験食の摂取期間が長くなると体重はリバウンドすることから，食事による肥満改善策の難しさが理解できよう[14]．

欧州で行われた大規模な前向き研究の結果でも[15]，食事脂肪の量および質と年間体重変化量との間には有意な相関は認められておらず，体重増加防止のために低脂肪食を適用することは支持できないとされている．つまり，食事脂肪だけを強調するのは見当違いであり，より広い視点，すなわち食事全般のレベルに加えエネルギー摂取量と消費とのバランスについての考慮が不可欠である．超低炭水化物食（高脂肪食）と低脂肪食の長期間摂取での体重低減効果に関する無作為化比較試験のメタ分析の結果でも，低炭水化物食の効果が確認されている[16]．炭水化物，とくに精製した糖質

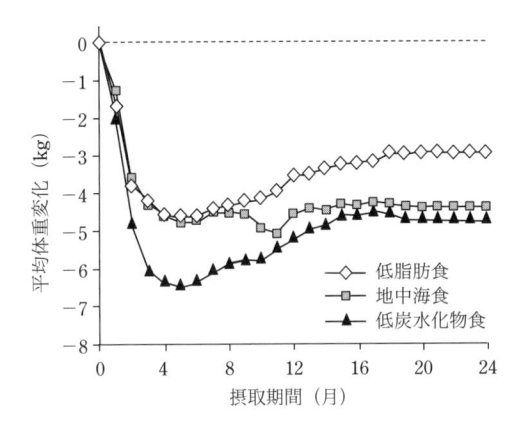

図5.9 低炭水化物食（高脂肪食），低脂肪食（高炭水化物食）あるいは地中海食による体重低下の比較[13]

平均年齢52歳，BMI 31 の肥満者（男性86％）にカロリー制限の低脂肪食（男性 1,800 kcal，女性 1,500 kcal，脂肪 30 エネルギー％，飽和脂肪 10 エネルギー％），カロリー制限の地中海食，あるいはカロリー無制限の低炭水化物食（炭水化物量最大 120 g/日）を投与．完遂者：1年目 95.4％，2年目 84.6％．完遂者の平均体重減少量：低脂肪食 3.3 kg，低炭水化物食 4.7 kg，地中海食 4.6 kg．体重は低脂肪食群に比べ他2群では有意に低下（$P<0.001$）．

表 5.5 低炭水化物食が循環器疾患のリスクファクターに及ぼす影響に関するメタ分析結果の総括[20]

パラメーター	変化量（95% CI）
体重（kg）	−7.04（−7.20/−6.88）
BMI（kg m^{-2}）	−2.09（−2.15/−2.04）
腹囲（cm）	−5.74（−6.07/−5.41）
収縮期血圧（mmHg）	−4.81（−5.33/−4.29）
弛緩期血圧（mmHg）	−3.10（−3.45/−2.74）
血漿トリグリセリド（mg/dL）	−29.71（−31.99/−27.44）
空腹時血糖（mg/dL）	−1.05（−1.67/−0.44）
HbA1C（％）	−0.21（−0.24/−0.18）
血漿インスリン（μIU/mL）	−2.44（−2.65/−1.82）
血漿 CRP（mg/L）	−0.22（−0.33/−0.11）
HDL-コレステロール（mg/dL）	1.73（1.44/2.01）
LDL-コレステロール	変化なし
血漿クレアチニン	変化なし
血漿尿酸	データ限定

18歳以上の成人100名以上を対象とした3か月以上の低炭水化物食摂取の条件（各論文の著者の定義に準ずる）で行われた17の無作為化介入試験の結果のメタ分析．（ ）内は信頼区間．

（コーンシロップ）の摂取量と肥満者，ひいては2型糖尿病者の割合の増加とがよく相関することは広く認識されているところである[17]．

しかしながら，どのような脂肪，タンパク質および炭水化物の割合であっても体重低下食（低エネルギー食）であればすべて効果があることは事実であり[18]，「脂肪は肥満させるか」という一般論への回答は容易ではない．つまり，摂取条件の如何によって答えが異なる可能性が避けられないからである．例えば，エネルギー制限条件下では，高脂肪食で低脂肪食より体重減少の程度が大きいが，自由食では低脂肪食で体重や体脂肪が低下する．しかし，少なくとも，高炭水化物食が高脂肪食より脂肪沈着を促すことを理解しておくべきであろう．スウェーデンでは系統的な文献調査の結果を基に，脂肪ではなく炭水化物の摂り過ぎが肥満を招くとされている[19]．この結論の根拠の一つとして Santos ら[20]のメタ分析の結果がある（表 5.5）．

5.4 「脂肪の摂取と肥満との関係」の理解

このような状況から，脂肪の摂取と肥満の関係については Shikany ら[21]がまとめているような次の諸点を考慮し理解しなければならない（表 5.6）．すなわち，脂肪由来の摂取エネルギー量を，①等エネルギー量，②制限自由食，③非制限自由食，あるいは④非制限自由食で一定の食事（毎日スナック）として変化させた場合に，体重や体脂肪にどのような影響が認められるのかを系統的に検討する必要がある．このよう

5.4 「脂肪の摂取と肥満との関係」の理解

表 5.6 食事脂肪が体重および体脂肪量に及ぼす影響に係わる 4 条件の関与についての知見のまとめ[21]

条件	現時点での知見
① 等エネルギー摂取の条件で脂肪由来のエネルギー量の割合を変えた場合	a) エネルギー量不足の場合には，低脂肪食で体重の減少量は確実かつ常に少ないが，肥満度の違いは不明確，不一定で評価できない． b) 食事のエネルギー量は体重維持には十分だが（エネルギー的に中性），一定の食事を摂取している場合には低脂肪食は体重や肥満度に明確な差をもたらさない． c) エネルギー量過剰の場合には，過剰のエネルギーのほとんどは食事組成に関係なく貯えられる．
② 摂取エネルギー量を制限した自由食の条件で脂肪由来のエネルギー量を変えた場合	入手できるデータの範囲内では，この条件に適合する成績は十分でなく，体重に明確な影響はないようである．
③ 摂取エネルギー量を制限しない自由食の条件で脂肪由来のエネルギー量を変えた場合	低脂肪食を常に摂取すると，対照食と比べ体重および体脂肪量は常に低下することを明確かつ確実に支持するかなりの成績がある．
④ 摂取エネルギー量を制限しない自由食の条件でスナックのような決まった食物で脂肪由来のエネルギー量を変えた場合	多くの研究で常に影響がないことが示唆されている．

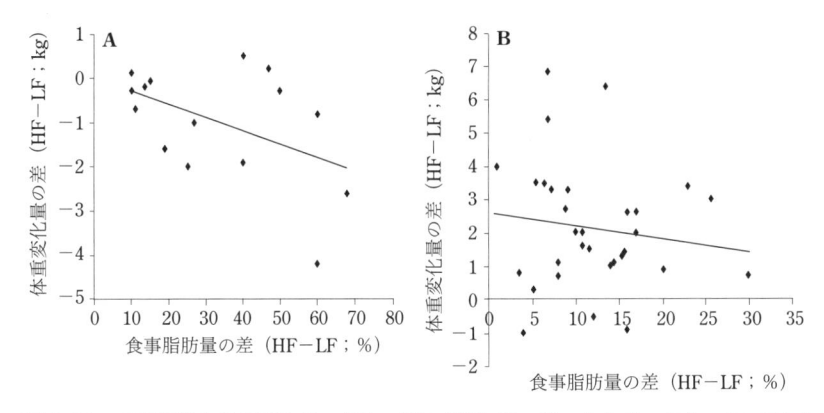

図 5.10 食事脂肪と体重変化量の差との間の相関（A：等エネルギー条件，B：自由食非制限条件）[21]

HF 高脂肪食，LF 低脂肪食．A：脂肪摂取量および体重の変化量との間には有意ではないが，ある程度の相関がある．$r^2=0.2159$, $P=0.0748$．B：介入群と対照群とで，脂肪エネルギー量の変化と体重変化量の程度との間に相関は認められない．$r^2=0.0184$, $P=0.4664$．

な視点からこれまでの研究結果を解析し，現時点では①と③の条件についてのみ評価できる情報があることが指摘されている（図 5.10）．その結果，条件①ではエネルギーの摂取状況により大きな違いが認められ，エネルギー不足の場合には高脂肪食で

低脂肪食よりも体重の低下は著しかったが，エネルギー的に中性あるいはエネルギー過剰状態では低下効果は認められなかった．一方，条件③では低脂肪食を勧めれば，通常どおり脂肪を摂取している場合より体重と体脂肪が大きく低下した．なお，④に関しては，スナックとしての脂肪摂取量は体重に無関係のようであった．高脂肪食の体脂肪への影響は単にカロリー（エネルギー）量だけに留まらず，食欲やおいしさも係わる可能性がある．

結局，体重の低下あるいは維持を促すために食事脂肪を減らすこと（すなわち高炭水化物食）は，すべてのケースについて再考を要すると判断すべきであり，この問題の複雑さをよく理解し対応することが求められる．

5.5　すべての油脂が同様な効果を示すか？

高脂肪食（エネルギー比で40％以上）は正のエネルギーバランスをもたらし，現代における肥満増加要因の一つと見なされているが，これは脂肪摂取量の増加に見合う脂肪酸化能の適応が一時的に遅延することによるものと考えられる．そして，この遅延は摂取する脂肪の脂肪酸組成に影響を受けることが明らかにされてきている．

Nurses' Health Study の 41,518 名の健康な女性（41〜68歳）を対象に 1986 年から 8 年間追跡した研究では，総脂肪摂取量と体重増加量との間には弱い正相関しか認められなかった（標準化偏回帰係数 $\beta=0.11$）[22]．一価不飽和脂肪および多価不飽和脂肪の摂取増加は体重増加とは相関せず，動物性脂肪，飽和脂肪およびトランス脂肪の摂取増加は正相関を示した．なお，相関の程度は過体重女性でやせた女性より強く（各タイプの脂肪に対する相関性はいずれも $P<0.05$），とくにトランス脂肪で顕著であり，摂取量がエネルギー比で 1％増加すると体重は 2.3 ポンド（約 1 kg）増加した（表5.7）．このように，エネルギー％値として総脂肪は体重増加に対し弱い相関性しか示さないが，動物性脂肪や飽和脂肪，トランス脂肪ではいくらか強い相関性があったことから，脂肪の種類について考慮すべきであり，さらに肥満者で体重増加量が大きいと結論されている．トランス脂肪が肥満をもたらすことについての研究報告は限られているが，現時点では確証までには至っていない．むしろ飽和脂肪との関係がより明確であり，多量摂取時には体脂肪や肥満と関連した遺伝子（fat mass and obesity associated genes, FTO）に影響し，BMIを高める可能性が指摘されている[23]．

食事脂肪の体内での利用（燃焼）および体重維持との関係について，食事誘発性体熱産生（DIT），エネルギー消費量（EE）および脂肪の酸化（FOx）を指標として脂肪の単回投与実験で検討された結果，ラベルした脂肪酸の酸化速度はその種類によりかなり異なることが示されている[24]．不飽和脂肪酸と比べ飽和脂肪酸で DIT や FOx は低い．不飽和度の違いの影響を検討した研究は見当たらないが，おそらく一価不飽

表 5.7 食事脂肪の摂取量と体重変化量との間の相関[22]

	非過体重者 ($n=24,332$)	過体重者 ($n=17,186$)
モデル I		
総脂肪	0.06*	0.19*
モデル II		
動物脂肪	0.08*	0.19**
植物脂肪	0.03	0.18*
モデル III		
一価不飽和脂肪	−0.20*	−0.41
多価不飽和脂肪	0.17**	0.77*
飽和脂肪	0.26*	0.56**
トランス脂肪	0.46**	0.45

Nurses' Heart Study における 1986 年時点での「やせ」と「過体重」の女性の食事脂肪摂取量と体重変化量（lbs）との間での相関（1%差に対する β 値）．各脂肪由来のエネルギー%に対する値として求めた値．年齢，BMI（1986），活動量（1986），月経状況（1986 と 1994），喫煙（1986），タンパク質摂取量（1986）および座位時間（1986）で補正．一価不飽和，多価不飽和，飽和およびトランス脂肪は別のモデルに含めた．1996 年に過体重でなかった者に対し両親の体型にかかわらず，過体重かどうかで相関には大きな違いが認められる．＊ $P<0.0001$，＊＊ $P<0.05$．

和脂肪酸（MUFA）≧多価不飽和脂肪酸（PUFA）＞飽和脂肪酸（SFA）と判断されている[25]．長期摂取試験でも，不飽和脂肪は飽和脂肪よりも DIT，EE あるいは FOx を上昇させ，高 MUFA 食は高 SFA 食よりも体重低下効果が高い．しかし，性別や BMI 値によって応答に違いが認められ，明確に結論できない一面もある．例えば，過体重および肥満の女性では，高 MUFA 食は高 SFA 食に比べ DIT や FOx が高まるのに対し，男性では差は認められないことや，高 PUFA/SFA 比の食事の影響がやせた人で効果的であることなどが指摘されている．しかし，いずれにしても高 MUFA 食に比べ高 SFA 食は肥満の改善には好ましくないと言えよう．なお，先に説明したように，中鎖脂肪酸の肥満改善効果は長鎖脂肪酸より効率的である．

　PUFA に関しては幾らか複雑である．動物実験のレベルでは，n-3 系 PUFA は肥満の予防・改善に有効であることが広く知られているが，ヒトの場合には十分な試験期間での効果は明確でない．n-3 系 PUFA の効果は食欲抑制作用，脂肪細胞のアポトーシス，骨格筋・心臓・肝臓・腸・脂肪組織での脂肪蓄積抑制や脂肪酸化亢進作用に係わる遺伝子発現の変化を介して発現することが指摘されている[26]．しかし，肥満者を対象とした介入試験は比較的短期間（12 週程度）での検討に限られ，より長期間にわたっても同様な効果が期待できるのかどうかは今後の研究に待たねばならな

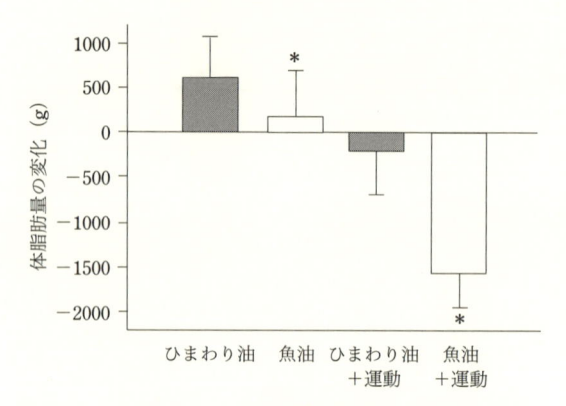

図 5.11 魚油摂取による過体重・肥満者の体脂肪の低減：ひまわり油との比較および運動負荷の効果[27]
BMI＞25 のボランティア（25〜65 歳，各群 14〜18 名），6 g/日の DHA に富む魚油あるいはひまわり油を 12 週間摂取．運動は最大心拍数の 75％レベルで週 3 回．＊対応するひまわり油群と有意差あり，$P<0.05$．

い．ただ，運動負荷との組み合わせはかなりの効果があることが観察されている（図 5.11）[27]．一方，過体重および肥満女性（平均年齢 45 歳）を対象に，魚油とオリーブ油（それぞれ 2.8 g/日）の効果を比較した 12 週間の無作為化二重盲検試験では，体重への影響には差は認められず，エネルギー摂取量のみ魚油群で低下した[28]．また，オリーブ油と DHA に富む魚油とを比較した 12 週間の介入試験でも，魚油群でエネルギー摂取量は減少したが体重への影響は認められなかった[29]．n-3 系 PUFA の効果に関しては，脳神経機能の発達との関連から妊婦や乳幼児についての研究が数多く見られる．妊婦の n-3 系 PUFA 摂取量と 3 歳時の小児の肥満度との関係を調べたコホート研究では，母親の臍帯血の DHA ＋ EPA レベルと肥満度との間に負の相関があることが示されている[30]．結局，現時点では n-3 系 PUFA の効果に関しては定量的なレベルの証拠は必ずしも十分でないようである[28]．n-6 系 PUFA（とくにリノール酸）の効果については明確ではないが，正常体重の健常男女（20〜38 歳）を対象とし，通常食に飽和脂肪（パーム油）あるいは多価不飽和脂肪（高リノール酸ひまわり油）を 55％含むマフィンを体重が 3％増加するように 7 週間摂食させた無作為化二重盲検比較試験の結果では，両群で同じ体重増加量を示したにもかかわらず，飽和脂肪群で肝臓脂肪量は著増し，内臓脂肪量も倍増した（表 5.8）[31]．さらに，筋肉量はひまわり油群で 3 倍増加したことから，余分のエネルギー源として摂取したリノール酸は健常な筋肉量の増加を促すことが示唆されている．

一方，飽和脂肪の影響についても異論がある．酪農製品の摂取に関しては，Dietary Guidelines for Americans 2010 では脂肪フリーあるいは低脂肪の牛乳や乳製品

5.5 すべての油脂が同様な効果を示すか？

表 5.8 肝臓脂肪および体組成に及ぼす飽和脂肪あるいは多価不飽和脂肪の影響[31]

	多価不飽和脂肪群 開始時	多価不飽和脂肪群 変化量	飽和脂肪群 開始時	飽和脂肪群 変化量	平均変化量 (95%信頼区間)	P値
体重 (kg)	67.4	1.6	63.3	1.6	$-0.02\ (-0.63, 0.58)$	0.94
BMI (kg/m^2)	20.8	0.5	19.9	0.5	$0.01\ (-0.18, 0.20)$	0.98
腹囲 (cm)	79.4	0.97	76.1	1.0	$-0.03\ (-1.53, 1.47)$	0.97
肝臓脂肪 (%)	0.75	0.04	0.96	0.56	$-0.52\ (-1.0, -0.01)$	**0.033**
筋肉組織 (L)	73.4	0.86	41.8	0.31	$0.55\ (0.11, 0.98)$	**0.015**
内臓脂肪 (L)	0.99	0.11	0.81	0.22	$-0.12\ (-0.24, 0.01)$	**0.035**
皮下脂肪 (L)	2.2	0.25	1.8	0.34	$-0.09\ (-0.27, 0.10)$	0.32
総体脂肪 (L)	14.4	0.97	12.9	1.5	$-0.57\ (-1.2, 0.01)$	**0.013**
筋肉組織 (%)*	81.9	-0.81	85.6	-1.7	$0.93\ (0.15, 1.7)$	**0.021**

試験脂肪を7週間過食した前後での変化．組織重量はMRIにて測定．＊BodPod法（whole body air displacement plethysmography）．

の摂取を増すことを推奨し，バターは植物起源の油と置き換えることを勧めている．このことを確認するため，これまでの疫学調査についてのメタ分析が行われ，16の観察研究中，11の研究で高脂肪の酪農製品の摂取と肥満の指標との間には逆相関が認められている[32]．代謝的健康に関しては逆あるいは無相関であり，糖尿病や循環器疾患（CVD）に関しては一定の相関はなかった．このように，観察研究の結果は酪農脂肪あるいは高脂肪酪農食品の摂取が肥満や心臓代謝リスクを促すという指摘を支持せず，通常の食事パターン内での高脂肪酪農食品の摂取は，肥満のリスクと逆相関関係にあることを示している．また，40〜60歳の男性1,782名についての12年間にわたる観察研究でも，酪農食品由来の脂肪の摂取が多いと中心性肥満（central obesity）のリスクが低く（逆に摂取量が少ないとリスクは高い）ことが報告されている[33]．このような観察結果から，おそらく，酪農製品中に含まれる飽和脂肪による代謝障害を緩和する成分（タンパク質やCaなど）の効果によるものであろうと推定されている．とくに，酪農脂肪は生理活性を示す多様な脂肪酸の供給源でもあるが，それらの含有量は飼育試料によりかなり変化することも考慮すべきかも知れない（表5.9）[32]．いずれにしても，油脂栄養の根幹に係わる重要な問題点であり，今後の研究の展開を待ちたい．

以上のように，脂肪の種類と肥満を巡る関係はすべての点で合意が得られているわけではなく，効果の判断には細心の注意が必要である．

肥満におけるPUFA代謝の変動に関連して，血漿レベルとの相関性が検討されている[34]．メタ分析の結果，血漿の総脂質，リン脂質およびコレステロールエステルにおいて，ジホモ-γ-リノレン酸（DGLA）レベルはすべての脂質画分において過体重/肥満者で正常体重者より有意に高く，血漿リン脂質ではDGLA/LA（リノール酸）比（Δ^6-不飽和化酵素活性の指標）が有意に上昇したが，ARA（アラキドン酸）/DGLA比

表 5.9 ウシの飼育飼料の種類と乳脂肪中の特定の脂肪酸の含量との関係[32]

脂 肪 酸	牧草飼育	穀物飼育
酪 酸（$C_{4:0}$）	3.4	3.6
	3.6	3.3
パルミトレイン酸（$C_{16:1}$）		
cis	0.14	0.06
trans	1.28	1.53
共役リノール酸（$C_{18:2}$）		
ルーメン酸（$9c, 11t$）	1.61	0.45
	1.34	0.55
フィタン酸（$C_{20:0}$）	0.45	0.15
バクセン酸（$11t$–$C_{18:1}$）	3.1	0.7
オレイン酸（$C_{18:1}$）	24.1	20.2
α-リノレン酸（$C_{18:3}$ n–3）	0.78	0.16
	1.15	0.54
総 C_{12}–C_{16} 飽和脂肪酸	39.4	54.1
	36.0	47.5

値は総脂肪に対する%値．牧草あるいは穀物をベースとした飼料．

（Δ^5-不飽和化酵素活性の指標）は有意に低かった．n–3 系については，DHA は過体重/肥満者で有意に低かったが，α-リノレン酸（ALA）や EPA は低くなく，総 n–6 系 PUFA が増加するにもかかわらず，総 n–3 系 PUFA には差は認められなかった．これらの結果から，肥満により長鎖多価不飽和脂肪酸（LCPUFA）レベルが変化することが確かめられ，不飽和化酵素活性の応答の違いが肥満者における LCPUFA の代謝撹乱に係わっているようである．

5.6　わが国における状況

　先に説明したように，わが国でも肥満は社会問題化してきているが，とくに日本人の肥満に対する「健康的弱さ」を考慮する必要がある．
　日本人についての「肥満防止のための最適な脂肪：炭水化物比」に関する総説[35]によると，非肥満者（そのほとんどはインスリン感受性）では炭水化物を減らすより脂肪を減らす方が肥満防止にはより効果的であるが，インスリン抵抗性の肥満者では適度な低炭水化物食が体重低下には有効である．つまり，最適の脂肪：炭水化物比は目的が肥満の予防かあるいは治療かによって異なるので，マクロ栄養素（主要栄養素）についての公的ガイドラインは目的とする集団あるいは個人での肥満の割合に基づくべきであると述べられている．図 5.12 に示すように，肥満の改善度に伴って脂肪摂取量は段階的に減少させ，その分炭水化物の摂取を増やすようにするべきである

5.6 わが国における状況

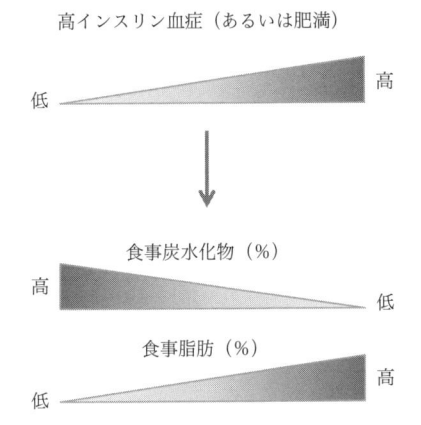

高インスリン血症（あるいは肥満）
低 ─────────► 高

食事炭水化物（％）
高 ─────────► 低

食事脂肪（％）
低 ─────────► 高

脂肪と炭水化物の最適摂取比率は肥満の予防と治療とでは異なる．
- 高インスリン血症でインスリン抵抗性の肥満者では，適度な低炭水化物食（40％，脂肪30〜35％）が低脂肪食（炭水化物55〜60％，脂肪20％）より体重減少効果は大きい．
- 血漿インスリン値が正常でインスリン感受性の正常体重者では低脂肪食（20〜25％）が適当である．
- 高GI（血糖指標）食品は避けるべき．

図 5.12 日本人における肥満防止のための脂肪/炭水化物の最適摂取比率 [35]

ということである．日本人は先進国中では低脂肪食を摂取し，かつその構成脂肪酸も特徴的であり，肥満の程度も割合も欧米諸国に比べ非常に低い．しかし，体質的に肥満が基盤となるいわゆるメタボリックシンドロームに罹患しやすいため，かなり厳しい対応が求められるようである．ただし，ここで言う低脂肪食とはわが国の食事摂取基準で推奨されているエネルギー比で20〜25％であることを認識した上で判断すべ

表 5.10 日本人男性の全死因死亡に対するハザード比（高山研究）[36]

食事脂肪	Q1	Q2	Q3	Q4	Q5	傾向 P
総脂肪						
中央値(％エネルギー)	16.3	20.1	22.7	25.5	29.6	
モデル2	1.0	0.88	0.92	0.85	0.83	**0.048**
飽和脂肪						
中央値(％エネルギー)	4.2	5.4	6.2	7.1	8.7	
モデル2	1.0	0.95	0.93	0.99	0.89	0.36
一価不飽和脂肪						
中央値(％エネルギー)	5.3	6.7	7.7	8.8	10.4	
モデル2	1.0	0.97	0.94	0.87	1.02	0.88
多価不飽和脂肪						
中央値(％エネルギー)	4.2	5.1	5.8	6.6	7.7	
モデル2	1.0	0.84	0.82	0.85	0.77	**0.05**
長鎖 n-3 多価不飽和脂肪						
中央値(％エネルギー)	0.15	0.22	0.28	0.37	0.56	
モデル2	1.0	1.00	0.97	0.95	1.02	0.86

1992年，高山市在住の癌，脳梗塞あるいは冠動脈心疾患に罹患していない28,356名についての食物摂取頻度調査による前向き研究で，16年間の追跡中4,616名が死亡．モデル2：同エネルギーの炭水化物と置き換えた場合における総および個々の脂肪由来のエネルギー％値に対応する死亡のハザード比（HR）を年齢，アルコール以外のエネルギー，タンパク質，身長，BMI，身体活動，喫煙，アルコール摂取，教育歴，婚姻，糖尿病・高血圧歴，果物・野菜・食物繊維摂取量で補正．Q：クインタイル（5分位）．

きである.

高山市在住の癌, 脳梗塞あるいは冠動脈心疾患に罹患していない男女 28,356 名を対象に 1992 年以降 16 年間追跡した前向き研究[36]で, 食事脂肪を同エネルギーの炭水化物と置き換えた場合における総および個々の脂肪由来のエネルギー％値に対応する死亡のハザード比 (HR) が求められている. 種々の関連要因で補正した結果 (表 5.10), 男性では総脂肪および PUFA の摂取量が多いと全死因死亡の HR が有意に低下し (表 5.10 の値をさらにコメ以外の食品の炭水化物由来のエネルギー量で補正したモデル 3 での総脂肪および多価不飽和脂肪についての HR 値は, それぞれ 0.77 および 0.78, 傾向 $P=0.048$ および 0.05), 癌および CVD 以外の疾患による死亡率も低下した. 一方, 女性では飽和脂肪の高摂取はすべての原因による死亡率を高めた (モデル 2 で HR 値 1.22, 傾向 $P=0.03$). つまり, 男性では総脂肪と PUFA は CVD 以外の全死因死亡率に好ましい影響を及ぼすが, 女性では飽和脂肪は健康に対し好ましくないことが示唆されている. 日本人の総脂肪摂取量は欧米諸国におけるより明らかに低く, このような健康効果が認められたのであろうが, 男女間差については明確な説明は難しい.

いずれにしても, 食事脂肪は適切な摂取量の範囲であれば肥満の原因とはならず, 健康に好ましい影響を与えると判断される.

5.7 肥満の遺伝子メカニズム：脂肪酸の β 酸化との関連性

一般論として, 適切なエネルギー量の摂取と運動を含めた身体活動の負荷により体脂肪の蓄積は防げるが, この問題にはさらに遺伝的形質が複雑に絡んでいる. 遊離脂肪酸は栄養素として重要なエネルギー源であるだけでなく, 多様な細胞反応においてシグナル分子としても働く. G-protein-coupled receptor (GPR, G タンパク質共役受容体) は, 種々の生理機能やある種の疾患に係わっている一連の遊離脂肪酸受容体 (脂肪センサー受容体) であるが, その一つである GPR120 は脂肪生成, 飽食感さらには食物嗜好の調節作用を示し, 食事脂肪の認識, したがってエネルギーバランスの調節に鍵となる役割を果たしている[37]. 肥満者の脂肪組織では, やせた人より GPR120 遺伝子の発現量は有意に高いが, 変異があるためこのタンパク質のシグナル活性が阻害されている. つまり, GPR120 に変異があるため脂肪酸の燃焼が抑えられ肥満, 脂肪肝, 糖尿病などを惹起することになる. 脂肪酸の β 酸化亢進は体脂肪低減に有効であり, そのような効果を示す機能性成分は健康食品市場に溢れていて, 体脂肪を減らす特定保健用食品 (トクホ) 成分として認可されているものもある (茶カテキン, コーヒークロロゲン酸, ケルセチン配糖体) が, 効果を期待するには相当量の摂取が必要である上に, 遺伝的形質によりこれらの成分の効果に差が生じることも理

5.7 肥満の遺伝子メカニズム：脂肪酸の β 酸化との関連性

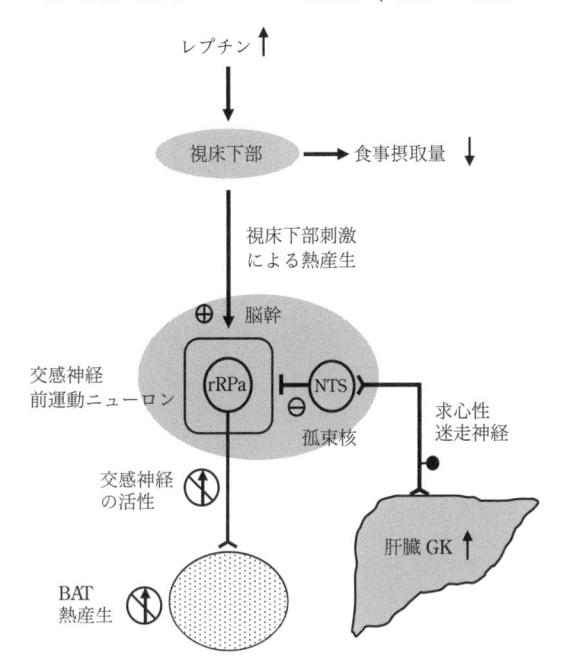

図 5.13 高カロリー食が肝臓のグルコキナーゼ活性の上昇を介し「褐色脂肪」の働きを低下させ、肥満を誘起する機序[38]
GK：グルコキナーゼ，BAT：褐色脂肪組織．

解しておかなければならない．

　過栄養状態での肥満形成のメカニズムに関し，高脂肪食（高カロリー食）は肝臓のグルコキナーゼ活性を上昇させ，その結果，褐色脂肪組織における熱産生が遺伝子レベルで抑制され，レプチンの作用が弱まり肥満をもたらすことが認められている．この組織間（肝臓から褐色脂肪組織）エネルギー節約系は，肝臓からの求心性末梢神経系，骨髄からの遠心性自律神経系，および熱産生を介するレプチンの抗肥満作用に拮抗する系から構成されている（図 5.13）[38]．結局，肝臓でのグルコキナーゼ誘導の程度が肥満しやすさを決めるが，実際に肥満しやすい動物でこの応答はより顕著である．さらに，内臓脂肪の蓄積に係わる遺伝子として染色体上にいくつかの新しい座が観察されており，とくに女性では *SCH1* と *ATBDB4* の関与が示唆されている[39]．

　米国で行われた大規模 3 例の観察研究結果を，32 の既知の肥満関連遺伝子の変異について解析した報告がある．フライ食品の摂取頻度に応じて体重が増加するが，肥満に係わる遺伝的リスクが高い人では，とくにその程度が顕著であることが認められている[40]．3 研究をプールした場合における 10 個のリスク対立遺伝子当たりのオッズ比は 3 分位でそれぞれ 1.1，1.6 および 2.2 であった（図 5.14）．結局，肥満防止に

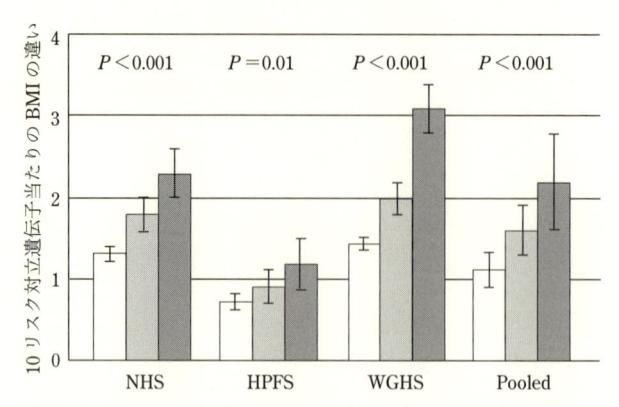

図5.14 フライ食品の摂取頻度によるBMIの変動と遺伝的相関性[40]

フライ食品の摂取頻度（1週当たり）：☐＜1回，▨ 1～3回および▩ ≧4回．
遺伝的リスクスコアの10リスク対立遺伝子ならびに体脂肪量と肥満に関連する変異rs1558902リスク対立遺伝子当たりのBMIの違いを示す（平均値±SE）．NHS：Nurses' Health Study, HPFS：Health Professionals Follow-Up Study, WGHS：Women's Genome Health Study.

はフライ食品の摂取を減らすことが基本であるが，遺伝的に肥満素因を持つ人ではとくに注意すべきである．

5.8 褐色脂肪組織

褐色脂肪組織（brown adipose tissue, BAT）が成人にも存在するかどうかは論議の的となっていたが，陽電子放出コンピュータ断層撮影法（PET/CT）によりその存在が確認され，その役割についての研究が展開されてきた．斎藤らによる日本人についての一連の研究によると，①BATは鎖骨上部や傍脊椎部に多く存在し，急性寒冷刺激によって活性化され，②20歳代では半数以上に見られるのに対し加齢と共に減少し，③肥満度と逆相関し，活性低下が加齢に伴う体脂肪蓄積に寄与すること，④BAT活性が低下している場合でも回復でき，体脂肪低減に繋がることなどが確かめられている[41]．最近，安全で再現性が高く，不活性状態のBATも検出できる方法として，MRイメージング法による鑑別法も報告されている[42]．

BATは寒冷暴露時の体温維持だけでなく，不眠症，発熱およびストレスなどに際しての核心温度（環境温度の影響を受けにくい身体深部の温度，深部体温）の上昇にも係わっており，エネルギー代謝上，重要な役割を果たしている．熱産生は体温の維持や感染防御のために不可欠である．白色脂肪組織はエネルギー貯蔵とアディポカ

5.8 褐色脂肪組織

インと呼ばれる多様な内分泌因子を産生する一種の内分泌器官であるのに対し，BATは非ふるえ熱産生（nonshivering thermogenesis）の主場であるとされてきた．しかし，BATもまたインスリン様成長因子 I（insulin-like growth factor I），インターロイキン 6，繊維芽細胞成長因子-21（fibroblast growth factor-21）など種々の内分泌因子を産生放出することが知られてきて[43,44]，肥満防止のターゲット組織として中枢神経系（CNS）を介する活性化メカニズムに焦点が当てられている．

BATの熱産生量は，エネルギー消費量の 10〜20%に相当するという計算例がある．これは 250〜500 kcal/日に相当し，数年内に 10〜20 kgの体脂肪の変化をもたらすエネルギー量に相当すると見積もられている[45]．また，鎖骨上のBAT量が 63 gの例では，十分に活性化された場合には，1年間で体重約 4.1 kgに相当するエネルギーが消費されるとの見積りもある[46]．さらに，10 kcal/日という僅かな差であっても，長期的にはかなりの体脂肪低減効果が期待でき，10年間では体脂肪 4 kg（〜10 lb）にもなり，この割合は加齢に伴う体脂肪蓄積量にも相当すると計算されている[41]．BATにおける主要なエネルギー源である脂肪酸およびグルコースの代謝と，肥満と糖尿病

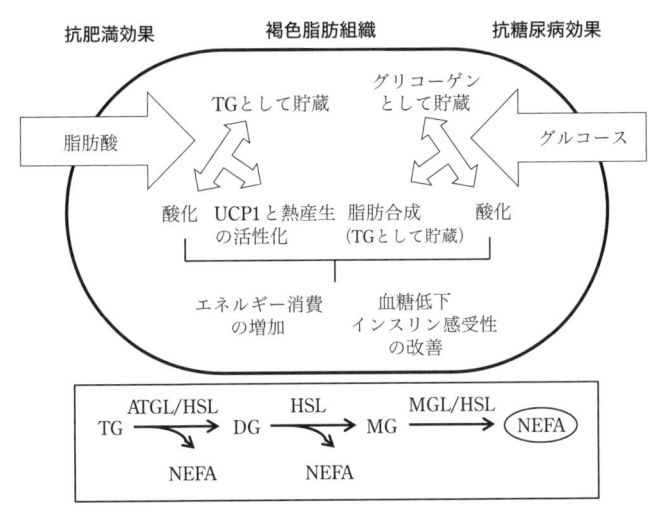

図 5.15 褐色脂肪組織におけるグルコースと脂肪酸の代謝：抗糖尿病効果と抗肥満効果[47]

脂肪酸やグルコースの酸化能（あるいは貯蔵能）を介しBATは肥満や糖尿病のような代謝性疾患に立ち向かう．グルコースや脂肪をエネルギー源とし，BATは高砂糖食や高脂肪食による体重増加を軽減する．脂肪酸はトリグリセリド（TG）として貯蔵，酸化され，UCP1を介する熱産生の活性化に使われる．グルコースは酸化，グリコーゲンとしての貯蔵あるいはTGへと合成・貯蔵される．脂肪分解の経路は下図に示す．ATGL：adipose triglyceride lipase, HSL：hormone-sensitive lipase, MGL：monoglyceride lipase, NEFA：non-esterified fatty acid, UCP1：uncoupling protein 1.

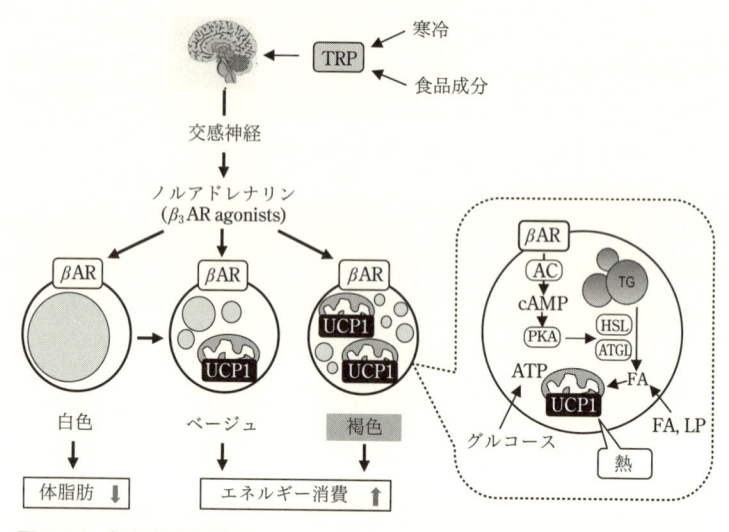

図 5.16 褐色脂肪組織における交感神経系を介する熱産生，白色脂肪組織からの脂質の転送，およびベージュ脂肪細胞の誘導[48]

寒冷暴露やある種の食品成分を摂取すると，TRPチャンネルの活性化を介し脂肪組織での交感神経刺激が高められる．ノルアドレナリンがβアドレナリン受容体（βAR）と結合し，一連のトリグリセリド（TG）加水分解のシグナルカスケードを誘導する．遊離した脂肪酸（FA）は脱共役タンパク質1（UCP1）を活性化し，熱産生のネルギー源として酸化される．交感神経の活性化が持続すると，褐色脂肪の過形成を惹起するだけでなく，白色脂肪中にベージュ/ブライト脂肪細胞（ベージュ色化し，褐色脂肪組織様の機能を発揮する）が生成し，その結果体全体のエネルギー消費を増加させ，体脂肪（白色脂肪組織）を減少させる．AC：アデニル酸シクラーゼ，ATGL：アディポーズトリグリセリドリパーゼ，PKA：cAMP依存性プロテインキナーゼ，HSL：ホルモン感受性リパーゼ，LP：リポタンパク質．

の予防効果との関連の概略を図5.15[47]に，白色脂肪組織減少効果の機構を図5.16[48]にまとめている．BATでのエネルギーの熱への変換機能を維持するためには，グルコースを取り込み解糖系でのATPの産生が不可欠であり，結果的に糖尿病の予防と繋がる．

ヒトに存在するβ_3アドレナリン受容体（アドレナリンの脂肪燃焼作用を脂肪細胞に伝える働きを担う）は僅かであり，それを選択的かつ効率的に刺激する薬剤の開発は難しく，現時点ではCNSの機能を制御する作用を示す多くのハーブ抽出物や栄養機能食品が代役として使われており（図5.17）[45]，ヒトで熱産生を速やかに増加させ，肥満モデル動物では長期的に摂取した場合にBATの熱産生能を高め，脂肪の減少を促すことが知られている[41]．BATの活性化・増量効果は，寒冷刺激の代わりに温度受容体であるTRP（transient receptor potential）チャンネルの活性化成分の投与でも確認されており，エフェドリン，カフェイン，カテキンポリフェノール，カプ

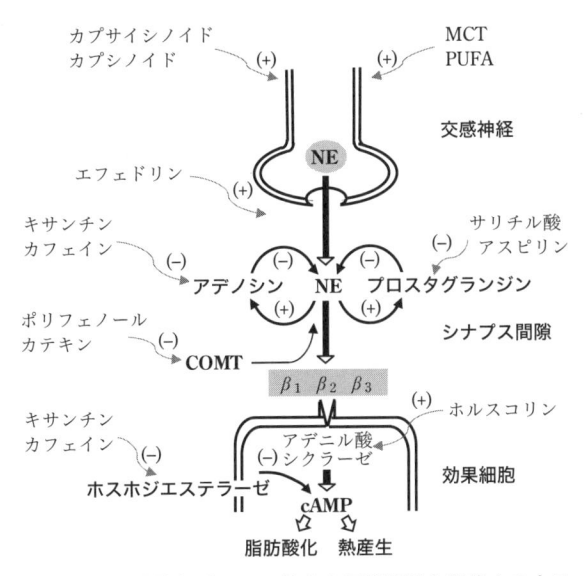

図 5.17 交感神経系による熱産生調節機構を修飾する食品成分の作用機構[45]

交感神経系によるノルエピネフリン（NE）の放出と β アドレナリン受容体を介する作用は，(1) シナプスの神経効果器接合部でのアデノシン，ある種のプロスタグランジンおよびカテコール O-メチルトランスフェラーゼ（COMT），ならびに (2) NE 誘導 cyclic AMP の分解に係わるホスホジエステラーゼの細胞レベルの二つの機序によるネガティブフィードバック機構に支配されている．つまり，NE 放出が薬理学的に（例えばエピネフリンによって），あるいは食事の摂取により高められると，アデノシン，COMT およびホスホジエステラーゼの NE の放出と作用に対する阻害効果はキサンチン（カフェイン），サリチル酸（アスピリン）あるいはフラボノイドポリフェノール（緑茶カテキン）により抑えられる．その結果，熱産生と脂肪酸化に対する NE の促進効果は増強/継続される．

サイシン様化合物（カプシエイト），中鎖脂肪（MCT；長鎖脂肪と置き換えた場合），さらに特定の PUFA（リノール酸，α-リノレン酸，DHA など）が，ヒトやげっ歯類の BAT の UCP1（uncoupling protein 1，脱共役タンパク質1）を活性化する[41]．これら生物活性があるハーブや食品成分は，交感神経作動薬的な機能を介しヒトの BAT を（再）活性化し，熱産生効果の一部を担う可能性が強調されてきている．これら化合物の純化品や植物抽出物について，間接熱量計室で測定された結果，24時間のエネルギー消費量を4～8%増加することが観察されている（図5.18）[45]．さらに，パラドール（ショウガ），メントール（ミント），アリルイソチオシアネート（ワサビ），シンナムアルデヒド（シナモン）など，多くの TRP チャンネルアゴニスト（作動薬）が知られている．最近では，これら化合物の併用効果が検討されていて，脂肪吸収阻

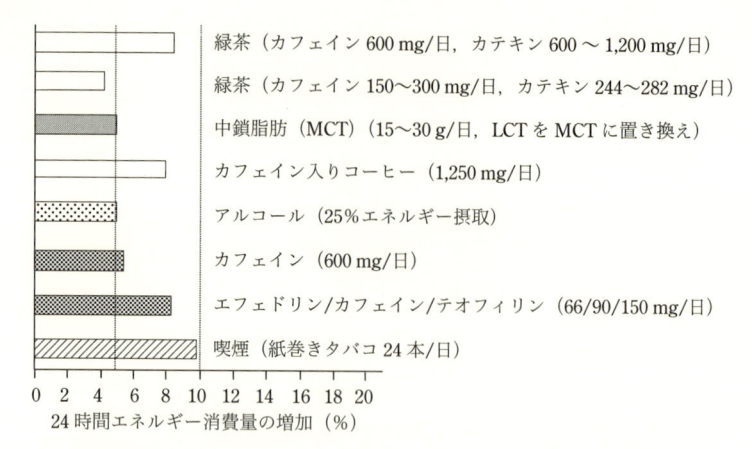

緑茶（カフェイン 600 mg/日，カテキン 600～1,200 mg/日）
緑茶（カフェイン 150～300 mg/日，カテキン 244～282 mg/日）
中鎖脂肪（MCT）（15～30 g/日，LCT を MCT に置き換え）
カフェイン入りコーヒー（1,250 mg/日）
アルコール（25％エネルギー摂取）
カフェイン（600 mg/日）
エフェドリン/カフェイン/テオフィリン（66/90/150 mg/日）
喫煙（紙巻きタバコ 24 本/日）

0 2 4 6 8 10 12 14 16 18 20
24 時間エネルギー消費量の増加（％）

図 5.18 種々の薬物や植物抽出物のエネルギー消費量増加効果 [45]
熱産生的性質の検討のために選ばれた種々の薬剤および化合物についての間接熱量計（呼吸）室での評価値．LCT：長鎖脂肪．

害機能を持つ緑茶ポリフェノール，自発的身体活動を高めるカフェイン，あるいは飽食感を高めるカフェイン，カプサイシン類（カプシエイト），MCT などの付加的効果が観察されている [41,45]．しかし，安全で受容可能な摂取量では，日常的エネルギー消費量の増加効果は軽度である（50～150 kcal/日）．最近，この分野でも遺伝子レベルでのメカニズム研究の展開がみられている [48]．逆に，BAT の熱産生を抑制することによって解熱のための治療的低体温の誘導，あるいは代謝的酸素要求量を下げることによる梗塞サイズの低減，卒中や心虚血の改善効果も観察されている [49]．

ケトンエステルが認知機能劣化改善に有効である可能性については中鎖脂肪酸の項で説明したが，げっ歯類の実験で BAT の増量をもたらし，心筋など他の組織でのインスリン抵抗性を改善することが観察されている [50]．

いずれにしても，BAT を活性化し熱産生を増加させることは安全な体重低減策とみなされているので，種々の成分（例えば adrenergic-independent brown fat activator など）による対応が試みられている．食事脂肪の種類と BAT 機能との関係についての知見は限られるが，脂肪酸が単にエネルギー源として役立つだけでなく，PPAR（peroxisome proliferator-activated receptor）ファミリーの転写因子のリガンドとして働くことから，関連性が推察できる．リポタンパク質として BAT に運ばれた脂質は，トリグリセリドの加水分解産物（遊離脂肪酸）が示す PPAR の活性化を介して，直接ミトコンドリアの活性とエネルギー消費に結び付く可能性がある．結局，BAT はリポタンパク質の代謝とも深く係わっていることになる．前述したように高脂肪食は BAT の熱産生に対し抑制的に働くようであるが [38]，PUFA の効果についてのヒトでの知見は断片的である [45]．食事脂肪に関するこれまでの研究の結果は，等カロリー

食の条件下で脂肪酸組成を異にする高脂肪食を摂取した場合，① n-6/n-3 比に関係なくリノール酸や α-リノレン酸は脂肪沈着を低下させ，②これら脂肪酸の主たる代謝産物であるアラキドン酸および DHA は，ともにより効果的な脂肪沈着抑制作用を示すとのまとめもある [51]．ただし，この点については今後の研究に待つところが多い．

エネルギー摂取量の制限や運動負荷量の増加などの肥満対策は，長期間の継続が必要であり，実効を見ない例が多いようであるが，BAT の増量と活性化による肥満改善は効果的な対応策と考えられる．

5.9 異所性脂肪

異所性脂肪（ectopic fats，EF）とは本来貯蔵されるべき脂肪組織以外に蓄積した脂肪を指す（つまり，本来あるべき場所とは異なるところにある脂肪）．日本人は皮下脂肪の貯蔵能力が低く，少し太っただけで EF が蓄積し，いわゆる生活習慣病になりやすいと言われる．実際に，肥っていないのに生活習慣病になる人も多い．通常の貯蔵脂肪が脂肪細胞のカプセルに入った形で蓄積されるのに対し，EF では脂肪が

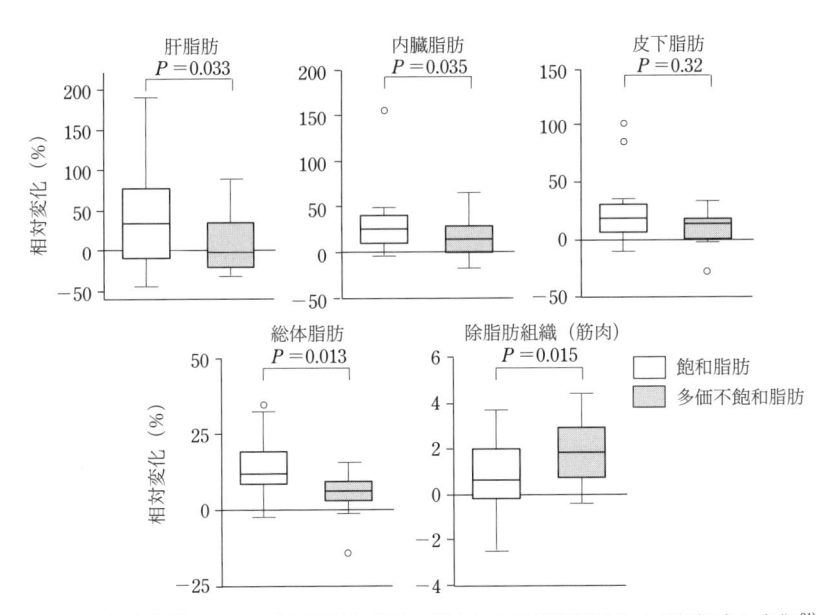

図 5.19 飽和脂肪あるいは多価不飽和脂肪の過食による肝臓脂肪および体組成の変化 [31]
39 名の若い正常体重者にパーム油あるいは高リノールひまわり油を含むマフィン（脂肪エネルギー比 51％）を体重増加量が 3％になるように 7 週間投与．肝脂肪は％値，他はリットル値での変化．ボックスは中央値と 4 分位間の範囲，上下の範囲（ウイスカー）は外れ値以外の最極値，サークルは外れ値を示す．

むき出しの状態で存在するので，蓄積した脂肪が組織の代謝系に直接影響を及ぼすことになる．脂肪の摂取量が過多になると，吸収された脂肪が肝臓や筋肉に一時的に沈着し代謝系を乱すが，内臓脂肪におけると同様に，適切な食事と運動によって比較的容易に解消できる．

EF（肝臓，膵臓，腹部）の過剰蓄積は種々の代謝障害を引き起こし，とくに非アルコール性脂肪肝疾患（non-alcoholic fatty liver disease，NAFLD）を含む肝臓への脂肪沈着（欧米では成人の約25％と言われる）は，cardiometaboic disorder（心血管代謝異常：高血圧・高インスリン・肥満および高コレステロール状態）や2型糖尿病発症の引き金となる[51,52]．肥満者ではNAFLDは75％にも及ぶと見なされ，肝臓への脂肪沈着は代謝性疾患の予防や処置のターゲットとなっている．食事脂肪の種類の影響に関しては，若い正常体重者を対象に飽和脂肪（パーム油）あるいは多価不飽和脂肪（高リノール酸ひまわり油）を7週間過剰摂取させた無作為化二重盲検比較試験で，両脂肪とも同程度の体重増加が認められたが，肝臓脂肪の増加は飽和脂肪で顕著で，かつ内臓脂肪量は2倍であった（図5.19）[31]．一方，多価不飽和脂肪の摂取で筋肉量は3倍近くに増量し，皮下脂肪でのエネルギー消費，インスリン抵抗性，体組成および脂肪細胞分化に係わる遺伝子の発現が高まったことから，パルミチン酸に富む油脂の過剰摂取は肝脂肪や内臓脂肪の蓄積を促し，リノール酸に富む脂肪は脂肪沈着を抑えると見なされている．

5.10　脂肪酸のβ酸化の熱力学

食事として摂取した脂肪のほとんどは，脂肪酸としてミトコンドリアにおいてβ酸化を受ける．脂肪酸1モル当たりのエネルギー価は当然のことながら炭素鎖が長いほど大きくなるが，不飽和結合があると，水素原子数が少ないため産生されるエネルギー量も少なくなる．DHAのような長鎖脂肪酸は一旦ペルオキシソームでβ酸化を受けた後，ミトコンドリアで酸化される．表5.11に代表的な脂肪酸のエネルギー価を示しているが[53]，この結果を反映して，食品成分表では油脂のエネルギー価は不飽和脂肪酸を多く含む植物油では921 kcal/100 g，飽和脂肪酸が多い動物油脂では941 kcal/100 gとなっている．ただし，動物性食品は植物性食品より消化吸収されやすいことを反映している可能性もある．

脂肪酸の酸化に関する実験動物およびヒトでの研究の結果をまとめると[51]，①飽和脂肪酸では鎖長が長くなると酸化速度は低下する（MCTがもっとも速やかに酸化される），②長鎖不飽和脂肪酸（オレイン酸，リノール酸，α-リノレン酸）の酸化速度は，長鎖飽和脂肪酸（パルミチン酸，ステアリン酸）より速やかである，③長鎖不飽和脂肪酸（一価および多価不飽和脂肪酸，あるいはn-3系とn-6系PUFA）の間で

表 5.11 各種脂肪酸のエネルギー価[53]

脂　肪　酸	総エネルギー (kcal/mol)
パルミチン酸（16:0）	1,590
ステアリン酸（18:0）	1,799
オレイン酸（18:1）	1,775
リノール酸（18:2）	1,738
α-リノレン酸（18:3）	1,676
エイコサペンタエン酸（20:5）	1,454
ドコサヘキサエン酸（22:6）	1,565

ミトコンドリアにおける β 酸化により生成する ATP のエネルギー価を 51.6 J/ATP として計算．EPA および DHA については，ペルオキシソームでの β 酸化で生成する $FADH_2$ と NADH が ATP 産生に使われたとすると，それぞれ 1,824 および 1,997 kcal/mol と計算される．なお，グリセロールのエネルギー価は 186 kcal/mol．

の酸化速度の違いは明確でない．PUFA を多く含む食事による体脂肪の減少の一部は熱産生の増加に起因し，とくに DHA にそのような効果が期待されるようである．

5.11　食事脂肪と肥満を巡る現状

「低脂肪食は過去のもの？」，「飽和脂肪は動脈硬化的？」，「まだ総脂肪や飽和脂肪を気にしなければならないか？」など，最近の研究は食事脂肪の役割や健康との係わりについての「年代ものの食事ガイドライン」を見直す時期に来ていることを繰り返し指摘している．脂肪の摂取と疾病リスクに関して，飽和脂肪の影響に重点を置き専門家が討論を重ね，次のような結論が出されている．「現代米国における健康上の最大の問題点は食行動にあるが，食べるということは社会的楽しみであり，治療的な挑戦ではない．一般市民は大いに惑わされている．疾病リスクの低減のために，唯一の栄養素にのみ焦点を当てることは避けるべきである」と警告を発している．一つの食品（成分）が減れば他が増えるので，個々の食事成分にのみ絞って判断しないようにすることが大切である（W. C. Willett, D. Mozaffarian, A. Lichtenstein and L. Kuller, American Dietetic Association Symposium (Nov. 2010), The Great Fat Debate: Is There Validity In the Age-Old Dietary Guidance ?）．

これまで述べてきたように，多くのコホート研究で食事脂肪と肥満との関係が検討され，かなりの知見が集積してきている．しかし，コホート研究で得られた相対リスク（RR）の結果を一般人に演繹することは，常に許されることではないことが，わが国の多目的コホート（JHPC）研究でも指摘されており，疫学研究の限界を理解すると同時に，結果の解釈には十分な注意が求められる[54]．現時点での情報を如何に

正しく読み取るかという点で,「あぶらと肥満」の問題は実に曖昧さを含むものであることをよく理解して対応しなければならない.

このことと関連し,過体重あるいは肥満者に対する低脂肪食と高脂肪食の長期摂取(12か月以上)が血液脂質像に及ぼす影響を調べた23例の無作為化比較研究のメタ分析の結果では[55],低脂肪食では総CholおよびLDL-Cholの有意な低下(それぞれ−4.55および−3.11 mg/dL)が,高脂肪食ではHDL-Cholの上昇とTGの低下(それぞれ2.35および−8.38 mg/dL)が観察された.しかし,同カロリー食に限れば,低脂肪食と高脂肪食との間で総CholおよびLDL-Cholの差は認められなくなったことなどから,CVDの一次予防に低脂肪あるいは高脂肪食のいずれかを無条件で勧めることはできないと結論されている.

一方,米国人を対象に肥満関連遺伝子とBMIとの間の相関に及ぼす食事脂肪の影響が検討され,総脂肪摂取量と63の肥満遺伝子を指標とした遺伝的リスクスコア(genetic risk score, GRC)との間には有意な相互作用があり,SFAについてはより強い相関があることが報告されている(表5.12)[56].このような関係は,肥満者で非肥満者より顕著であった.SFAとMUFAの摂取量とは通常正相関することから,MUFAの摂取とも正の相関が認められている.PUFAではそのような相関はなかった.このような研究は因果関係を示すものではないが,摂取する脂肪酸,とくにSFAには注意が必要であることを示唆している.近年,血清Chol濃度や冠動脈心疾患のリスクに対するSFA無罪論が展開されているが,この問題の理解には広い視野からの合意が必要であろう.しかし,前述したように,フライ食品の摂取が高BMI値と結び付くようであることから,摂取するエネルギー量が問題の根幹にあることは言うまでもない[40].

日本人は,脂肪よりむしろ糖質の摂取に留意すべきであるが,「コメ」という美味

表5.12 肥満遺伝子リスクスコアとBMIとの間の相関に及ぼす食事脂肪の影響(BMI値の差)[56]

食事脂肪	GOLDN Study		MESA Study		メタ分析		
	β	P 相互作用	β	P 相互作用	β	P 相互作用	Q
総脂肪(%)	0.0127	**0.010**	0.0048	0.046	0.0065	**0.002**	0.128
飽和脂肪酸(%)	0.0325	**0.005**	0.0126	**0.018**	0.0165	**<0.001**	0.098
一価不飽和脂肪酸(%)	0.0279	**0.021**	0.0117	0.047	0.0149	**0.005**	0.226
多価不飽和脂肪酸(%)	0.0179	0.194	0.0020	0.845	0.0076	0.347	0.346

米国人男女を対象とした二つの介入試験, Genetics of Lipid Lowering Drugs and Diet Network(GOLDN)および Multi-Ethnic Study of Atherosclerosis(MESA)への参加者からそれぞれ782名および2,035名を対象とし,63の肥満関連遺伝子とBMIとの間の相関に及ぼす食事脂肪の影響を解析.P相互作用値はそれぞれの関連因子について補正した値.Q: Cochran's Q statistics(処理間の差の有意差検定法).

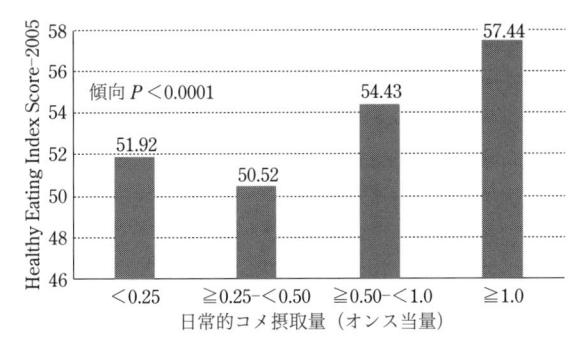

図 5.20 コメ摂取量と食事の質（HEI-2005）[57]
性別，民族性，年齢，社会経済的状態，身体活動度，喫煙状況，アルコール摂取で補正．

極上の炭水化物源に長年にわたり慣れ親しんできたことから，このデンプン源を減らす，あるいは断つことは至難のことである．おいしさを犠牲にしてまで健康を求めなければならないのかという超難問に答えなければならない．「おいしさ」は食生活，ひいては QOL（生活の質）の最重要な根幹をなすものであるからである．米国では，2005～2010 年の健康栄養調査の結果から，日常的にコメを食べる量が多い成人ほど栄養素の摂取状況がよく，食事の質が優れていることが指摘されている（図 5.20）[57]．コメを多く食べる人ではコメを食べない人より飽和脂肪や砂糖の摂取量が少なく，食物繊維や種々のミネラルの摂取量が多く，「健康な食事指標 2005」（Healthy Eating Index-2005, HEI-2005）の値が有意に高い．食塩の摂取量が多いことや，コメの摂取量そのものが日本人の場合とは相当異なることなどを考慮し評価すべきであろうが，健康な食生活の中でのコメの重要性を支持する一つの知見でもあろう．

コメの摂取と CVD との関係について，より大規模な米国での著名な 3 コホート研究を対象とした解析が行われ，コメの摂取と CVD リスクとの間には相関性は認められなかった[58]．摂取が週 5 回以上と週 1 回以下との間でのハザード比（HR）は白米で 0.98，玄米で 1.01，コメ全体で 0.99 であった．白人だけに絞ってみても，白米 1.04，玄米 1.01 で関連性はなかった．このように，コメを習慣的に摂取しても CVD のリスクとは関連は無く，米国人では現時点でのコメの摂取が CVD のリスクに大きな影響を及ぼすことはないようである．

5.12 ま と め

巷には，「あぶらは控えるもの」，「あぶら抜きが健康に良い」などのキャッチフレーズが飛び交っており，「ローカロリーの料理テクニック」，「カロリーダウンのこつ」など「あぶら」はまさに悪者扱いされているが，高糖質食の欠陥は明らかであ

る．このため，食品中の砂糖への関心は非常に高まっており，低減あるいは置換，さらには課税対策も講じられてきている[59]．栄養素としてのみならず，おいしさに深く係わる「あぶら」の栄養・生理的機能を正しく理解しなければならない．「現代の日本には脂肪が押し寄せている：食物由来の脂肪と自分自身のお腹の中に貯まる脂肪である」と言われないように，栄養と運動に留意すべきである．さらに，食事としての脂肪の摂取タイミングの影響も考慮しなければならないが，最近の研究は，脂肪組織の機能制御にも生物時計が係わっており，食事の時間を僅かに変えることによって肥満防止効果や体重低下治療の成果が影響を受けることを指摘している（図5.21）[60]．結局，必要なエネルギー量をごく僅か（女性では5%，男性では4%）減らし，長期間継続するという程度の対応がもっとも実効的のようである（International Sweetners Association Conference, Brussels 2014 での Prof. J. Hill の講演）．

肥満と脂質異常症との関連については，米国 National Lipid Association から詳細な合意声明が出されている[61]．また，米国の心臓協会（AHA）と心臓病学会（ACC）が2013年11月に公表した過体重および肥満の制御のための実施ガイドラインもあるが[62]，これらの情報は彼我の食事の違いを考慮して適用すべきである．なお，日本肥満学会の「肥満症治療ガイドライン」では減量治療目標を「現体重の3%以上の体重減少」とし，具体的な点は検討中である．

現代における肥満問題には，飽和脂肪を心疾患の危険因子として回避する食事ガイ

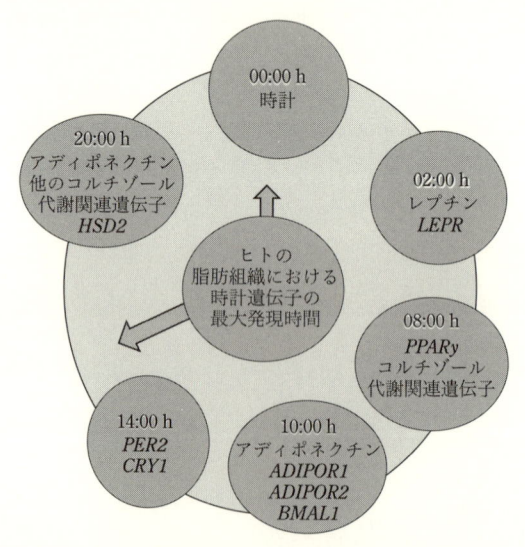

図5.21 ヒトの脂肪組織における時間的順序：脂肪組織における種々の関連遺伝子の最大発現時間[60]
このようなタイミングがずれれば代謝的変化が起こり，肥満の発症や体重減少をもたらすことになる．

ドラインのもと，その代償としての糖質摂取量が増加してきた背景が絡んでいるとの見解もあり，大局的な取り組みが求められる．肥満改善のために種々多様な政策・対策が取られていて，カロリーの強制表示策もその一つであるが，2007年から2013年の間に行われた米国での調査報告を検討した総説では，カロリー表示は所期の効果をもたらさず，消費者の総カロリー摂取量も減少していないことが示されている[63]．英国での「信号灯ラベル」（赤・黄・緑を用いた栄養表示ラベル）方策も肥満の解決策とはなり難いとも言われている．一方，WHOの欧州地域事務局では，欧州のほとんどの国で2030年まで肥満者の割合が増加すると見込んでいる．米国，英国，オーストラリアでは2020年まで肥満者の割合が60%以上にも達するとの予測もある（OECD）．さらに，最近の大規模なメタ分析によると，BMI 40以上の超肥満者（わが国ではこのような症例は少ない）では，正常BMI者（18.5～24.9）と比べ6～14年寿命が短いことが指摘されている[64]．この短命化の程度は，実に喫煙の影響と同等である．このような状況から，より効果的かつ画期的対応策の案出が喫緊の課題となっている．食品によっては，脂肪含量を低減することは砂糖の低減よりも比較的支障なく行えるとの報告もあるが[65]，結局は摂取エネルギー量を減らすか，摂取したエネルギーをよく消費できるかどうかという簡単な問題に解決の名案がないのは，まさに奇異なこととしか言いようがない．

参 考 文 献

1) Casazza K, Fontaine KR, Astrup A et al., Myths, presumptions, and facts about obesity. *N. Engl. J. Med.*, **368**: 446-451 (2013)
2) Menachemi N, Tajeu G, Sen B et al., Overstatement of results in the nutrition and obesity peer-reviewed literature. *Am. J. Prev. Med.*, **45**: 615-621 (2013)
3) Waalen J, Avoiding errors in the medical literature. *Am. J. Prev. Med.*, **45**: 672-673 (2013)
4) Briggs ADM, Mytton OT, Kehelbacher A et al., Overall and income specific effect on prevalence of overweight and obesity of 20% sugar sweetened drink tax in UK: econometric and comparative risk assessment modelling study. *BMJ*, **347**: f6189 (2013)
5) Ogden CL, Carroll MD, Kit BK et al., Prevalence of obesity in the United States, 2011-2012. *NCHS Data Brief No.131*, January 2013; Prevalence of childhood and adult obesity in the United States, 2011-2012. *JAMA*, **311**: 806-814 (2014)
6) Tsugane S, Sasaki S, Tsubono Y, Under- and overweight impact on mortality among middle-aged Japanese men and women: a 10-y follow-up of JPHC study cohort I. *Int. J. Obesity*, **26**: 529-537 (2002)
7) Flegal EM, Graubard BI, Williamson DF et al., Excess deaths associated with underweight, overweight, and obesity. *JAMA*, **293**: 1861-1867 (2005)
8) Katzmarzyk P, Mire E, Bray GA et al., Anthropometric markers of obesity and mortality in white and African American adults: The Pennington Center Longtitudinal Study. *Obesity (Silver Spring)*, **21**: 1070-1075 (2013)
9) Sadler MH, McNulty H, Gibson S, Sugar-fat seesaw: a systematic review of the evidence. *Crit. Rev. Food Sci. Nutr.*, **55**: 338-356 (2015)

10) Dietary Fat Consensus Statements. *Am. J. Med.*, **113**(Suppl. 9B): 5-8 (2002)
11) Hooper L, Abdelhamid A, Moore HJ *et al.*, Effect of reducing total fat intake on body weight: systematic review and meta-analysis of randomized controlled trials and cohort studies. *BMJ*, **345**: e7666 (2012)
12) Gardner CD, Kiazand A, Alhassan S *et al.*, Comparison of the Atkins, Zone, Ornish, and LEARN diets for change in weight and related risk factors among overweight premenopausal women. The A to Z Weight Loss Study: a randomized trial. *JAMA*, **297**: 969-977 (2007)
13) Shai I, Schwarzfuchs D, Henkin Y *et al.*, Weight loss with a low-carbohydrate, Mediterranean, or low-fat diet. *N. Engl. J. Med.*, **359**: 229-241 (2008)
14) Schwarzfuchs D, Golan R, Shai I, Four-year follow-up after two-year dietary interventions. *N. Engl. J. Med.*, **367**: 1373-1374 (2012)
15) Forouchi NG, Sharp SJ, Du H *et al.*, Dietary fat intake and subsequent weight change in adults: results from the European Prospective Investigation into Cancer and Nutrition cohorts. *Am J. Clin. Nutr.*, **90**: 1632-1641 (2009)
16) Bueno NB, de Melo IS, de Oliveira SL *et al.*, Very-low-carbohydrate ketogenic diet v. low- fat diet for long-term weight loss: a meta-analysis of randomized controlled trials. *Br. J. Nutr.*, **110**: 1178-1187 (2013)
17) Gross LS, Li L, Ford ES *et al.*, Increased consumption of refined carbohydrates and the epidemic of type 2 diabetes in the United States: an ecologic assessment. *Am. J.Cin. Nutr.*, **79**: 774-779 (2004)
18) Sacks FM, Bray GA, Carey VJ *et al.*, Comparison of weight-loss diets with different compositions of fat, protein, and carbohydrates. *N. Engl. J. Med.*, **360**: 859-873 (2009)
19) Hansen A, Swedish health advisory body says too much carbohydrate, not fat, leads to obesity. *BMJ*, **347**: f6873 (2013) (Swedish Council on Health Technology Assessment. Diet and obesity: a systematic review of the literature. Sep 2013)
20) Santos FL, Esteves SS, da Costa Pereira A *et al.*, Systematic review and meta-analysis of clinical trials of the effects of low carbohydrate diets on cardiovascular risk factors. *Obesity Rev.*, **13**:1048-1066 (2012)
21) Shikany JM, Vaughan LK, Baskin ML *et al.*, Is dietary fat "fattening"? A comprehensive research synthesis. *Crit. Rev. Food Sci. Nutr.*, **50**: 699-715 (2010)
22) Field AE, Willett WC, Lissner L *et al.*, Dietary fat and weight gain among women in the Nurses' Health Study. *Obesity*, **15**: 967-976 (2007)
23) Corella D, Arnett DK, Tucker KL *et al.*, A high intake of saturated fatty acids strengthens the association between the fat mass and obesity-associated gene and BMI. *J. Nutr.*, **141**: 2219-2225 (2011)
24) Krishnan S, Cooper JA, Effect of dietary fatty acid composition on substrate utilization and body weight maintenance in human. *Eur. J. Nutr.*, **53**: 691-710 (2014)
25) Position of the Academy of Nutrition and Dietetics: Dietary fatty acids for healthy adults. *J. Acad. Nutr. Diet.*, **114**: 136-153 (2014)
26) Buckley JD, How PRC, Anti-obesity effects of long-chain omega-3 polyunsaturated fatty acids. *Obesity Rev.*, **10**: 648-659 (2009)
27) Hill AM, Buckley JD, Murphy KJ *et al.*, Combining fish-oil supplements with regular aerobic exercise improves body composition and cardiovascular risk factors. *Am. J. Clin. Nutr.*, **85**: 1267-1274 (2007)
28) Harden CJ, Dible VA, Russell JM *et al.*, Long-chain polyunsaturated fatty acid supplementation had no effect on body weight but reduced energy intake in overweight and obese women. *Nutr. Res.*, **34**: 17-24 (2014)

29) Martinez-Victoria E, Yago MD, Omega 3 polyunsaturated fatty acids and body weight. *Br. J. Nutr.*, **107** (Suppl.2): S107–S116 (2012)
30) Donahue SM, Rofas-Shiman SL, Gold DR *et al.*, Prenatal fatty acid status and child adiposity at age 3 y: results from a US pregnancy cohort. *Am. J. Clin. Nutr.*, **93**: 780–788 (2011)
31) Rosqvist F, Iggman D, Kullberg J *et al.*, Overfeeding polyunsaturated and satutated fat causes distinct effects on liver and visceral fat accumulation in humans. *Diabetes*, **63**: 2356–2368 (2014)
32) Kratz M, Baars T, Guyenet S, The relationship between high-fat dairy consumption and obesity, cardiovascular, and metabolic disease. *Eur. J. Nutr.*, **52**: 1–24 (2012)
33) Holmberg S, Thelin S, High dairy fat intake related to less central obesity: a male cohort study with 12 years' follow up. *Scand. J. Prim. Health Care*, **31**: 89–94 (2013)
34) Fekete K, Györei E, Lohner S *et al.*, Long-chain polyunsaturated fatty acid status in obesity: a systematic review and meta-analysis. *Obesity Rev.*, **16**: 488–497 (2015)
35) Ezaki O, The optimal dietary fat to carbohydrate ratio to prevent obesity in the Japanese population: a review of the epidemiological, physiological and molecular evidence. *J. Nutr. Sci. Vitaminol.*, **57**: 383–393 (2011)
36) Nagata C, Nakamura K, Wada K *et al.*, Total fat intake is associated with decreased mortality in Japanese men but not in women. *J. Nutr.*, **142**: 1713–1719 (2012)
37) Ichimura A, Hirasawa A, Poulain-Godefroy O *et al.*, Dysfunction of lipid sensor GPR120 leads to obesity in both mouse and human. *Nature*, **483** (7389): 350–354 (2012)
38) Tsukita S, Yamada T, Uno K *et al.*, Hepatic glucokinase modulates obesity predisposition by regulating BAT thermogenesis via neural signals. *Cell Metab.*, **16**: 825–832 (2012)
39) Yoneyama S, Guo Y, Lanktree MB *et al.*, Gene-centric meta-analysis of central adiposity traits in up to 57 412 individuals of European descent confirm known loci and reveal several novel associations. *Hum. Mol. Genet.*, **23**: 2498–2510 (2014)
40) Qi Q, Chu GC, Kang JH *et al.*, Fried food consumption, genetic risk, and body mass index: gene-diet interaction analysis in three US cohort studies. *BMJ*, **348**: g1610 (2014)
41) Kajimura S, Saito M, A new era in brown adipose tissue biology: molecular control of brown fat development and energy homeostasis. *Annu. Rev. Physiol.*, **76**: 225–249 (2014)
42) Reddy NL, Jones TA, Wayte SC *et al.*, Identification of brown adipose tissue using MR imaging in a human adult with histological and immunohistrochemical confirmation. *J. Clin. Endocrinol. Metab.*, **99**: E117–E121 (2014)
43) Villarroya J, Cereijo R, Villarroya F, An endocrine role for brown adipose tissue? *Am. J. Physiol. Endocrinol. Metab.*, **305**: E567–E572 (2013)
44) Harms M, Seale P, Brown and beige fat: development, function and therapeutic potential., *Nature Med.*, **19**: 1252–1263 (2013)
45) Dulloo AG, Translational issues in targeting brown adipose tissue thermogenesis for human obesity management. *Ann. N. Y. Acad. Sci.*, **1302**: 1–10 (2013)
46) Heeren J, Munzberg H, Novel aspects of brown adipose tissue biology. *Endocrinol. Metab. Clin. North Am.*, **42**: 89–107 (2013)
47) Townsend KL, Tseng Y-H, Brown fat fuel utilization and thermogenesis. *Trends Endocrinol. Metab.*, **25**: 168–177 (2014)
48) Saito M, Human brown adipose tissue: regulation and anti-obesity potential. *Endocr. J.*, **61**: 409–416 (2014)
49) Tupone D, Madden CJ, Morrison SF, Automic regulation of brown adipose tissue thermogenesis in health and disease: potential clinical applications for altering BAT thermogenesis. *Frontiers Nurosci.*, **8** (Article 14): 1–14 (2014)

50) Veech RL, Ketone esters increase brown fat in mice and overcome insulin resistance in other tissues in the rat. *Ann. N.Y. Acad. Sci.*, **1302**: 42-48 (2013)
51) Dulloo AG, The search for compounds that stimulate thermogenesis in obesity management: from pharmaceuticals to functional food ingredients. *Obes. Res.*, **12**: 866-883 (2011)
52) Schwingshackl L, Hoffmann G, Comparison of effects of long-term low-fat vs high-fat diets on blood lipid levels in overweight or obese patients: a systematic review and meta-analysis. *J. Acad. Nutr. Diet.*, **113**: 1640-1661 (2013)
53) 日本油化学会編, 油脂の栄養価. 油脂・脂質・界面活性剤データブック, 丸善, p.77-80 (2012) および佐藤匡央, 城内文吾私信
54) Iwasaki M, Yamamoto S, Otani T *et al.*, Generalizability of relative risk estimates from a well-defined population to a general population. *Eur. J. Epidemiol.*, **21**: 253-262 (2006)
55) Despres JP, Body fat distribution and risk of cardiovascular disease: an update. *Circulation*, **126**: 1301-1303 (2012)
56) Casas-Agustench P, Arnett DK, Smith CE *et al.*, Saturated fat intake modulates the association between an obesity genetic risk score and body mass index in two US populations. *J. Acad. Nutr. Diet.*, **114**: 1954-1966 (2014)
57) Nicklas TA, O'Neil CE, Fulgoni VL, Rice consumption is associated with better nutrient intake and diet quality in adults: National Health and Nutrition Examination Survey (NHANES) 2005-2010. *Food Nutr. Sci.*, **5**: 525-532 (2014)
58) Muraki I, Wu H, Imamura F *et al.*, Rice consumption and risk of cardiovascular disease: results from a pooled analysis of 3 U.S. cohorts. *Am J. Clin. Nutr.*, **101**: 164-172 (2015)
59) WHO, Guideline: Sugar Intake for Adults and Children, Geneva: World Health Organization; 2015
60) Garaulet M, Gomez-Abellan P, Timing of food intake and obesity: a novel association. *Physiol. Behav.*, **134**: 44-50 (2014)
61) Bays HE, Toth PP, Kris-Etherton PM *et al.*, Obesity, adiposity, and dyslipidemia: a consensus statement from the National Lipid Association. *J. Clin. Lipidol.*, **7**: 304-383 (2013)
62) Jensen MD, Ryan DH, Apovian CM *et al.*, 2013 AHA/ACC/TOS guideline for the management of overweight and obesity in adults: a report for the American College of Cardiology/American Heart Association task force on Practice Guidelines and The Obesity Society. *Circulation*, **129** (Suppl.2): S139-S140 (2014)
63) Kiszko KM, Martinez OD, Abrams C *et al.*, The influence of calorie labeling on food orders and consumption: a review of the literature. *J. Community Health*, **39**: 1248-1269 (2014)
64) Kitahara CM, Flint AJ, de Gonzalez AB *et al.*, Association between class III obesity (BMI of 40-59 kg/m^2) and mortality: a pooled analysis of 20 prospective studies. *PLoS Med.*, **11**(7): e1001673 (2014)
65) Biguzzi C, Schlich P, Lange C, The impact of sugar and fat reduction on perception and liking of biscuits. *Food Quality Pref.*, **35**: 41-47 (2014)

第6章　コレステロールの栄養学

　コレステロール（Chol）は，日本人成人にとって最大の関心事の一つとなっていて，健康診断の結果でまず注目されるのが血液成分値である．最近の人間ドック学会の発表によると，Chol 高値者は 30％以上にも及んでおり，当然のことかも知れない．冠動脈心疾患（CHD）による死亡が圧倒的な第1位を占めている欧米諸国では，健康上もっとも注意が払われているのが正常な血液 Chol 濃度の維持であるが，わが国の動脈硬化の予防・改善策は基本的には米国のガイドラインを踏襲しており，日本人が摂取している脂質の質と量の特徴，すなわち和食の効用についての考慮は必ずしも十分でない．そのため，動脈硬化学会のガイドラインに対しても異論が唱えられているが，血液 Chol と循環器疾患（CVD）の関係，ひいては健康・寿命について常識となっている学説を否定するような見解に対しては，学会上げての反論がなされている．誤りない理解が求められる所以である．ここでは，油脂栄養の視点から Chol 問題を解説する．

　Chol は細胞膜の構成成分として必須な役割を果たしており，細胞の流動性ひいては恒常性の維持には膜の Chol 量を一定に保つことが不可欠である．Chol はさらに胆汁酸，ステロイドホルモン，ビタミン D の前駆体としても重要な生理機能を担っている．

6.1　食品中のコレステロール含有量と摂取源

　動物性食品には多かれ少なかれ Chol が含まれているが，五訂増補食品成分表 2010 の数値は 100 g 当たりの量で示されているので，摂取量に関しては当然のことながら実際に摂取している量として理解しなければならない．植物性食品の Chol 含有量は，通常無視できるが，乾燥（素干し）された藻類には 50 mg/100 g 程度の Chol を含むものもある．Chol を多く含む食品は卵類（かずのこ，からすみ，鶏卵，すじこ・いくらなど）で，とくに鶏卵乾燥卵黄では含量は 2,300 mg/100 g にも及ぶ．その他，するめ，たたみいわし，干し桜えび，フォアグラ，あんきもなどにも多い．しかし，実用量の面で問題になるのは鶏卵，とくに卵黄である．鶏卵は中程度のもの1個中に 220〜240 mg の Chol を含み，日本人の Chol 摂取量の中でもっとも寄与度が高い食品である（表 6.1）[1]．そのため，産卵鶏の飼料へ植物ステロールを添加し，卵黄の Chol 含量を下げるなどの試みがなされているが，10％程度の低下が限界であり，有効な対

表6.1 日本人のコレステロール摂取量への食品群別寄与率

	コレステロール摂取量	
	mg/日	%
総摂取量	399	100
卵類	143	47.0
魚介類	61.9	20.3
肉類	60.7	19.9
乳類	15.2	5.0
菓子類	13.5	4.4
調味料・香辛料類	4.6	1.5
穀類	2.6	0.9
油脂類	2.5	0.8
その他	0.3	0.1

平成24年国民健康・栄養調査結果からの推定値．1973年から1997年まで25年間のコレステロール摂取量についての平均値（文献1）は399 mg/日で，卵類49.5%，魚介類25.7%，獣鳥鯨肉類11.4%，その他13.3%であり，魚介類からの割合は低下し，肉類からの割合は増加傾向にある．

策ではない．

6.2 コレステロール代謝：吸収[2]

　食品中のCholの大部分は遊離型である（脂肪酸エステル型は8～15%程度で，吸収に先立ち消化管内でエステラーゼにより遊離型となる）．通常，Cholは脂肪と一緒に摂取されるが，脂肪は胃内で一部消化され，蠕動運動により粗エマルションを形成し，十二指腸で膵リパーゼにより消化を受け，胆汁酸ミセルに溶解する．食事由来（および胆汁中）のCholもこのミセルに溶解し，刷子縁膜を覆う不撹拌水層（unstirred water layer）を通過し小腸細胞内に取り込まれる．実際には，食事由来のChol（300～450 mg）に加え，胆汁としてかなりの量（1,000～2,000 mg）の内因性のChol（遊離型）が小腸内腔に運ばれ吸収されている．このように，Chol吸収のためには脂肪の消化が必要条件である．しかし，脂肪の吸収がほぼ定量的に進行するのに対し，Cholの吸収率は50%前後である[3-5]．

　Cholは，小腸の吸収細胞（刷子縁）表面にあるNiemann-Pick C1 like 1（NPC1L1）タンパク質と呼ばれるトランスポーターを介して吸収される（図6.1）[6]．細胞内に吸収されたCholは，acyl-CoA：cholesterol acyltransferase（ACAT）によりエステル化され（植物ステロールはエステル化されず，小腸内腔に戻される），microsomal

6.2 コレステロール代謝：吸収

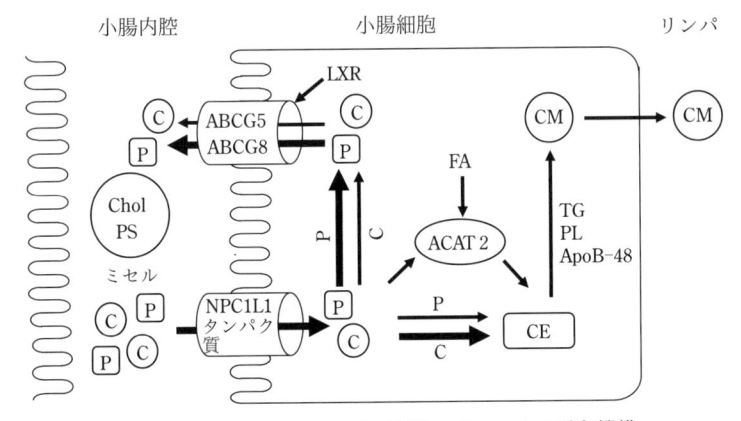

図6.1 コレステロールおよび植物ステロールの吸収機構
NPC1L1：Niemann-Pick C1 like 1, ABCG5/G8：ATP-binding cassette G5/G8, C：コレステロール, P：植物ステロール, CE：コレステロールエステル, ACAT：acyl-CoA : cholesterol acyltransferase, LXR：肝臓 X 受容体（ABCG5/G8 をアップレギュレートする）, CM：カイロミクロン（文献4）．このほか, Chol の吸収への SR-B1（スカベンジャー受容体）の関与や吸収細胞から小腸内腔への放出における ABCA1 の関与も指摘されている（文献5）．

triglyceride transfer protein（MTP），アポリポタンパク質 B-48（Apo B-48）および吸収後再合成されたトリグリセリド（TG）などと共にカイロミクロンとしてリンパ系へ運ばれる．Chol の吸収中には吸収細胞内の Chol 量はほとんど増加しないので，速やかに進むエステル化反応により，吸収された Chol が小腸内腔に戻されるのが防がれる．吸収のピークは 6～8 時間後である．なお，NPC1L1 ノックアウトマウスでは Chol の吸収は抑えられるが阻害の程度は部分的であり，NPC1L1 非依存性の吸収系の存在も示唆されている．NPC1L1 はエゼチミブ（Ezetimibe；NPC1L1 を特異的に阻害する Chol 吸収阻害薬．食事 Chol だけでなく胆汁中の Chol や植物ステロールの吸収をも阻害する）の作用機構研究の過程で関与が確認されたトランスポーターである．エゼチミブは 10 mg/日の摂取で血清 LDL-Chol を 20％程度も低下させるので，Chol 合成阻害薬スタチン（Statin）の効果が低い患者では有効な Chol 低下薬として，単独あるいはスタチンと併用して投薬されている．Apo E4 対立遺伝子は Chol 吸収を高めるので，この遺伝子保有者ではスタチンの LDL-Chol 低下作用に対する応答性が低い．

吸収された Chol はすべてリンパ系へ運ばれるのではなく，刷子縁表面に存在する ABCG5/G8（adenosine-triphosphate binding cassette G5/G8）トランスポーターを介して小腸内腔に戻されるため，吸収率が低くなる．植物ステロールにより誘導される ABCA1 もこの系に関与していると見られている．*ABCA1* 遺伝子の変異はタンジール病（Tangier disease），*ABCG5* および *ABCG8* 遺伝子の変異は sitosterolemia（高

シトステロール血症)を発症する.

結局,Chol の吸収は NPC1L1 および ABCG5/G8 の両トランスポーターに依存していることになる.十二指腸では両トランスポーターは適度のレベル存在し,Chol は吸収されカイロミクロンとして運ばれるか,あるいは ABCG5/G8 により植物ステロールと共に小腸内腔に戻される(植物ステロールも一度吸収された後,消化管内腔に排泄されると言われているが,必ずしもそうではない可能性も指摘されており,この点は第7章で説明する).空腸には NPC1L1 が多く存在しており Chol の大部分はここで吸収される.回腸では NPC1L1 のレベルは低く Chol 吸収も最低である.なお,NPC1L1 トランスポーターは基質特異性を示し,植物ステロールより Chol をよく運ぶが,ABCG5/G8 トランスポーターは動植物ステロールを識別しないようである.

Chol の吸収率は平均的には50%程度であるが大きな個人差があり,通常量の摂取時には20〜80%の幅が報告されている.加齢に伴い吸収効率が高まる.性別差もある.個人レベルでは吸収率は一定に保たれているが,Chol の摂取量が多くなると吸収率は下がり,少なくなると高くなるので,吸収される絶対量が問題である.さらに,Chol の摂取が短期間か長期間かによっても吸収率は異なるが,長期間の高 Chol 食は吸収率に大きな影響を及ぼさないようである.飽和脂肪酸(SFA)は肝臓の LDL 受容体の活性を低下させ,その結果血清 Chol 濃度を上昇させるので,Chol 合成を抑える可能性があるが,体内での Chol 合成量を種々の方法で直接測定してみると,食事脂肪酸の飽和度は影響しないことが観察されている.一方,n-6 系多価不飽和脂肪酸(PUFA)は血清 Chol 濃度を低下させるが,Chol 合成を高める.これは,肝臓での Chol のエステル化と末梢組織での Chol の利用が高まったためと説明されている.動物実験では,n-3 系長鎖多価不飽和脂肪酸(LCPUFA)は Chol の吸収を下げ,胆汁酸の合成と分泌を高めることが観察されている.いずれにしても,生体にとって

表 6.2 コレステロール吸収阻害剤

1. コレステロール吸収阻害剤:Ezetimibe(ゼチーア)
   NPC1L1 阻害,CM レムナント↓,LDL-C↓,LDL 受容体↑
   肝臓でのコレステロール合成亢進,関連代謝系への影響
2. 植物ステロール/スタノール(遊離型・エステル型)主として食品(わが国では食用油・マヨネーズなど)やサプリメントとして
3. その他:ACAT 阻害剤,胆汁酸トランスポート阻害剤,MTP 阻害剤,水溶性植物ステロール
4. 胆汁酸吸収阻害剤(レジン):(コレスチラミン,コレスチポール,コレスチミド)
   LDL-C↓,腹部症状
5. コレステロール異化促進剤:プロブコール

合成阻害剤(HMG-CoA reductase inhibitor):ロスバスタチン,ピタバスタチン,アトルバスタチン,フルバスタチン,シンバスタチン,プラバスタチン,ロバスタチン,(セリバスタチン,メバスタチン).

Cholが生理的に重要な成分であり，したがってその吸収系は多様な機構によって制御されているので，食事のChol含量はChol合成にごく限られた影響しか及ぼさないことになる．1型糖尿病者ではChol吸収率が高く，2型糖尿病者ではChol合成能が高い（Chol吸収能は高くない）ため，後述するように，1型患者ではとくに卵の摂取量には注意が必要である．Chol吸収阻害薬の例を表6.2に示している．

リンパ系を介して吸収されたCholはカイロミクロンとして運ばれるが，末梢組織の毛細血管内皮のリポタンパク質リパーゼの作用を受けTGが遊離脂肪酸として取り込まれた後，カイロミクロンレムナントとして肝臓に運ばれ，Apo BあるいはApo E受容体を介して取り込まれる．肝臓は血液Cholの直接の供給源であるので，食事として摂取したCholは血漿のLDL-Chol濃度に大きな影響を及ぼすことになる．しかし，血液Cholの最大の供給源である肝臓でのChol合成は，ホメオスタシス機構により調節されており，食事由来の外因性のChol量が多くなるとそれに応じて合成が抑えられる．この機能が正常に作動していれば，Chol摂取の影響は抑えられることになる．体内でのCholの動態は図6.2に示すとおりで，基本的には内因性のChol合成量によって体内のChol量が制御されている．

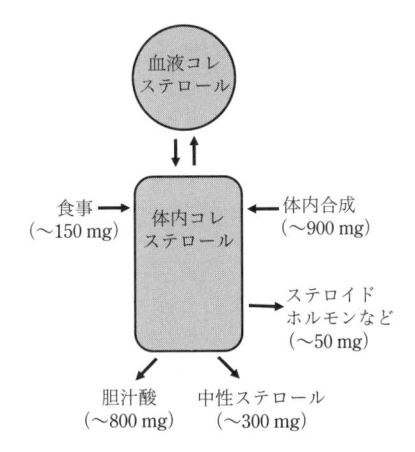

図6.2 体内におけるコレステロールダイナミクス

1日当たりのChol合成量：12〜13 mg/kg体重．Cholの吸収率：40〜50％．血液中のChol量は体全体の8％程度に過ぎない．食事および体内で合成された量は，糞便中への胆汁酸および中性ステロールとしての排泄量とステロイドホルモン合成に使われる量とでバランスが取れている．なお，小腸内腔には胆汁由来のかなりの量のCholが入ってくるが，ここでは省略している．

6.3 コレステロール代謝：体内合成・異化・排泄

図6.3にChol合成・異化系の概要を示す．合成系はアセチル-CoAとアセトアセチル-CoAからの3-ヒドロキシ-3-メチルグルタリル-CoA（HMG-CoA）の生成に始まり，一連の酵素反応を経てCholが合成される．この系の律速段階はHMG-CoA還元酵素が触媒する反応であり，体内でのCholホメオスタシス作用はこの酵素の活性変動を反映している．この酵素の阻害剤がスタチンとして臨床的に汎用されているのは周知のとおりであるが，Chol合成系は生理活性を有する種々の成分の合成経路とも重なっており，スタチン投与によるこれらChol以外の成分の合成低下が懸念され，

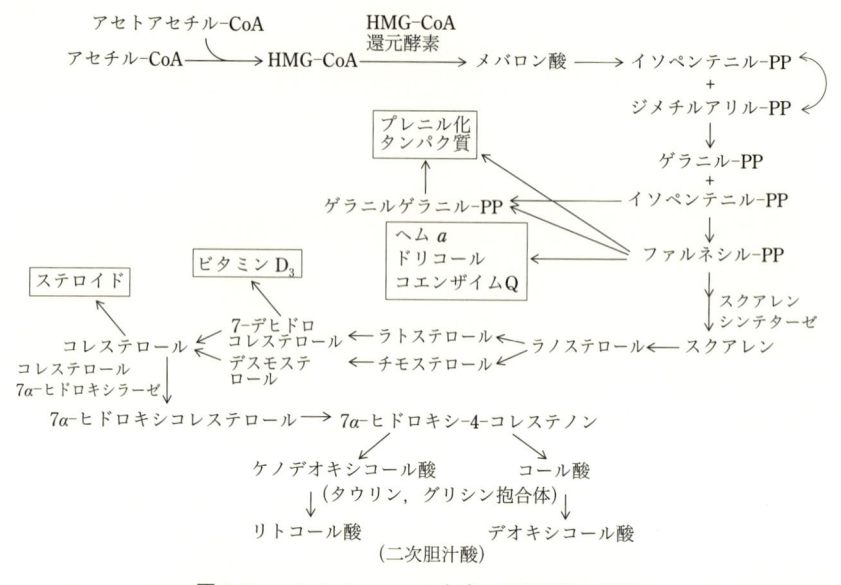

```
アセトアセチル-CoA        HMG-CoA
                        還元酵素
アセチル-CoA ──→ HMG-CoA ─────→ メバロン酸 ──→ イソペンテニル-PP ←┐
                                                          +           │
                                                    ジメチルアリル-PP ←┘
              プレニル化
              タンパク質               ゲラニル-PP
                                         +
         ゲラニルゲラニル-PP←          イソペンテニル-PP
              ヘム a
              ドリコール                                ファルネシル-PP
   ステロイド    コエンザイムQ
                                                          スクアレン
      ビタミンD₃                                          シンテターゼ
              7-デヒドロ
   コレステロール コレステロール ←ラトステロール ←ラノステロール ←スクアレン
   コレステロール デスモステ    チモステロール
   7α-ヒドロキシラーゼ ロール
   7α-ヒドロキシコレステロール ──→ 7α-ヒドロキシ-4-コレステノン
              ケノデオキシコール酸      コール酸
                   (タウリン,グリシン抱合体)
                 リトコール酸          デオキシコール酸
                     (二次胆汁酸)
```

図6.3 コレステロールの合成・異化経路の概要
コレステロールの80%はラトステロールから合成されるので，血清中のラトステロール量はコレステロール合成の指標となる．

スクアレン合成酵素阻害剤も検討されている．Cholの合成と細胞内への取り込みは，ネガティブフィードバック調節機構を介し遺伝子の転写レベルで厳格に制御されている．転写因子としてはsterol regulatory element binding protein（SREBP）が係わっているが，GoldsteinとBrownにより解明されたLDL受容体，SREBP，SREBP cleavage-activating protein（SCAP）そしてInsig-1（insulin-induced gene 1）からなる一連の系が作動している[7]．

Cholの合成活性は高SFA食で上昇し，PUFAの摂取は活性を抑えるとみなされているが，高PUFA食でも合成活性が上がるとの観察もあり，食事脂肪の影響ははっきりしない[8]．PUFA（リノール酸）の血清Chol濃度低下作用は血清と組織間でのCholの再配分やLDL受容体のupregulationにより発現すると説明されている．一方，SFAのChol濃度上昇作用はChol合成の増加を反映するものではなく，LDL受容体のdownregulationによるものと理解されている．なお，血清中のラトステロールレベルは体内でのChol合成の指標として用いられている．

Cholからの胆汁酸生成系の律速段階はコレステロール7α-ヒドロキシラーゼが触媒する反応であり，コール酸およびケノデオキシコール酸に異化される．これらはタウリンあるいはグリシンで抱合化され（遊離型の細胞毒性回避），さらに腸内細菌により二次胆汁酸へと変換される．食事脂肪は胆汁酸合成を抑えるようであるが，脂肪の種類の影響については明確な結論には至っていない．

6.4 血液コレステロール濃度と心疾患リスク

血清 Chol 濃度と CHD の発症との関係については膨大な研究業績があり，あるレベル（240 mg/dL）以上になるとリスクが高まることが知られている（図 6.4）[9]．しかし，全死因死亡率はある範囲内の血清 Chol 濃度（160〜230 mg/dL 程度）で低く，この値の上下では高くなる．一方，脳卒中による死亡率はむしろ Chol 濃度が低いと高くなる傾向にある．また，低 Chol 値はある種の癌リスクを高め，あるいは逆に高いと癌リスクも高くなるとの報告もある．日本人についての血清 Chol 濃度と全死因死亡との関係の結果は図 6.5 に示すとおりであり，Chol 濃度が 260 mg/dL 以上になって明確な死亡リスクの上昇が認められ，これ以下のレベルでは関係は一定でない[10]．このような結果は，血清 Chol 濃度だけで一喜一憂することは愚かなことであることを指摘している．

血清 Chol 濃度は多くの食事因子や遺伝因子に依存しているが，小腸からの吸収と肝臓での合成，胆汁としての排泄と各種組織・細胞での利用の総合的結果として決められる．

6.4.1 コレステロールの摂取と血清コレステロール濃度

結論から述べると，健常者では食事から通常摂取する量の Chol が血清 Chol 濃度を上昇させることはない．

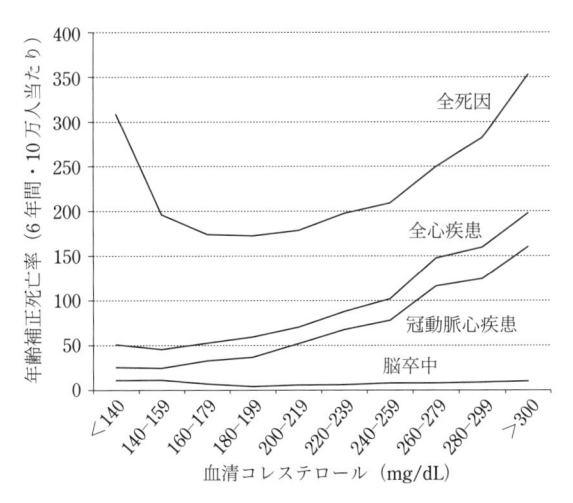

図 6.4 血清コレステロール濃度と死亡原因の関係（MRFIT）[9]
35〜57 歳男性（350,977 名）の死亡率（Multiple Risk Factor Intervention Trial）．

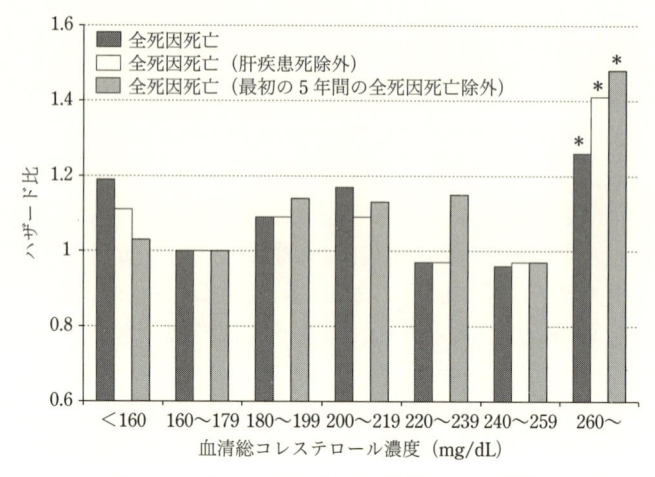

図 6.5 血清コレステロール濃度と全死因死亡との関係（NIPPON DATA80）[10]

性，年齢，血清アルブミン，BMI，高血圧，糖尿病，喫煙およびアルコール摂取量で補正した値．＊ $P<0.05$．原典ではコレステロール値は mmol/L 表示．

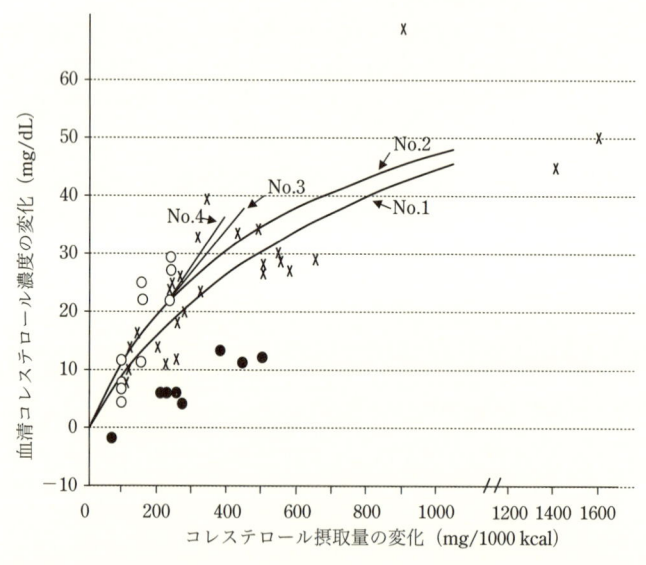

図 6.6 食事コレステロールが血清コレステロール濃度に及ぼす影響[11]

No.1 はすべてのデータに基づく値，No.2 は低応答値除外，No.3 は低応答値および ＞400 mg/dL/1000 kcal 以上値を除外，No.4 は No.3 と同じデータを直線で示したもの．●：低応答と見なした値で，No.2〜4 では除外．○：Hegsted らの報告値で，Keys の検討値には含まれていない値．

6.4 血液コレステロール濃度と心疾患リスク

表6.1からも解るように，日常の食生活でChol摂取量に最大のウエイト（約50％）を占めるのは鶏卵（とくに卵黄）である．介入試験でも，Chol摂取の影響は実際には卵を負荷することで検討されている（結晶Cholは吸収されにくく，動物実験では吸収を高めるため，通常少量の胆汁酸塩と共に投与されている）．Cholの摂取が血清Chol濃度に及ぼす影響に関しては，Keysの報告に始まり古くから検討されてきている．Hegstedが1986年にまとめた論文によると（図6.6）[11]，食事1,000 kcal当たり400 mgまでの摂取量では血清Chol濃度は直線的に上昇し，1 mgのChol摂取により約0.1 mg/dL増加するとされている（2,500 kcalの食事では100 mgのChol摂取増で血清Cholは約4 mg上昇することになる）．その後，Weggemansら[12]は17の介入試験のメタ分析を行った結果，Chol摂取量が100 mg増加するごとに血清Chol濃度は2.2 mg/dL上昇すると算定している（総Chol/HDL-Chol比の上昇は0.020）．LDL-Cholは摂取量に応じ上昇したが，HDL-Cholも微増した（図6.7）．これらの情報から，卵1個を摂取すると（Chol 200 mgとして計算），LDL-CholおよびHDL-Cholはそれぞれ3.9および0.6 mg/dL上昇することになるが，この程度では実際上ほとんど影響がないと判断できる．つまり，血清Chol濃度に対する食事Cholの影響はSFAに比べ，かなり軽度である（ただし，SFAと血清Chol濃度との関係は従来指摘されてきたように単純なものでない可能性もある[13,14]）．

実際に卵の摂取と血液Chol濃度との関係を調べた介入試験やそのメタ分析の報告はかなりあり，比較的新しい報告をまとめると表6.3のようになる[15]．この表で，

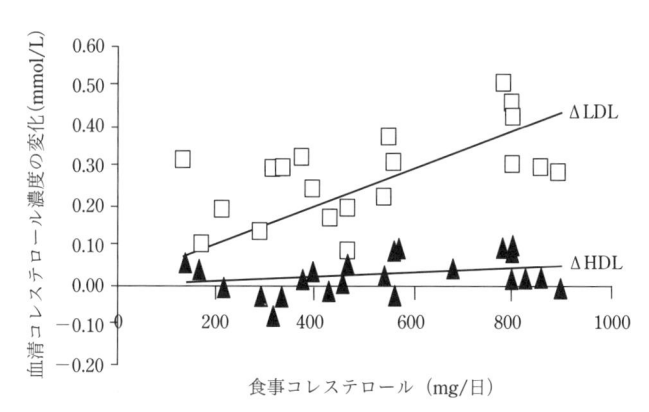

図6.7 血清のLDL-コレステロールおよびHDL-コレステロール濃度に及ぼす食事コレステロールの影響[12]
17の介入試験（24の食事比較）における卵としてコレステロール（Chol）を摂取した場合の血清コレステロール濃度の変化．100 mgのChol摂取で総Chol，LDL-CholおよびHDL-Cholはそれぞれ0.056 mmol/L (2.2 mg/dL)，0.05 mmol/L (1.9 mg/dL) および0.008mmol/L (0.3 mg/dL) 上昇すると見積もられる．

表6.3 卵の摂取と心疾患リスクに関する最近の研究

研究	参加者	研究の詳細	結果/推奨卵数
Hu et al. (1999)	男 37,851名 女 80,082名	コホート研究 (8〜14年間), 2研究合併の食事データ	健康な成人・高コレステロール血症者の冠動脈心疾患や脳卒中と関係なし
Katz et al. (2005)	男女 41名	6週間の無作為化比較研究. 朝食に卵2個摂取	総Chol・内皮機能に影響なし
Nakamura et al. (2006)	男女 90,735名	コホート研究 (7〜11年間), 食物摂取頻度調査自己申告. 血清Chol測定	頻繁な卵の摂取 (ほぼ毎日) は冠動脈心疾患のリスクを高めない
Qureshi et al. (2007)	男女 9,734名	コホート研究 (20年間), National Health and Nutrition Examination Surveyの再計算	卵6個/週以下の摂取は健康者の脳卒中のリスクに影響なし
Mutungi et al. (2008)	過体重・肥満男性 28名	無作為化比較試験 (12週間), 卵3個/日の糖質制限食摂取	卵摂取群でHDL-Cholが有意に上昇. メタボリックシンドロームの諸指標低下
Djousse & Gaziano (2008)	男性 21,327名	コホート研究 (20年間), 食事調査2年毎・医学検査毎年	卵の摂取は心筋梗塞や脳卒中の発生と関係ない
Harman et al. (2009)	男女 45名	無作為化比較試験 (12週間), 卵2個/週ルギー食 (対照は卵ゼロ), 低エネ	卵摂取群でLDL-Cholに有意な変化なし
Zazpe et al. (2011)	大学卒業者 14,185名	コホート研究 (6.1年間), 食物摂取頻度調査法	1週当たり 1, 2〜4 および 4個以上の卵の摂取と心血管疾患発症との間に相関なし
Rong Y et al. (2013)	3,081,269人年	17例の前向きコホート研究のメタ分析	卵摂取と冠動脈心疾患・脳卒中のリスクの間に相関性なし
Shin JY et al. (2013)	1,600〜90,735人 (5.8〜20年)	16例の前向きコホート研究のメタ分析	卵摂取と心血管疾患・心臓死の相関なし. 2型糖尿病リスク増加の可能性
Li Y et al. (2013)	男女 320,778名	14例のコホート研究のメタ分析	卵摂取量と心血管疾患および糖尿病のリスクの間に正相関 (RR=1.19 および 1.68)

文献15に2013年のデータなどを追記.

6.4 血液コレステロール濃度と心疾患リスク

2013年のLiらの報告[16]を除けば（ただし，1週当たりの卵摂取が4個増加したことによるCHDの相対リスクは1.06で高いものではない），少なくとも健常者では1日1個程度の卵の摂取は血液Chol濃度，ひいてはCVDのリスクを高めないことが読み取れる．ただし，糖尿病患者は例外で，リスクを高める可能性が指摘されていたが[17]，わが国での前向き研究の結果は卵の摂取と2型糖尿病との間に相関は認められておらず（表6.4）[18]，海外の研究でも同様な結論[19]やむしろ少々多く食べた方がリスクは少ないとの報告[20]もある．さらに，メタボ患者に1日3個の卵を12週間摂取させると，HDL-Cholやlarge LDLが上昇するなど，動脈硬化性リポタンパク質像の改善も報告されている[21]．しかし，図6.8に示すわが国での2期にわたるコホート研究の結果はいくらか複雑で，1980年のデータでは卵の摂取量に依存して血清Chol濃度が上昇したが，1990年のデータでは摂取量の影響は認められなかった[22]．この結果は「DATA 90ではどの卵摂取群でもChol値は上昇しており，これは食生活の変化による卵以外からのChol摂取量の増加と健康指導・知識の普及によるChol高値例の卵摂取回避」によると思われると説明されている．1990年代のコホートで鶏卵摂取頻度と血清総Chol値が関連しなくなったのは，むしろ「健康教育の有効性の証であり，食事指導の際に避けるべき食品として指摘される卵摂取をある程度制限することは健康上有用であることは現在でも不変である」と解釈されており，Chol摂

表6.4 卵の摂取と2型糖尿病のリスク（オッズ比）[18]
The Japan Public Health Center-based Prospective Study

	卵摂取量4分位				傾向 P
	Q1	Q2	Q3	Q4	
男性					
卵摂取量（中央値, g）	7.7	19.4	32.6	55.0*	
年齢および地域調整	1.00	0.92	0.90	1.04	0.61
多変量モデル1	1.00	0.91	0.91	1.04	0.58
多変量モデル2	1.00	0.93	0.93	1.06	0.50
女性					
卵摂取量（中央値, g）	6.9	17.5	29.4	50.3*	
年齢および地域調整	1.00	0.97	0.89	0.77	0.03
多変量モデル1	1.00	0.99	0.91	0.79	0.047
多変量モデル2	1.00	1.01	0.94	0.82	0.098

* 約卵1個に相当．
糖尿病および他の重篤な疾患歴がない45〜75歳の日本人男性27,248名，女性36,218名を対象とした前向き研究．5年間で1,165名が2型糖尿病と自己申告．コレステロールの摂取量は男性では2型糖尿病のリスクとは相関がなかったが，女性では最低摂取量分位と比べ最高摂取量分位でオッズ比（OR）が23%低く（傾向$P=0.08$），閉経後女性では低下の程度は幾らか大きかった（OR=0.68，傾向$P=0.04$）．卵の摂取量と2型糖尿病のリスクとの間には，男女とも相関はなかった．

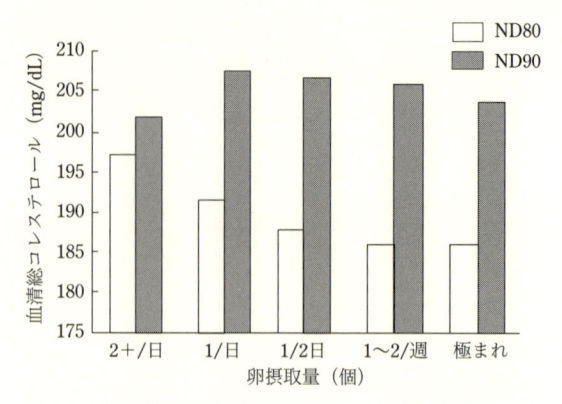

図 6.8 卵の摂取と血清コレステロール値の関係：日本人女性での比較 [22]

コレステロール値は年齢，BMI，喫煙，飲酒で補正した値．NIPPON DATA 80（ND80）では有意な相関（$P<0.0001$）が認められたが NIPPON DATA 90（ND90）では相関は認められず（$P=0.63$）．

取への注意を促している．健常な日本人（平均年齢約 60 歳）を対象に 750 mg/日の Chol（乾燥卵黄として）を 4 週間摂取させた試験では，LDL-Chol は不変（低密度の LDL_1 は上昇），HDL-Chol は有意な上昇（低密度の HDL_2-Chol の上昇）が観察されている [23]．通常，卵そのものとして摂取されるので，卵白成分の影響を考慮しなければならないが，卵白タンパク質は血清 Chol 像に好ましい効果を示すことが知られており [24]，新しい展開を見せている．

わが国の動脈硬化学会の「動脈硬化性疾患予防ガイドライン」では，Chol を多く含む食品（肉の脂身，乳製品，卵黄）の摂取を抑えるよう指導されている．リスクを持つ人を対象とすればこのような対応も止むを得ないと理解されるが，健常者では実質的には 1 日 1〜2 個程度の卵の摂取は問題とならないとする研究結果が覆るようなことはない（第 8 章参照）．

一方，卵の摂取は「無害」とするのは「誤解」であるとの説もある [25]．Chol 摂取量を 1 日当たり 200 mg 以下にすべきという長年の推奨には理由があり，健常者では卵の摂取は無害とされているが，それは「低リスク者でのリスク増加を臨床的に判断することが困難なためである」と主張されている．実際に，糖尿病患者では 1 日 1 個の卵摂取は，1 個以下と比べて心疾患のリスクが 2 倍であるとの報告もある [17]．卵黄を含め，食事中の Chol は動脈に有害で，とくに CVD のリスクがある場合には Chol の摂取を制限すべきで，「卒中や心筋梗塞を発症した後で卵黄の摂取を止めるのは，肺癌と診断された後に禁煙するようなものであり，必要だが手遅れである」とも言われている．Spence らはカナダ人について頸動脈のプラーク面積に及ぼす卵黄摂取の

影響を調べ，喫煙量の場合と同様に卵黄の摂取量に応じ指数関数的に影響が増大することを報告している（図 6.9 A, B）[26]．しかし，この報告には多数の反論が出され，とくにフィンランド人について頸動脈の肥厚と急性心筋梗塞のリスクに及ぼす影響を調べた報告では，卵の摂取はこの二つの指標を高めることはなく，まったく影響を認めていない（図 6.9 C, D）[27]．ただし，この報告でも喫煙のリスクは明確に観察されている．このようなことから，卵の摂取が動脈硬化に及ぼす影響については例外を否定できない一面もあるが，少なくとも健常者の場合には問題とならないと判断できる．リスクを抱える人では卵の摂取に留意することが必要であろう．なお，卵の多様な健康効果についての情報は，Ruxton の論文が参考になる [28,29]．

いずれにしても，血清 Chol 濃度はいろいろな環境因子によって影響を受けるが（表 6.5）[15]，食事 Chol の影響は決して大きいものではないと判断できる [29]．しかし，小腸からの Chol 吸収が高いと CVD のリスクが高くなることが，Chol 吸収の指標となる Cholestanol/Chol 比を比較した研究で指摘されている（ドイツおよびフィンランドでのコホート研究で，CVD の相対リスクは 1.72，$P < 0.001$）[30]．リスクは腸管内腔への Chol の排出に係わる ABCG8 と ABO 遺伝子の変異と相関した．

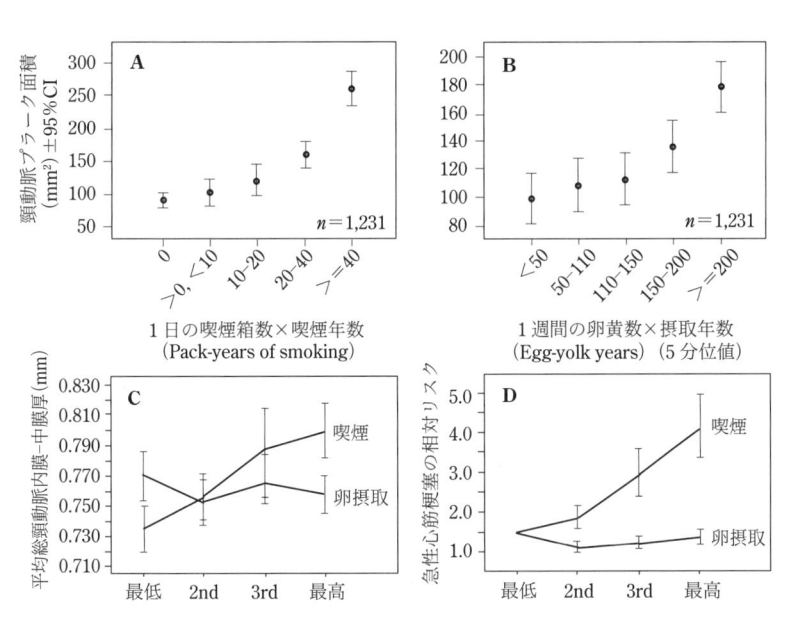

図 6.9 卵の摂取と喫煙が頸動脈のプラーク面積（A, B）および内膜肥厚（C, D）に及ぼす影響

喫煙の程度は非喫煙（最低），過去の喫煙（2nd），20 本/日以下（3rd）および 20 本以上（最高）．卵摂取量は最低と最高で 1.8 および 5.3 個/週．1,019 名の中年男性を対象．(A, B：文献 26，C, D：文献 27)

表 6.5 食事対応によって LDL-コレステロール濃度は概略どの程度低下するか [15]

食 事 成 分	摂取量の変化	LDL-Chol の低下 (%)
主な対応		
飽和脂肪	＜カロリー比 7%	8〜10
コレステロール	＜200 mg	3〜5
体重低下	10 ポンド減少	5〜8
その他のオプション		
水溶性食物繊維	5〜10 g/日	3〜5
植物ステロール/スタノール	2 g/日	6〜15
総効果		20〜30

Chol 摂取量を 200 mg/dL 以下にした時の LDL-Chol 低下割合はほぼ 3〜5%．飽和脂肪，体重減少および植物ステロール/スタノールエステルによる低下割合が大きい．

6.4.2 食事脂肪と血清コレステロール濃度

　食事脂肪が血清 Chol 濃度に及ぼす影響については，すでに説明してきたが，最近，SFA のみならず PUFA，とくにリノール酸の影響を無視する研究の結果も出され，議論は沸騰してきている．その後の経緯について略記する．
　Chowdhury ら[31]は，表 4.23（第 4 章）に示すような観察研究および介入試験についてメタ分析を行い，「PUFA の摂取を勧め，SFA の摂取を少なくすることを推奨する」心疾患ガイドラインは支持できないと結論している．SFA は LDL-Chol を幾らか上昇させるが，これは炎症性が低く，動脈硬化を引き起こしにくいとされる large bouyant type A の LDL 増加によるものである（炭水化物摂取時に増加する動脈硬化を引き起こしやすいとされる small LDL は循環系により長く留まるため，そのタンパク質や脂質が変性しスカベンジャー受容体に取り込まれることになる[32]）．PUFA の効果については共存する n-3 系 PUFA に依存する可能性が以前から指摘されていた[33]．リノール酸は Chol 濃度低下効果を示すが，心疾患のリスクを低減できないという視点からの取り組みもなされている（表 6.6）[34]．これまで PUFA の効果と見なされてきた植物油での観察は，共存する $α$-リノレン酸に依存するものであり，大豆油，なたね油には効果が期待できるが，コーン油，ひまわり油には心疾患リスク低減効果はないと判断されている．つまり，摂取推奨量の n-3 系 PUFA が含まれていれば，その抗不整脈・抗血液凝固・抗炎症性などを介する CHD 予防効果により，SFA は中性ないしはむしろ好ましい影響を与える可能性がある[35]．なお，n-3 系 PUFA に関してはその種類についても考慮が必要で，魚油由来の EPA/DHA の効果は複雑である．疫学研究ではその摂取量と心疾患リスクとの間で逆相関が報告されているが，介入試

表6.6 リノール酸あるいはリノール酸と α-リノレン酸を含む油脂の冠動脈の健康効果比較：Health Canada の対応への反論[34]

健康効果	脂肪酸；健康効果と結び付く証拠	
	オメガ6リノール酸	リノール酸とα-リノレン酸の混合油
コレステロールの低下	Yes	Yes
前向きコホート研究での冠動脈疾患のリスクの低下*	Unclear	Yes
臨床研究での冠動脈疾患のリスクの低下	No†	Yes
健康クレームでの承認	Yes	Yes

* α-リノレン酸を含む PUFA 混合物は前向き研究では CAD（冠動脈疾患）に予防的．リノール酸との識別を試みた1例の報告では予防効果なし．しかし，方法論的に識別法に問題がないかどうかは不明．
† Sydney Diet Study と最近のメタ分析は CAD による死亡リスク増加を示しているが，メタ分析ではリスクは有意ではない（ハザード比 1.33，95％ CI 0.99–1.79）．

験では必ずしも明確でなく，「中性」と見なされている[36]．種々のサプリメント製品（濃縮トリグリセリド型，エチルエステル型，オキアミ油のリン脂質型およびトリグリセリド型さけ油）について検討した報告では，EPA/DHA の血液脂質への取り込みと CHD の種々の指標に基づくリスク低減効果は濃縮型（すなわち最高レベルの EPA＋DHA 摂取時）でもっとも高く，オキアミ油とさけ油では相対的に効果が低いことが指摘されている[37]．しかも，サプリメント製品中の EPA/DHA 含量が表示値を満たしているのは80％以上であるが，すべてではない[38]．つまり，サプリメントを利用する場合にはそれぞれの製品の特徴をよく理解して対応しなければならない．

このように，油脂と血液 Chol との関係は，現時点ではまさに混沌としている．SFA を減らしたり，不飽和脂肪酸（とくにリノール酸）で置換すべきとするこれまでの推奨は揺らいできているようにも思われる．しかし，SFA は血液 Chol 濃度以外のいろいろな代謝機能にマイナス効果をもたらす可能性が指摘されており，健康という広い視点からは新しい知見をそのまま安易に鵜呑みすることにはかなり問題がある．SFA 低減に伴う糖質の摂取増加の悪影響はかなりはっきりとしてきていると理解できるが，一面からだけの対応はリスクを伴う．医学界からの納得のいく対応を待つしかないようである．

なお，あるレベル以上の状態で血液 LDL–Chol 濃度が長期継続すると，CHD のリスクが高まるため，食事あるいは薬剤での対応が求められる．現在，Chol 合成阻害薬である各種のスタチン（Statin）はもっとも効果的な薬剤として世界中で適用されているが，その使用には一定の条件を守る必要がある（米国心臓病学会/心臓協会）[39]．スタチンの副作用を懸念する見解もある[40]一方で，CVD 以外の疾患に対す

る多様な効用も観察されている[41]. わが国の動脈硬化学会からも見解が出されている[42]. なお, PCSK9標的薬 (PSCK9はLDL受容体を分解するプロテアーゼ) が開発されている.

6.4.3 血液コレステロール濃度と癌

　ある種の癌は, いろいろな面でCholと関連する可能性がある. 血清Cholの高値が結腸・直腸癌 (colorectal cancer, CRCa) と相関することはよく知られている[43]. 以前の研究では, 血清Chol濃度とCRCaとの間には逆相関関係があると言われてきたが, これは症状が進行すると血清Chol濃度が低下することによるものである. Chol代謝の乱れは炎症応答に影響し, 炎症性サイトカインがCRCa細胞のアポトーシスを引き起こすと説明されているが, 不明な点も多い. 血清Chol濃度を上昇させる食事成分はCRCaのリスクを高める可能性があり, とくに肉や卵の摂取に注意が必要のようであるが, 動脈硬化症の予防対策と同様に, 生活全体の面での対応が求められる. ただし, Chol代謝改善薬がCRCa発症を低減するかどうかは明らかでない.

　前立腺癌 (prostate cancer, PCa) もまた血清Cholレベルと関係があり, Chol低

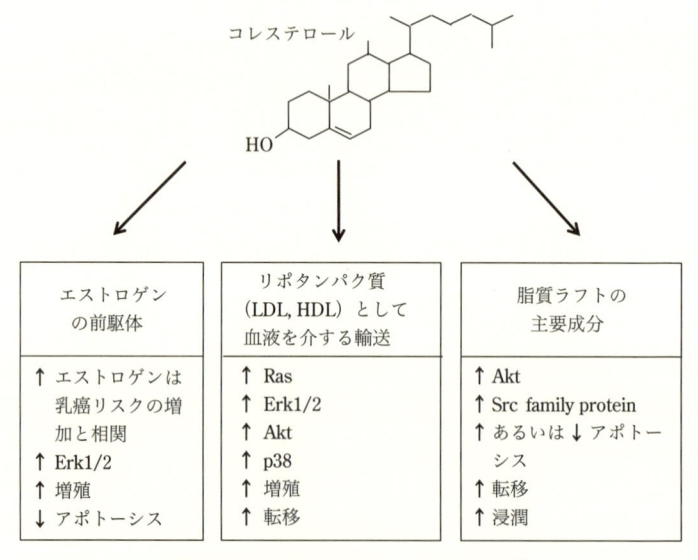

エストロゲン の前駆体	リポタンパク質 (LDL, HDL) として 血液を介する輸送	脂質ラフトの 主要成分
↑ エストロゲンは乳癌リスクの増加と相関 ↑ Erk1/2 ↑ 増殖 ↓ アポトーシス	↑ Ras ↑ Erk1/2 ↑ Akt ↑ p38 ↑ 増殖 ↑ 転移	↑ Akt ↑ Src family protein ↑あるいは↓アポトーシス ↑ 転移 ↑ 浸潤

図6.10 乳癌発症とコレステロール[46]
Cholは乳癌に対し明確な役割を果たすエストロゲンの前駆体であり, エストロゲンのレベルが上昇すると乳癌のリスクが高まる. エストロゲンはシグナル経路を活性化し, 乳癌細胞の増殖を促す. LDLとHDLは細胞の増殖と転移, 並びに乳癌発症に係わるシグナル経路 (Ras, Erk1/2, Akt, p38) を活性化する. Cholは脂質ラフトの構成成分で, シグナル分子のプラットホームとして働き, 加えて, 脂質ラフトはアポトーシス, 転移および浸潤を制御している.

下策は予防効果があると考えられている[44, 45]．正常な前立腺の上皮細胞の Chol 含量は非常に高く，癌の進行と共に更に上昇し PCa 細胞の増殖を促す．一方，HDL-Chol 値がとくに低いと PCa リスクの前兆指標となる可能性も指摘されている．

CRCa および PCa と並んで先進国でもっとも多く発症する乳癌についても，Chol の関与が指摘されている[46]．疫学研究ではまだ明確にされていないが，動物実験のレベルでは血清 Chol の異常高値は乳癌リスクと相関し，Chol は乳癌の増殖，転移およびシグナル経路を制御していることが指摘されている．図 6.10 に乳癌と Chol との関係をまとめているが，きわめて多様なメカニズムを介することは確かである．このため，前述の CRCa や PCa の場合と同様に，Chol 代謝の制御が治療のターゲットとなる可能性がある．乳癌に関してはコレステロール-5,6-エポキシドの関与を示唆する研究もある[47]．

このほか，主要な腎臓癌である明細胞癌でも Chol や脂質合成の異常が関係することが指摘されている[48]．

これまで説明してきたいずれの癌においても，西欧型生活スタイルによる Chol ホメオスタシスの乱れを正常化すれば予防に繋がると見なされるので，血液 Chol の濃度上昇を抑える対応が必要である．

6.5 酸化コレステロール

Chol は食品の加工・調理・保存時の酸化（いわゆる自動酸化）に加え，生体内でも酵素的酸化を受ける．いずれの場合にも多種多様な酸化物が生成するので，その生理的意義は極めて複雑多様である．なお，酸化 Chol は oxidized cholesterol, oxycholesterol, cholesterol oxide などいろいろな用語で表現されている．ここでは種々の酸化 Chol を慣用名で記載するので，代表的なものについては炭素番号と併せ系統名を表 6.7 に示している．

6.5.1 コレステロールの自動酸化[49]

食品中の Chol は比較的酸化を受けやすく（酸化ストレスを受ける条件下では，Chol はリノール酸より酸化されやすいようでもある），通常の動物性食品中には種々の酸化 Chol が含まれている．主なものは 7α- および 7β-ヒドロキシ (OH)，7-ケトおよび 25-ヒドロキシ型の Chol に加え，5α- および 5β-エポキシド型，コレスタントリオールなどであり，それらは図 6.11 に示すような経路で生成する．例えば，加温乾燥や長期保存中に空気あるいは紫外線の影響を受け 7α-ヒドロキシ体や 5β-エポキシ体が生成し，更にフライやオーブン加熱で 7β-ヒドロキシ体や 5α-エポキシ体に変換される．油脂が共存すると 7-ヒドロキシ体は 7-ケト体となる．食品中の存在量の一

表 6.7 食品中の主要な酸化コレステロール：構造，慣用名，系統名

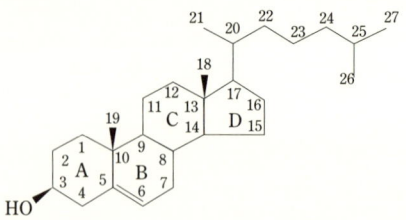

慣 用 名	系 統 名
Cholesterol	Cholest-5-ene-3β-ol
7α-Hydroxycholesterol	Cholest-5-ene-3β, 7α-diol
7β-Hydroxycholesterol	Cholest-5-ene-3β, 7β-diol
7-Ketocholesterol	3β-Hydroxycholest-5-en-7-one
Cholesterol 5α-epoxide	5α, 6β-Epoxy-5-cholestan-3β-ol
Cholesterol 5β-epoxide	5β, 6β-Epoxy-5-cholestan-3β-ol
25-Hydroxycholesterol	Cholest-5-en-3β, 25α-diol
Cholestanetriol	Cholestane-3β, 5α, 6β-triol

図 6.11 コレステロールの酸化経路（自動酸化）[49]

例を表 6.8 にまとめているが[50]，値には大きな幅があり，Chol を含む種々の食品や電子レンジなどで調理された食品には無視できない量の酸化 Chol を含むものもある．例えば，バター表面の溶けたような黄色い部分，マヨネーズの容器の口の周りの黄色部分に加え，Chol 含有量が多い魚卵加工品（めんたい，いくら）や焼き鳥の皮の部

6.5 酸化コレステロール

表 6.8 加工食品中の主要な酸化コレステロール含有量 [49,50]

| 食 品 | 製 品 | コレステロール酸化物 (μg/g) |||||||
		7α-OH	7β-OH	5,6-Epoxy-	7-Keto-	20-OH	25-OH	コレスタントリオール
卵製品	全卵パウダー, 卵黄パウダーなど	nd〜65.2	nt〜507	0〜2,522	nt〜316.5	nd〜156	nd〜860	nd〜62
乳製品	バター, チーズ, ミルクパウダーなど	nd〜130	nd〜111	nd〜430	nd〜350	nd〜6	nd〜22	nd〜35
肉製品	牛肉, 豚肉, 鶏肉, 七面鳥肉の各調理品, 牛脂, ラード, フリーズドライ肉など	nd〜1,640	nd〜150	nd〜70	nd〜259.8	tr〜0.3	nd〜0.38	nd〜1,335
水産物	魚卵塩漬, ボイル水産物, 乾燥水産物など	0〜38	2.9〜98	tr〜63	2.3〜60.6	nt	tr〜10.7	nd〜39.1
その他の加工品	プロテインパウダー, ベビーフード, フレンチフライ, マヨネーズなど	nd〜46.1	nd〜58.8	nd〜21	nd〜70.1	1〜46	nd〜24	nd〜16

nt:同定せず, nd:検出されず, tr:痕跡レベル.

分, するめ, ビーフジャーキーなどに多く含まれる. Chol を含む食品の電子レンジ調理や長時間煮込み, 長期保存や室温放置した揚げ物でも検出される. したがって, 日常的に酸化 Chol を摂取していることになる. 日本人の酸化 Chol 摂取量は Chol 摂取量の 1% 以下と見積もられているが (表 6.9) [51], この程度の量が以下に記す健康障害に係わるのかどうかは, 議論が分かれるところである.

これら酸化 Chol は, Chol と同様に, 小腸から NPC1L1 トランスポーターを介して吸収されるので, このトランスポーターの阻害剤 (エゼチミブ) により吸収は抑えられる. 酸化 Chol の吸収率は種類によって異なるようであるが, ラットでの実験では平均吸収率は 30% 程度と報告されている. 体内に存在する酸化 Chol の起源として食事由来のものがかなりの割合を占めている場合もあると推定されているが, 吸収された酸化 Chol は主として肝臓に取り込まれ, 血液中では LDL として循環している.

体内に吸収された酸化 Chol が生体内の代謝系にどのような影響を及ぼすかについての情報のほとんどは, 動物実験に限られるが, 少なくとも胆汁酸へは変換されないようである. 活性酸素により, 主としてコレステロールヒドロペルオキシド (とくに, 一重項酸素により 5α-ヒドロペルオキシド) が生成するが, ヒドロペルオキシド

表 6.9 日本人のコレステロールおよび酸化コレステロール摂取量[51]

ステロール	mg/日
コレステロール	258±14
酸化コレステロール	
7α-ヒドロキシ	0.705±0.123
7β-ヒドロキシ	0.508±0.096
α-エポキシ	0.149±0.017
β-エポキシ	0.293±0.032
トリオール	0.098±0.009
7-ケト	0.369±0.070
25-ヒドロキシ	0.023±0.002
総酸化コレステロール	2.145±0.324
酸化コレステロール/コレステロール(%)	0.831±0.122

日本人男性,20～39歳の栄養所要量を参照して60日分の食事を作成し,そのうちの19日分についての分析値.平均値±SE.

は生体内ではグルタチオン依存性の酵素的解毒反応に抵抗性を示すため,体内に蓄積しやすく,それらの分解産物であるヒドロキシ体やケト体が代謝系に影響を及ぼすことが指摘されている.ヒトでも動脈硬化巣に 7-ケトコレステロールが多く含まれ(さらに,反応性が強い 5α-ヒドロペルオキシド由来あるいは Chol のオゾン酸化物の cholesterol 5,6-secosterol が問題視されている),体内に 7β-ヒドロキシコレステロール(OHChol)が高い濃度で検出されることなどから,脂質代謝の撹乱(例えば脂肪肝),炎症反応の惹起など,CVD との関連が推測されている.この点については次項で説明する.

6.5.2 生体内で生成した酸化コレステロール

生体内でも自動酸化による Chol の酸化が起こるが,同時に酵素的酸化反応によっても酸化 Chol が生成し,種々の代謝経路に複雑に影響を及ぼす.図 6.12 に酸化 Chol の生成と関与する酵素をまとめている[52,53].

① Chol の側鎖が切り離され生成するプレグネノロンから種々のステロイドホルモンがつくられる.酸化 Chol は,ステロイドホルモンの産生だけでなく,ホルモン作用にも干渉するようである.

② Chol が 7α-OHChol に酸化される反応は,胆汁酸の合成系(Chol 異化系)の初発反応であるが,この水酸化物の血中濃度は胆汁酸代謝能や大腸癌発症リスクのバイオマーカーになるとされている.

③ 酸化 Chol の生理機能に関し,もっとも研究が進んでいるのは動脈硬化への影響についてである.表 6.10 に示すように,多種類の酸化 Chol がヒトの血清(血漿)

6.5 酸化コレステロール **209**

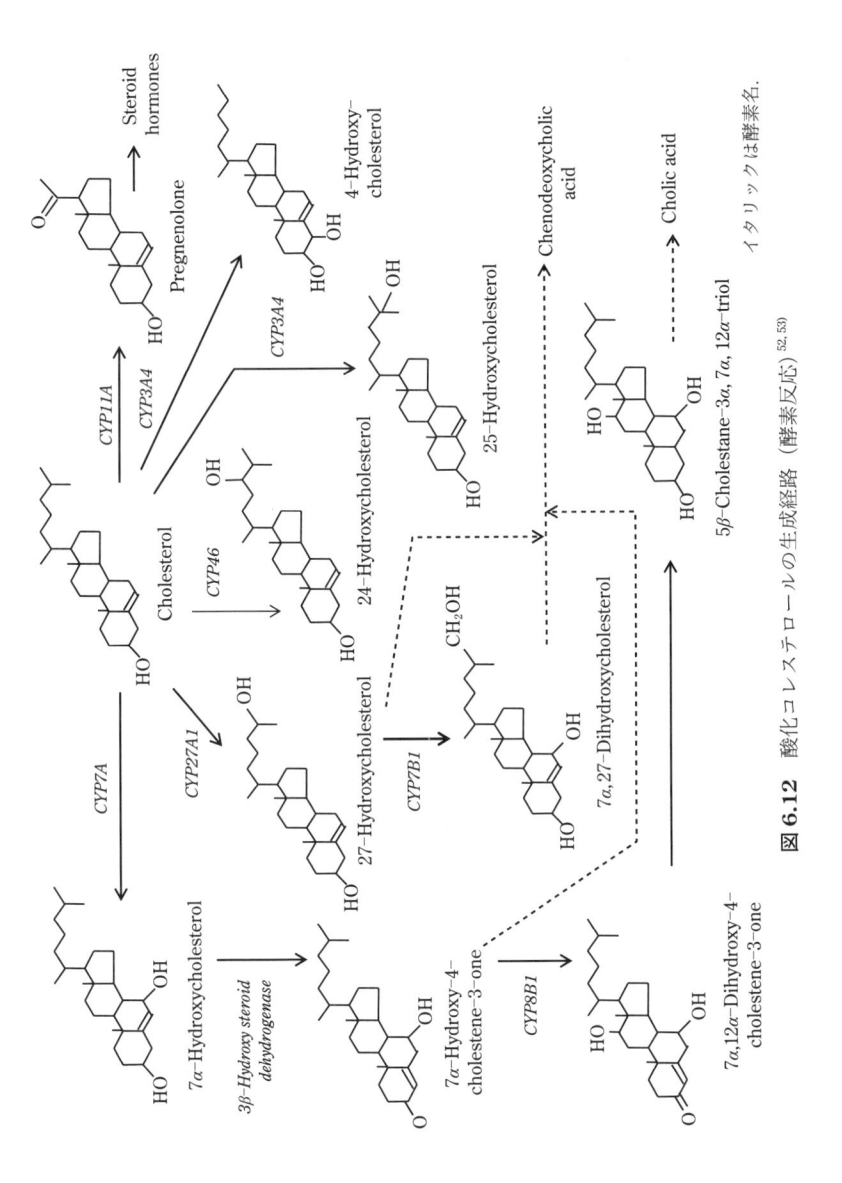

図 6.12 酸化コレステロールの生成経路（酵素反応）[52, 53]

イタリックは酵素名.

表6.10 ヒト血清で検出された酸化コレステロールと疾病[52]

酸化コレステロール	食事	バイオマーカー	関連疾患・生理機能
7α-ヒドロキシコレステロール	○	○	脂肪肝,胆汁酸合成
7β-ヒドロキシコレステロール	○	○	動脈硬化巣
β-エポキシコレステロール	○		動脈硬化巣
α-エポキシコレステロール	○		動脈硬化巣
4β-ヒドロキシコレステロール	○		脂肪肝
22(R)-ヒドロキシコレステロール			脂肪肝
β-コレスタントリオール	○		
6-ケトコレステロール	○		ミトコンドリアの再共役因子
24(S)-ヒドロキシコレステロール		○	アルツハイマー病
7-ケトコレステロール	○	○	動脈硬化巣
α-コレスタントリオール	○		
25-ヒドロキシコレステロール	○		脂肪肝抑制
27-ヒドロキシコレステロール			動脈硬化巣,アルツハイマー病,肥満
5-ヒドロキシ-6-ケトコレステロール	○		オゾン酸化により生成(肺)

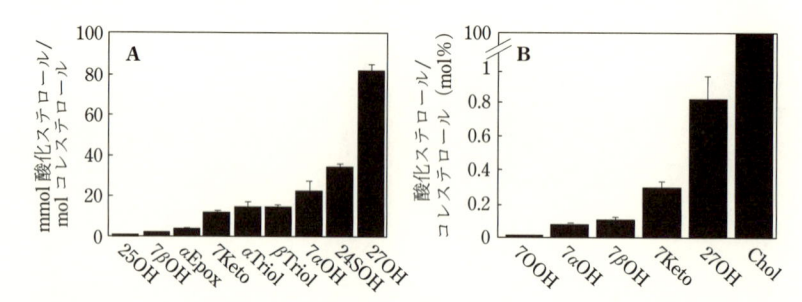

図6.13 ヒトの血漿(A)および動脈硬化プラーク(B)中の酸化ステロールレベル[54]
A:31例の平均値± SE. B:8例の平均値± SE.
25OH:25-ヒドロキシコレステロール,7βOH:7β-ヒドロキシコレステロール,αEpox:α-エポキシコレステロール,7Keto:7-ケトコレステロール,αTriol:α-コレスタントリオール,βTriol:β-コレスタントリオール,7αOH:7α-ヒドロキシコレステロール,24SOH:24(S)-ヒドロキシコレステロール,7OOH:7-ヒドロペルオキシコレステロール,27OH:27-ヒドロキシコレステロール.

で検出されている[52].量的に多いのは27-OHCholであり,動脈硬化巣でも多く含まれている(図6.13)[54].Cholの27-OHCholへの転換は,マクロファージからのCholを除去する有用な機構であると考えられている(27-OHCholはCholよりリン脂質二重膜を通過しやすく,かつ比較的容易に肝臓へ運ばれ,胆汁酸に変換するようである.マクロファージは27-水酸化酵素活性が高い)[55].一方,自動酸化でのみ生成する7-ヒドロキシ体や7-ケト体も比較的多く検出され,動脈硬化症の発症に係わると見なされている.さらに,HDL-Cholレベルが低い男性では,27-OHChol濃度が高いことが指摘されているので,Chol逆転送系の障害と結び付く可能性も考えられる[56].

④ 酸化 Chol は脂質合成の重要な調節因子である肝臓 X 受容体（LXR）のリガンドとして働く．酸化 Chol は LXR の発現を高めるので，脂肪酸合成を促し脂肪肝を引き起こす可能性もある．

⑤ Chol 合成との係わり：25-OHChol は，Chol 合成系の律速酵素 HMG-CoA 還元酵素および LDL 受容体の遺伝子発現を調節している SREBP-2（sterol response element binding protein-2）の発現を阻害し，細胞内 Chol 量を低下させる．一方，24(S)-OHChol も Chol 合成を低下させるので，動脈硬化に対しては予防的とも考えられるが，詳細は不明である．

⑥ 脳において酸化 Chol はきわめて重要な役割を演じている．図 6.14 に示すように，血液および脳中の Chol は血液脳関門を通過できず，脳の Chol は酵素的に 24-OHChol に酸化されて始めて脳内から循環系に搬出される．つまり 24-OHChol の生成は脳からの Chol 除去に対してもっとも重要なメカニズムである[57]．しかも，24-OHChol は β-アミロイドの生成を抑えるようであり，このヒドロキシ体の生成効率は記憶機能に深く係わっている可能性もある．一方，血液中の 27-OH 体は脳内に運ばれ，β-アミロイドの生成を促し，神経変性を促すので，高脂血症（脂質異常症）とアルツハイマー病との関連性が注目されているが，その毒性を軽減するため 7α-hydroxy-3-oxo-4-cholestenoic acid へと速やかに代謝され，血液脳関門を通過し循環系に搬出されるので，脳内の濃度は低いレベルに保たれている[55]．このように，24-OHChol の脳からの搬出と 27-OHChol の脳内への取り込みは神経変性過程，すなわち認知機能の面で重要な役割を果たしている．

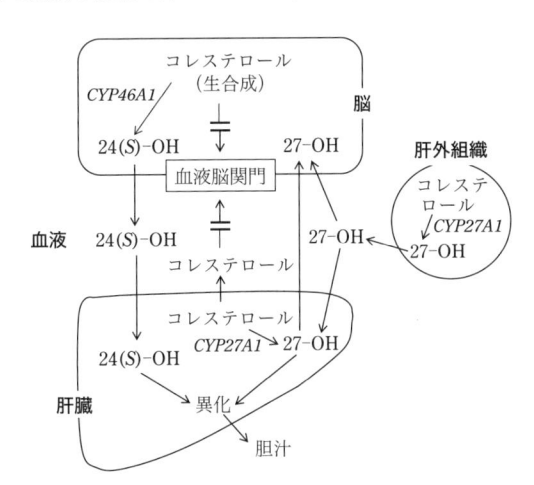

図 6.14 酸化コレステロールの代謝：脳の特異性
27-OH は脳内で 7α-hydroxy-3-oxo-4-cholestenoic acid に代謝され血液脳関門を通って脳から除かれる．文献 52 に一部追記．

頸静脈血と前腕静脈血の酸化 Chol の濃度差から，脳からは 20 種以上の酸化 Chol が搬出されていることが示され，24S-OHChol の搬出は 2～3 mg/24 h と見積もられている[58]．7-oxoChol や 7β-OHChol も 2 mg/24 h 程度搬出される．逆に (25R)26-OHChol が脳中に搬送されている．

⑦　高コレステロール血症は乳癌のリスクファクターであるが，活性本体は 27-OHChol であると見なされており[59]，Chol の 27-OH 体への転換の抑制は乳癌の予防や治療に有用な戦略と考えられている（表 6.11）．

表 6.12 に日本人についての血漿および赤血球中の脂質過酸化物の濃度を示しているが，総 7-OHChol 濃度は総リノール酸（オクタデカジエン酸）過酸化物の濃度と同等あるいはそれ以上であり，かなり高濃度で存在していることが読み取れる[60]．そして，総脂質酸化物濃度は赤血球で血漿より高いようであるが，プロスタグランジン酸化物の濃度は，リノール酸の過酸化物の 1/100 以下であった．なお，表には示していないが，加齢に伴い抗酸化物（トコフェロール）の濃度が低下し，脂質過酸化物の濃度は上昇する傾向が見られる．

脂質ヒドロペルオキシドと同様に，コレステロールヒドロペルオキシドもグルタチ

表 6.11　CYP27A1 の過剰発現は乳癌のリスクを高める[59]

発現の程度	N	腫瘍悪性度 1	2	3	ER +	−	PR +	−	HER2 +	−
CYP27A1（低）	48	19%	65%	17%	81%	19%	73%	27%	8%	92%
CYP27A1（高）	11	0%	45%	55%	71%	29%	68%	32%	0%	1%
P 値			0.02			0.02		0.03		0.19	
オッズ比			6.7			0.10		0.21		N/A	

ヒト乳癌組織のマイクロアレイによる CYP27A1（Chol を 27-OHChol に酸化するシトクロム P450 酵素）の発現を免疫組織学的に分析した結果．CYP27A1 の発現は高低に分け，腫瘍の程度，エストロゲン受容体（ER），プロゲステロン受容体（PR）あるいはヒト上皮増殖因子（HRE2）との相関性を調べた．N：試料数，N/A：データなし（試料数が少ないため）．
27-OHChol は ER と肝臓 X 受容体（LXR）のリガンドであり，乳癌の ER 依存性増殖と LXR 依存性の転移を促す．CYP27A1 の阻害剤はこれらの変化を抑える．高度に進行した腫瘍では，この酵素の発現量が高い．CYP27A1 の発現量が高いと腫瘍の程度が高くなり，オッズ比は 6.7（信頼区間 1.7～27，P=0.0007）．ER と PR では，酵素の発現の程度にかかわらずポジティブ（+）な場合に値は高いことから，27-OHChol の腫瘍増殖促進作用は ER 依存性であると判断される．

表 6.12　血漿および赤血球中の脂質過酸化物濃度（日本人）[60]

脂質過酸化物	血漿 (nmol/L)	赤血球 (nmol/packed cell)
総ヒドロキシオクタデカジエン酸	203±76 (44)	1,917±1,004 (44)
総 8-イソプロスタグランジン F$_{2α}$	0.727±0.604 (44)	12.8±7.9 (44)
7α-ヒドロキシコレステロール	87.1±50 (26)*	1,372±461 (23)**
7β-ヒドロキシコレステロール	156±102 (26)*	3,854±1,844 (23)**

25～82 歳の健常な男女．（　）内は分析例数．＊51～82 歳，＊＊25～76 歳．

オンペルオキシダーゼ（GPx），グルタチオン S-トランスフェラーゼ（GST）およびペルオキシレドキシン（Prx）によって二電子還元され，OH 体に分解される[61]．脂質ペルオキシドの場合の代謝産物である脂質水酸化物 LOH は解毒物であるが，Chol の水酸化物は依然生理活性を有するので，解毒化（硫酸化）され尿中へ（ステロイドホルモンと同様），また胆汁経由で糞便中へ排泄される．

酸化 Chol は種々の疾患に係わる多くのシグナル経路に重大な役割を果たしているが，肥満やメタボリックシンドローム（MS）にも係わる可能性が指摘され，肥満者および MS 患者を対象とした研究で，対照群と比較し，種々の血清酸化 Chol 濃度に有意な相違が認められている[62]．しかも，この変化は性依存性のようであった．

6.6 ま と め

Chol の摂取と動脈硬化問題の発端は，1900 年，Chol を与えられたウサギで動脈硬化症が発症した研究にあるが，草食動物で Chol を摂取しないウサギでの結果が，当初からヒトへ演繹できるのかどうかという疑問があったのも当然のことであろう．現在では，CHD のリスク因子としての食事 Chol の寄与の程度は，条件付きではあるが軽減されてきているようである．ただし，関連疾病の予防や治療を目指す学会では，疾患者を対象とするため，当然のことながら Chol の摂取に強い警戒心が持たれている．確かに，前に説明したように，CVD 患者では Chol 吸収率が高いことが指摘されているのも事実である[30]．一方，健常者にとっては，Chol 代謝のホメオスタシスの観点からは，良質のタンパク質を含み，ビタミン，ミネラルの供給源である鶏卵（あるいは卵黄）を避けることは賢い対応ではない．しかし，一旦染み込んだ盲信からなかなか脱却できないのが現実でもある．

「心血管リスク管理のための食事戦略」に関する会議（英国栄養学会・王室医学会，2012 年 12 月）の内容を McNamara[63] は「食事コレステロール，心疾患リスクそして認知的不協和」と題して以下のようにまとめている．① 1960 年代に築かれた「食事 Chol は血液 Chol，ひいては心疾患のリスクを高める」という論拠は，50 年後の今日，もはや支持されなくなったが，Chol の摂取制限を勧める食事ガイドラインの変更は遅々として進んでいない．② 食事 Chol の血漿 Chol 濃度への影響の程度は僅少であり（LDL-Chol および HDL-Chol が増加し，LDL/HDL 比への影響はほとんどない），かつ，Chol の摂取と心疾患発症との間には有意な相関はないことが科学的に明確に証拠付けられている．③ 過去 10 年間に，多くの国や健康関連機関で最新情報を反映する食事推奨の修正がなされてきて，Chol 制限はむしろネガティブな影響を及ぼすことが指摘されてきている（例えばコリン摂取不足）．④ 今日，認知的不協和に悩む国が散見されるが，そこでも時代遅れの無益な仮説に基づく食事推奨が依然としてま

かり通っている.

いずれにしても，高コレステロール血症はいろいろな疾患のリスクを高めるので，Chol 代謝を正常に維持することは健康上不可欠の要素であり，そのことがいわゆる MS の予防，改善に繋がることになる．昨今，血清 Chol レベルの最適値（あるいは範囲）についてはいろいろな分野から様々な見解が出されているが，慎重に対応する必要があろう[64].

7〜10 歳の思春期前の小児を対象に飽和脂肪および Chol の摂取と認知的柔軟性との間の相関を調べた結果，飽和脂肪と Chol の摂取量が増すと，認識機能調整能力が損なわれ，とくに課題要求が増えたときに顕著であった[65]．したがって，CVD の予防だけでなく，認識能を最善に保つためには小児でも飽和脂肪と Chol の摂取量を減らす必要があると考えられる．

いずれにしても，米国人のための食事ガイドライン（見込み）およびわが国の食事摂取基準で Chol 摂取量の制限が解かれたことから（第 8 章参照），卵摂取のリスクも実に半世紀にわたる呪縛を解かれた状況にある[66].

参 考 文 献

1) 村松芳多子，土橋　昇，田中恵美子他，日本人のコレステロールおよび脂肪酸推定摂取量．千葉県立衛生短大紀要，**23**: 1-25（2005）
2) Lecerf J-M, de Lorgeril M, Dietary cholesterol: from physiology to cardiovascular risk. *Br. J. Nutr.*, **106**: 6-14 (2011)
3) Hui DY, Howles PN, Molecular mechanisms of cholesterol absorption and transport in the intestine. *Seminars Cell Develop. Biol.*, **16**: 183-192 (2005)
4) Turley SD, Role of Niemann-Pick C1-Like 1 (NPC1L1) in intestinal sterol absorption. *J. Clin. Lipidol.*, **2**: 520-528 (2008)
5) Betters JL, Yu L, NPC1L1 and cholesterol transport. *FEBS Lett.*, **584**: 2740-2747 (2010)
6) von Bergmann K, Sudhop T, Lutjohann D, Cholesterol and plant sterol absorption: recent insights. *Am. J. Cardiol.*, **96**(1A): 10D-14D (2005)
7) Anderson RGW, Joe Goldstein and Mike Brown: from cholesterol homeostasis to new paradigms in membrane biology. *Trend Cell Biol.*, **13**: 534-539 (2003)
8) Fernandez ML, West KL, Mechanism by which dietary fatty acid modulate plasma lipids. *J. Nutr.*, **135**: 2075-2078 (2005)
9) Iso H, Jacobs DR, Wentworth D *et al.*, Serum cholesterol levels and six-year mortality from stroke in 350,977 men screened for the multiple risk factor intervention trial. *N. Engl. J. Med.*, **320**: 904-910 (1989)
10) Okamura T, Tanaka H, Miyamatsu N *et al.*, The relationship between serum total cholesterol and all-cause or cause-specific mortality in a 17.3-year study of a Japaneses cohort. *Atherosclerosis*, **190**: 216-223 (2007)
11) Hegsted DM, Serum-cholesterol response to dietary cholesterol: a re-evaluation. *Am. J. Clin. Nutr.*, **44**: 299-305 (1986)
12) Weggemans RM, Zock PL, Katan MB, Dietary cholesterol from eggs increases the ratio of total

cholesterol to high-density lipoprotein cholesterol in humans: a meta-analysis. *Am. J. Clin. Nutr.*, **73**: 885-891 (2001)
13) Huth PJ, Park KM, Influence of dairy product and milk fat consumption on cardiovascular disease risk: a review of the evidence. *Adv. Nutr.*, **3**: 266-285 (2012)
14) Laurence GD, Dietary fats and health: dietary recommendations in the context of scientific evidence. *Adv. Nutr.*, **4**: 294-302 (2013)
15) Kanter MM, Kris-Etherton PM, Fernandez ML *et al.*, Exploring the factors that affect blood cholesterol and heart disease risk: is dietary cholesterol as bad for you as history leads us to believe? *Adv. Nutr.*, **3**: 711-717 (2012)
16) Li Y, Zhou C, Zhou X *et al.*, Egg consumption and risk of cardiovascular diseases and diabetes: a meta-analysis. *Atherosclerosis*, **229**: 524-530 (2013)
17) Lee CT, Liese AD, Lorenzo C *et al.*, Egg consumption and insulin metabolism in the Insulin Resistance Atherosclerosis Study (IRAS). *Public Health Nutr.*, **17**: 1596-1602 (2014)
18) Kurotani K, Nanri A, Goto A *et al.*, Cholesterol and egg intakes and the risk of type 2 diabetes: the Japan Public Health Center-based Prospective Study. *Br. J. Nutr.*, **112**: 1636-1643 (2014)
19) Fuller NR, Caterson ID, Sainsbury A *et al.*, The effect of a high-egg diet on cardiovascular risk factors in people with type 2 diabetes: the Diabetes and Egg (DIABEGG) study—a 3-mo randomized controlled trial. *Am. J. Clin. Nutr.*, **101**: 705-713 (2015)
20) Virtanen JK, Mursu J, Tuomainen T-P *et al.*, Egg consumption and risk of incident type 2 diabetes in men: the Kuopio Ischaemic Heart Disease Risk Factor Study. *Am. J. Clin. Nutr.*, **101**: 1088-1096 (2015)
21) Blesso CN, Andersen CJ, Barona J *et al.*, Whole egg consumption improves lipoprotein profiles and insulin sensitivity to a greater extent than yolk-free egg substitute in individuals with metabolic syndrome. *Metabolism*, **62**: 400-410 (2013)
22) 中村保幸, JPHC―動脈硬化と生活習慣―. *The Lipid*, **22**: 20-25 (2011)
23) Homma Y, Kobayashi T, Yamaguchi H *et al.*, Apolipoprotein-E phenotype and basal activity of low-density lipoprotein receptor are independent of changes in plasma lipoprotein subfractions after cholesterol ingestion in Japanese subjects. *Nutrition*, **17**: 310-314 (2001)
24) Asato L, Wang M-F, Chan Y-C *et al.*, Effect of egg white on serum cholesterol concentration in young women. *J. Nutr. Sci. Vitaminol.*, **42**: 87-96 (1996)
25) Spence JD, Jenkins DJ, Davignon J, Dietary cholesterol and egg yolks: not for patients at risk of vascular disease. *Can J Cardiol.*, **226**: e336-e339 (2010)
26) Spence JD, Jenkins DJ, Davignon J, Egg yolk consumption and carotid plaque. *Atherosclerosis*, **224**: 469-473 (2012)
27) Voutilainen S, Nurmi A, Mursu J *et al.*, Regular consumption of eggs does not affect carotid plaque area or risk of acute myocardial infarction in Finnish men. *Atherosclerosis*, **227**: 186-188 (2013)
28) Ruxton C, Recommendations for the use of eggs in the diet. *Nurs. Stand.*, **24**(37): 47-55 (2010)
29) Ruxton C, Derbyshire E, Gibson S, The nutritional properties and health benefits of eggs, *Nutr. Food Sci.*, **40**: 263-279 (2010)
30) Silbernagel C, Chapman MJ, Genser B *et al.*, High intestinal cholesterol absorption is associated with cardiovasculr disease and risk alleles in *ABCG8* and *ABO*: evidence from the LURIC and YFS cohorts and from meta-analysis. *J. Am. Coll. Cardiol.*, **62**: 291-299 (2013)
31) Chowdhury R, Wamakula S, Kunutsor S *et al.*, Association of dietary, circulating, and supplement fatty acids with coronary risk: a systematic review and meta-analysis. *Ann. Intern. Med.*, **160**: 398-406, Erratum 658 (2014)

32) Diffenderfer MR, Schaefer EJ, The composition and metabolism of large and small LDL. *Curr. Opin. Lipidol.*, **25**: 221-226 (2014)
33) Ramsden CE, Hibbeln JR, Majchrzak-Hong SF, All PUFAs are not created equal: absence of CHD benefit specific to linoleic acid in randomized controlled trials and prospective observational cohorts. *World Rev. Nutr. Diet.*, **102**: 30-43 (2011)
34) Bazinet RP, Chu MWA, Omega-6 polyunsaturated fatty acids: is a broad cholesterol-lowering health claim appropriate? *CMAJ*, **186**: 434-439 (2014)
35) Dias CB, Garg R, Wood LG et al., Saturated fat consumption may not be the main cause of increased blood lipid levels. *Med. Hypothesis*, **82**: 187-195 (2014)
36) von Schacky C, Omega-3 fatty acids in cardiovascular disease—an uphill battle. *Prostagl. Leukot. Essent. Fatty Acids*, **92**: 41-47 (2015)
37) Laidlaw M, Cockerline CA, Row WJ, A randomized clinical trial to determine the efficacy of manufacturer's recommended doses of omega-3 fatty acids from different sources in facilitating cardiovascular disease risk reduction. *Lipids Health Dis.*, **13**: 99 (2014)
38) Srigley CT, Rader JI, Content and composition of fatty acids in marine oil omega-3 supplements. *J. Agr. Food Chem.*, **62**: 7268-7278 (2014)
39) Stone NJ, Robinson JG, Lichtenstein AH et al., 2013 ACC/AHA Guideline on the treatment of blood cholesterol to reduce atherosclerotic cardiovascular risk in adults: a report of the American College of Cardiology/American Heart Association Task Force on Practice Guidelines. *J. Am. Coll. Cardiol*, **63**(25 PtB) : 2889-2934 (2014)
40) Sinatra ST, Teter BB, Bowden J et al., The saturated fat, cholesterol, and statin controversy a commentary. *J. Am. Coll. Nutr.*, **33**: 79-88 (2014)
41) Desai CS, Martin SS, Blumenthal RS, Non-cardiovascular effects associated with statins. *BMJ*, **349**: g3743 (2014)
42) 日本動脈硬化学会，ACC/AHA ガイドラインに対する日本動脈硬化学会の見解. http://www.j-athero.org/outline/gudeline_comment.html, Koba S, Maruyama C, Sasaki J, Comment on the 2013 ACC/AHA guidelines on lifestyle management to reduce cardiovascular risk by the JAS guidelines committee. *J. Atheroscler. Thromb.*, **21**: 375-377 (2014)
43) Jacobs RJ, Voorneveld PW, Kodach LL et al., Cholesterol metabolism and colorectal cancers. *Curr. Opin. Pharmacol.*, **12**: 690-695 (2012)
44) Krycer JR, Brown AJ, Cholesterol accumulation in prostate cancer: a classic observation from a modern perspective. *Biochim. Biophys. Acta*, **1835**: 219-229 (2013)
45) Kotani K, Sekine Y, Ishikawa S et al., High-density lipoprotein and prostate cancer: an overview. *J. Epidemiol.*, **23**: 313-319 (2013)
46) Danilo C, Frank PG, Cholesterol and breast cancer development. *Curr. Opin. Pharamacol.*, **12**: 677-682 (2012)
47) Poirot M, Silvente-Poirot S, Cholesterol-5,6-epoxides: chemistry, biochemistry, metabolic fate and cancer. *Biochime*, **95**: 622-631 (2013)
48) Drabkin HA, Gemmill RM, Cholesterol and the development of clear-cell renal carcinoma. *Curr. Opin. Pharmacol.*, **12**: 742-750 (2012)
49) 長田恭一，照沼彰一郎，食事中の酸化コレステロールをめぐる諸問題．日本臨床栄養学会雑誌，**34**: 146-150 (2012)
50) Paniangvait P, King AJ, Jones AP et al., Cholesterol oxides in foods of animal origin. *J. Food Sci.*, **60**: 1159-1174 (1995)
51) 市　育代，岩本昌子，友寄博子他，日本人におけるコレステロール酸化物と植物ステロール酸

化物の摂取量. 日本栄養・食糧学会誌, **58**: 145-149 (2005)
52) 佐藤匡央, 城内文吾, 酸化コレステロールの生理的意義. オレオサイエンス, **12**: 115-123 (2012)
53) Poli G, Biasi F, Leonarduzzi G, Oxysterol in the pathogenesis of major chronic diseases. *Redox Biol.*, **1**: 125-130 (2013)
54) Brown AJ, Jessup W, Oxysterols and atherosclerosis. *Atherosclerosis*, **142**: 1-28 (1999)
55) Björkhem I, Five decades with oxysterols. *Biochime*, **95**: 448-454 (2013)
56) Nunes VS, Panzoldo NB, Leanca CC *et al.*, Increased 27-hydroxycholesterol plasma level in men with low high density lipoprotein-cholesterol may circumvent their reduced cell cholesterol efflux rate. *Clin. Chim. Acta*, **433**: 169-173 (2014)
57) Saeed AA, Genove G, Li T *et al.*, Effects of a disrupted blood-brain barrier on cholesterol homeostasis in the brain., *J. Biol. Chem.*, **289**: 23712-23722 (2014)
58) Iuliano L, Crick PJ, Zerbinati C *et al.*, Cholesterol metabolites exported from human brain. *Steroids*, **99**(PtB): 189-193 (2015)
59) Nelson ER, Wardell SE, Jasper JS *et al.*, 27-Hydroxycholesterol links hypercholesterolemia and breast cancer pathophysiology. *Science*, **342**: 1094-1098 (2013)
60) Yoshida Y, Saito Y, Hayakawa M *et al.*, Levels of lipid peroxidation in human plasma and erythrocytes: comparison between fatty acids and cholesterol. *Lipids*, **42**: 439-449 (2007)
61) Terao J, Cholesterol hydroperoxides and their degradation mechanism. *Subcell. Biochem.*, **77**: 83-91 (2014)
62) Tremblay-Franco M, Zerbinati C, Pacelli A *et al.*, Effect of obesity and metabolic syndrome on plasma oxysterols and fatty acids in human. *Steroids*, **99**(PtB): 287-292 (2015)
63) McNamara DJ, Dietary cholesterol, heart disease risk and cognitive dissonance. *Proc. Nutr. Soc.*, **73**: 161-166 (2014)
64) 日本脂質栄養学会監修, 作用メカニズムから見たコレステロール低下医療の危険性. 西海出版 (2014)
65) Khan NA, Raine LB, Drollette ES *et al.*, The relation of saturated fats and dietary cholesterol to childhood cognitive flexibility. *Appetite*, **93**: 51-56 (2015)
66) McNamara DJ, The fifty year rehabilitation of the egg. *Nutrients*, **7**: 8716-8722 (2015)

第7章　植物ステロールの栄養学

7.1　植物ステロール・植物スタノール

　動物の主たるステロールであるコレステロール（Chol）に対し，植物には構造類似の植物ステロール（plant sterol, phytosterol, PS）が存在する．PSのほとんどは炭素数が28あるいは29のステロールである（Cholは炭素数27で，ステロイド骨格に結合する側鎖の炭素数に違いがある）．植物中でのPSの生理的機能は，動物中でのCholの機能と類似すると考えられている[1,2]．すなわち，PSは ① 細胞膜の構成成分として膜透過性に関与し，② ステロイドホルモンとしての機能（ビタミンD源としてのエルゴステロールや昆虫の変態ホルモンとしての作用を含む），③ セルロース合成のプライマーとしての働き，④ 植物種子の発芽・成長促進作用などが指摘されているが，植物中の含量は少なく（湿重量当たり0.1％以下），明確でない点もある．

　PSとCholは化学構造的に類似するが，僅かな違いをヒトは識別し，Cholが平均して50％程度吸収されるのに対し，PSはほとんど吸収されないだけでなく（ただし，PSの吸収率は側鎖の炭素数が少ないほど高く，ステロール環の二重結合が飽和化されたスタノールでは低い），Cholの腸管からの吸収阻害作用を示す．この効果は主として消化管内で発現するので，安全性が高い天然のChol低下成分と言える．

7.2　植物ステロールの種類と存在 [2-5]

　代表的なPSの化学構造を図7.1に示す．PSはCholの側鎖の24番目の炭素にメチル基あるいはエチル基などが結合した構造を持ち，さらに側鎖に二重結合を有するものや環内の二重結合が7位（通常は5位）のものもある．普遍的に含まれているのはβ-シトステロール（β-sitosterol, "β" は付さないこともある），カンペステロール（campesterol）およびスチグマステロール（stigmasterol）である．特定の植物にしか含まれないものもある（例．なたね油のブラシカステロール）．植物性食品には多かれ少なかれPSが含まれているが，量的に多く含むものは植物油であり，起源によって組成はかなり異なる（表7.1）[3-5]．スタノールは自然界での存在量は僅かだが，ステロールの接触還元により容易に調製できる．

　食品領域で用いられているPSは，大豆，なたねと樹木（松）由来のものが主な供給源である．種類によって降Chol作用に僅かながら違いがある可能性があるが，供

7.2 植物ステロールの種類と存在

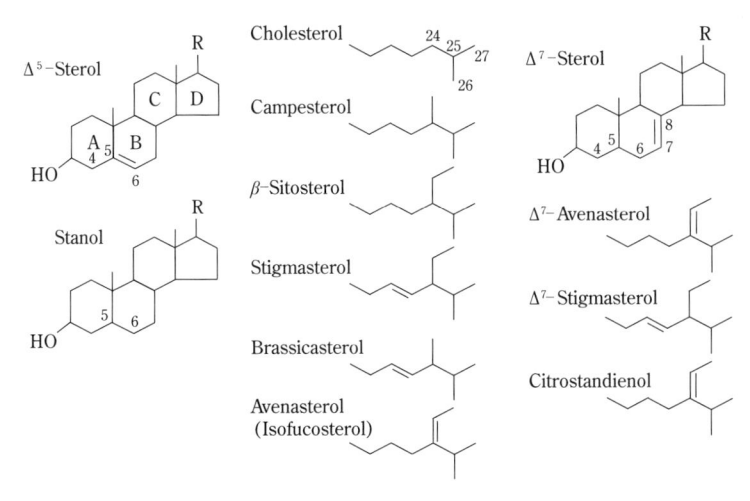

図 7.1 植物ステロールの化学構造
数字は炭素番号を示す．Citrostandienol はステロール環の 4 位にメチル基を持つ．

表 7.1 植物油中のステロール含量

	総ステロール (mg/100 g)	Chol	Bras	Camp	Stig	7-Erg	Sito	Isof	7-Stig	Aven	その他
大豆油	190	0.4	0.3	21.0	17.0	0.1	52.0	2.9	1.5	0.9	3.9
コーン油	445	0.1	—	16.9	6.0	0.7	61.1	9.0	0.3	0.6	5.3
綿実油	346	0.3	0.5	9.6	0.8	0.2	82.6	2.9	0.3	0.2	2.6
なたね油	497	0.4	9.3	35.4	1.1	0.4	44.5	4.6	0.1	0.1	4.1
ごま油	374	—	—	17.6	4.7	3.1	49.1	10.8	0.3	0.8	13.6
サフラワー油	157	—	0.3	12.3	4.5	0.4	48.5	4.3	16.6	2.6	10.6
ひまわり油	203	—	0.5	12.6	6.6	0.6	59.7	6.5	5.1	4.1	4.3
こめ油	965	0.2	0.2	18.7	14.0	0.2	48.3	6.0	2.5	2.8	7.1
落花生油	160	0.2	—	18.7	5.3	0.7	62.8	8.5	0.1	0.8	2.9
パーム油	41	4.2	0.9	23.4	10.5	0.9	57.8	—	—	—	2.3
オリーブ油	98	—	—	2.8	0.8	1.0	74.3	11.2	—	0.2	9.7

精製油あるいはサラダ油．Chol：コレステロール，Bras：ブラシカステロール，Camp：カンペステロール，Stig：スチグマステロール，7-Erg：7-エルゴステロール，Sito：β-シトステロール，Isof：イソフコステロール，7-Stig：7-スチグマステロール，Aven：アベナステロール．
日本油脂検査協会，平成 6 年食用植物油脂 JAS 規格結果報告書（1995），文献 3 参照．なお，食品中の植物ステロール含量については文献 4 に詳細なデータが示されている．

給量の面からは大豆由来の PS の汎用性が高い．松の木由来の PS は β-シトステロールの割合が高く，有用である．表 7.2 に主な PS 製品のステロール組成をまとめている[6]．PS/植物スタノールを含む食品（PS は遊離型としても利用されているが，遊離型，とくに遊離型スタノールは油脂に溶けにくいため，脂肪酸エステル型としてマーガリン，ヨーグルト，牛乳，マヨネーズ，ジュース，チーズ，トルティーヤチップ

表 7.2 植物ステロール標品のステロール組成[6]

植物ステロール	大豆	樹木	なたね	米糠	シアナッツ
	(% 範囲)				
β-シトステロール	44～55	75～85	50～55		
24-メチレンシクロアルタノール				35～40	
α-アミリン					30～35
カンペステロール	20～30	1～5	30～35	10～15	
β-シトスタノール		10～20		5～10	
シクロアルテノール				25～30	
ルペオール					15～20
スチグマステロール	15～25		1～5		
ブラシカステロール			5～10		
ブチロスペルモール					10～15
β-アミリン					5～10

脂質異常状態（例えば糖尿病）でない被験者を対象とした 1998～2011 年に発表された論文から引用．少量成分については記載されていないため合計で 100%にならない場合もある．樹木は主として松の木．

表 7.3 大豆油および大豆胚芽油のステロール組成[7]

	大豆胚芽油	大豆油
	mg/100 g	
総ステロール	1,688	397
カンペステロール	137 (8.1)	80 (20.2)
スチグマステロール	135 (8.0)	74 (18.6)
β-シトステロール	899 (53.3)	213 (53.7)
Δ^7-スチグマステロール	240 (14.2)	22 (5.5)
Δ^7-アベナステロール	88 (5.2)	8 (2.0)
シトロスタジエノール	189 (11.2)	nd (0)

（　）内は総ステロールに対する%値．大豆胚芽油は胚芽 37%，胚乳 58%，その他 5%からなる画分をヘキサンで抽出し，通常の精製工程で調製した油（脱臭の程度は軽度）．大豆油は市販品．

ス，肉，チョコレートバーなどに添加されている）は，米国 FDA の GRAS 承認を受け，血液 Chol 低下の強調表示が認可されている．EFSA（欧州食品安全機関）も安全と見なしており，かつ，少なくとも 5～10 年以上の摂取経験があり，血液 Chol 低下の目的で安全に使用できる．わが国では特定保健用食品（トクホ）として食用植物油，マーガリン，マヨネーズなどに添加されている．

　大豆胚芽の重量は大豆の 2%程度に過ぎないが，胚芽油中には 1.7 g/100 g 程度の PS（その 80%はエステル型）が含まれている．ステロール組成も特徴的で，大豆油中に存在する PS に加え，Δ^7-スチグマステロール，Δ^7-アベナステロールおよびシトロスタジエノールを多く含んでいる（表 7.3）[7]．

　上記のような成分に加え 4-メチルステロール（通常の PS は 4-デスメチルステロー

ル),トリテルペンアルコール(4,4-ジメチルステロール)などが植物油中には少量成分ながら存在している.とくにこめ油に多く含まれるトリテルペンアルコール(シクロアルタノール,シクロアルテノール,24-メチレンシクロアルタノール)は,医薬(向精神薬や中枢作動薬など)や化粧品として利用されている γ-オリザノール(フェルラ酸エステル)の構成成分である.

7.3　植物ステロール・スタノールの降コレステロール作用とその特性

　PSの代表的生理機能は血清Chol濃度低下作用である[8,9].PSがヒトの血清Chol濃度を低下させることはかなり以前から確かめられてきており,欧米では一時は医薬品として使われてきたが,最近では種々の食品に添加され,わが国ではトクホとして市販されている.2003年に報告されたPS(および植物スタノール)のヒトの血液Chol濃度管理効果と安全性についての国際ワークショップの結果を表7.4に示す[8].成人では,摂取量に応じてLDL-Chol低下作用が高まり,2.5 g/日以上で11.3%低下すると見積もられ,効果を期待するには少なくとも0.7～1.0 g/日の投与量が必要と見なされている.3～4 g/日投与しても付加的な効果は明確でない.なお,HDL-Chol濃度には影響しない.最小有効量に関し,3 g/日以下の摂取量の介入試験について検

表7.4　植物ステロール/植物スタノールのLDL-コレステロール低下効果[8]

ステロール/スタノール投与量 (g/日)	試験例数	LDL-Cholの低下 (%)(95%信頼区間)
0.7～1.1	8	6.7 (4.9-8.6)
1.5～1.9	13	8.5 (7.0-10.1)
2.0～2.4	14	8.9 (7.4-10.5)
≧ 2.5	21	11.3 (10.2-12.3)

56例の試験.小児についての2例は除外.ただし,4～6歳児での試験でも8.0%の低下が報告されている.

表7.5　植物ステロールの種類とLDL-コレステロール濃度の低下(平均値)[6]

ステロール源	変化 (%)	摂取量 (g)
大　豆 ($n=22$)	-9.3 ± 4.6	0.3～4.0
樹　木 ($n=21$)	-9.1 ± 3.2	1.5～4.0
植物油 ($n=12$)	-10.8 ± 3.8	1.2～8.9
β-シトステロール/カンペステロール* ($n=7$)	-12.7 ± 4.6	0.8～3.4

値は平均値±SD.こめ油とシアナッツはn数がそれぞれ3例および1例しかなく,除外.*植物ステロール/植物スタノールの混合物.表7.4参照.

討した結果，0.8 g/日[10]，日本人についてマヨネーズとして摂取した場合にも 0.8 g/日という値が示されている [11]．代表的 PS 製品の血清 Chol 濃度低下作用を表 7.5 にまとめている [6]．

　PS あるいは植物スタノールを添加した種々の食品の血清 Chol 濃度低下効果を図 7.2 に示すが，同じ食品であっても効果に相当な幅がある．マーガリンでの成績が全体の 1/2 以上を占めているが，これはもっとも効果的に添加でき，汎用性が高い食品担体の一つであるためであろう．しかし，全体的に見れば投与した PS の化学構造（遊離型，エステル型），添加した食品の種類あるいは形態（カプセル・錠剤）のいずれでも同等な効果が観察されている [12]．

　大豆胚芽を多く含む画分から抽出した油（大豆胚芽油）は大豆油に比べ，Chol 摂取による血清および肝臓 Chol 濃度の上昇を有意に抑えるというラットでの研究が端緒となって [7]，胚芽油 PS がヒトでも LDL-Chol を低下させ，HDL-Chol を上昇させる傾向が確認されている [13,14]．この効果も大豆胚芽油 PS による Chol 吸収阻害作用によるものと判断されている．このようなヒトでの介入試験の結果を基に，大さじ 1 杯（14 g）中，238 mg の PS を含む大豆胚芽油が 2005 年，「コレステロールが高めの方に適する」トクホとして認可されている．

　著者らが開発した植物スタノールは，PS と同様なメカニズムで Chol 低下効果を示

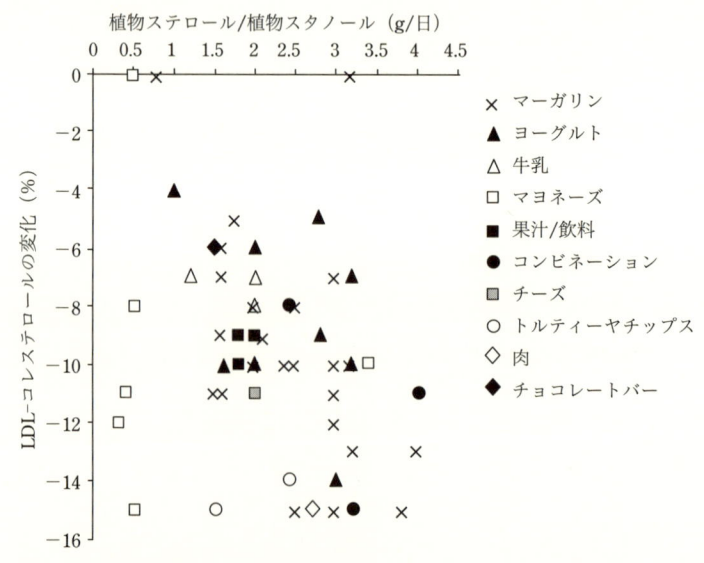

図 7.2 種々の食品として摂取した植物ステロールが LDL-コレステロール濃度に及ぼす影響 [6]
植物ステロール 8.9 g/日を摂取した脂質正常者で，LDL-コレステロール 17%低下の報告があるが，ここでは除外．

7.3 植物ステロール・スタノールの降コレステロール作用とその特性

表7.6 経口投与した植物ステロールとスタノールの代謝的運命（ラット）[15]

	β-シトステロール	β-シトスタノール
	（投与量に対する%）	
糞ステロイド		
中性	87.83±1.52	97.23±0.23*
酸性	0.62±0.04	0.17±0.04*
肝　臓	0.58±0.05	0.052±0.010*
血　清	0.35±0.04	0.044±0.010*
副　腎	0.009±0.001	0.002±0.000*
大動脈	痕跡	痕跡
脂肪組織(dpm/g)	111±11	24±0*
合　計	89.39±1.54	97.50±0.77*

[4-^{14}C] β-シトステロールあるいは β-シトスタノールを経口投与し，7日後に屠殺して分析．平均値± SE（$n=7\sim 8$）．＊β-シトステロール群に対し有意差あり，$P<0.05$．

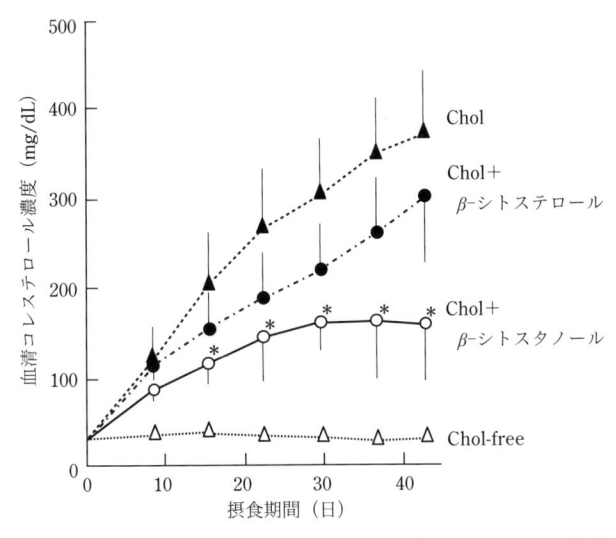

図7.3 植物ステロールとスタノールの血清コレステロール濃度に及ぼす影響の比較（ウサギ）[16]

Chol 0.2%を含む飼料に，0.5% β-シトステロールあるいは 0.5% β-シトスタノールを添加した飼料を42日間摂取．平均値± SE（$n=5\sim 6$）．Chol-free 群，$n=2$．＊Chol 群と比較し有意差あり，$P<0.05$．

すが，PS よりはるかに吸収されにくく（表7.6）[15]，かつ PS の吸収をも抑えるので，より安全性が高いと見なされ，脂肪酸エステル型として海外で広く適用されている．動物実験では，Chol 低下能も PS よりかなり強いことが示されている（図7.3）[16]．ヒトでは明確な差は認められていなかったが，長期摂取した場合，ヒトでの PS の Chol

表 7.7 植物ステロールと植物スタノールの血清コレステロール濃度への影響の比較（1年間摂取後の変化量）[17]

	対照群	ステロール群	対照群	スタノール群
	(mmol/L)			
総コレステロール	+0.16	−0.06	−0.01	−0.4
LDL-コレステロール	+0.10	−0.12	+0.06	−0.5

1日当たりの摂取量：植物ステロール，1.62 g；植物スタノール，最初の半年間 2.8 g，後の半年間 1.8 g．植物ステロールおよび植物スタノールの摂取量に違いがあるが，植物スタノールの血清コレステロール低下効果は，長期摂取でも持続すると判断されている．

表 7.8 わが国での植物ステロールについての介入試験におけるLDL-コレステロールの低下割合

植物ステロール標品	投与量 (g/日)	期間 (週)	LDL-Chol 低下率
植物ステロールエステル	1.8	3	−11%
植物ステロール	0.5	4	−15%
植物ステロール	0.4	4	−8%
植物スタノールエステル	2〜3	4	−7%

わが国の試験では，欧米におけるより低い摂取量でも検討されているが，日本人の植物ステロール摂取量（約 400 mg/日）が欧米諸国におけるより高いことが背景にあるようである．しかし，観察された低下率は，欧米での観察例と同等である．

低下効果が低減することがあるのに対し，植物スタノールでは効果が持続することが報告されている（表 7.7）[17, 18]．無作為化比較試験のメタ分析の結果では，通常適用されている量（2 g/日以上）を摂取した場合には，植物スタノールおよびそのエステル型のLDL-Chol低下効果は最大16.4％および17.1％で，PSでの対応値8.3％および8.4％より有意に高いことが報告されている[19]．さらに，投与量10 gまで副作用を伴わず用量依存的にLDL-Cholを低下することが見込まれ[20]，冠動脈心疾患（CHD）のリスク低減に有効であると考えられる．

わが国におけるトクホ申請に際して報告されたPSおよび植物スタノールの血清Chol濃度低下作用を表7.8にまとめている．なお，PS，スタノールの両者とも，安全性は確認されており，スタチン（Statin）との併用が可能で汎用性は高い．

7.4 コレステロール吸収阻害機構と植物ステロールの吸収

7.4.1 植物ステロールのコレステロール吸収阻害機構

現在，PSにもっとも期待されているのは，そのChol吸収阻害作用を介する血清Chol低下作用である[8, 9, 21]．PSによるChol吸収阻害作用は，現在のところPSと

7.4 コレステロール吸収阻害機構と植物ステロールの吸収

Chol が胆汁酸ミセルに同等に溶解することによるものと理解されている．PS はその物理化学的性質も Chol と類似し，ステロール吸収のために不可欠な条件である胆汁酸ミセルへの溶解度も Chol と同等程度である．消化管内に分泌される胆汁酸塩の量は決まっており，かつ胆汁酸ミセルへのステロールの溶解性に限界があるので，両者が同時に存在すると胆汁酸ミセルへ溶解する Chol の量が低下することになる．同量の Chol と PS が共存する場合，Chol のミセル溶解度は Chol だけの場合に比べほぼ1/2 となる（残りの1/2 は PS が溶解）．その結果，小腸の吸収細胞へ取り込まれリンパ系へ輸送される量が低下する．ミセルに溶解した β-シトステロールはミセル中の Chol の吸収に影響しないことから，PS が直接 Chol 吸収を阻害する可能性は低い．これらの観察から，PS の血清 Chol 濃度低下作用は，小腸内腔での Chol のミセルへの溶解を阻害するところにあると判断されている[22]．

以上のような解釈に加え，別の観点からの機構も検討されている．血液を介し腸内腔に直接 Chol が排泄される（transintestinal cholesterol excretion, TICE）ことが知られてきて，PS がこのルートを活性化する可能性が指摘されている[23]．ABCG5/G8（第6章参照）を介する肝臓からの胆汁性 Chol の排泄は，Chol の体外への排泄のもっとも重要なルートと見なされてきたが，胆汁 Chol の分泌を阻害しても糞中への中性ステロール排泄には影響がないことなどから，新しい機構が注目されている．小腸での関与トランスポーターはまだ同定されていないが，PS は Chol の吸収を抑えるだけでなく，体内からの排泄をも高めるとする新しい作用機構の提案であり，PS の有効利用の開発にも繋がる可能性がある．また，前述した PS と植物スタノールとの効果の違いを説明する知見が得られるかもしれない．さらに，PS を非経口的に投与しても血清 Chol 濃度低下作用を発現することが以前報告されていたが，上記の機構と何

表 7.9 植物ステロール/スタノールについての無作為化比較試験での血清ビタミン濃度の変化（平均値，95% 信頼区間）[8]

ビタミン	試験数	平均変化（%）	血清総コレステロール値の変化で調整した平均変化（%）
α-トコフェロール	15	−5.9 (−8.0, +4.4) (P<0.001)	2.1 (−0.3, +4.5) (P=NS)
α-カロテン	13	−8.7 (−13.8, −3.5) (P<0.001)	−3.0 (−5.7, +5.2) (P=NS)
β-カロテン	15	−19.9 (−24.9, −15.0) (P<0.001)	−12.1 (−17.4, −6.8) (P<0.001)
リコペン	13	−7.3 (−13.1, −1.4) (P=0.01)	−0.1 (−6.1, +5.9) (P=NS)
レチノール	14	−0.1 (−1.6, +1.5)	NA
ビタミン D	10	+0.5 (−2.6, +3.6)	NA

1日当たりの投与量が1.5 g/日以上の試験の成績のみ．NS：有意差なし，NA：データなし．

らかの関係があるのかもしれない．

植物スタノールは脂溶性が低いため脂肪酸エステル型として使われているが，Chol 吸収阻害効果を発揮するためには消化管内で遊離型となることが前提と考えら

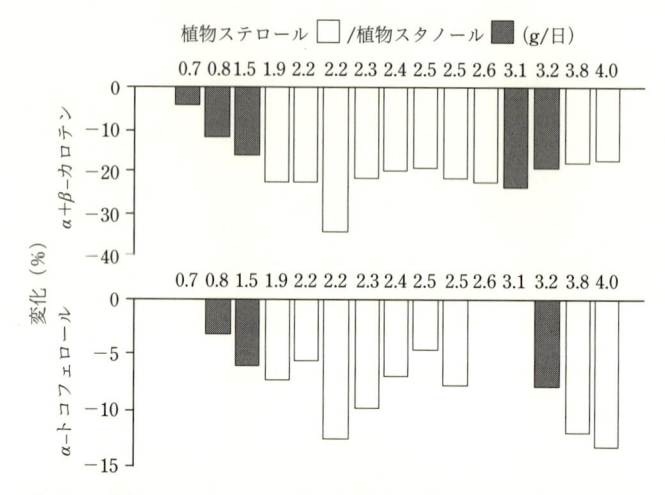

図 7.4 植物ステロール/スタノール摂取による血漿のカロテンおよびトコフェロール濃度の変化[25]
植物ステロールあるいはスタノールを毎日摂取させた無作為化比較試験での成績で，プラセボ群の値で補正した値．

表 7.10 血漿の脂溶性ビタミンレベルに及ぼす植物スタノールエステルの影響：日本人での試験結果[26]

	群	開始時	4 週	＋4 週	P
シトスタノール (mM/L)	プラセボ	4.8±2.4	4.8±2.4	4.8±2.4	NS
	2 g スタノール	4.8±2.4	4.8±2.4	4.8±2.4	NS
	3 g スタノール	4.8±2.4	4.8±2.4	4.8±2.4	NS
シトステロール (mM/L)	プラセボ	14.5±4.8	14.5±4.8	14.5±7.3	NS
	2 g スタノール	16.9±4.8	12.1±7.3	16.9±4.8	NS
	3 g スタノール	16.9±14.5	12.1±7.3	14.5±7.3	NS
レチノール (mM/L)	プラセボ	12.9±2.1	12.6±2.3	12.6±2.3	NS
	2 g スタノール	10.5±3.8	10.9±4.1	10.6±4.0	NS
	3 g スタノール	12.5±3.4	13.0±3.6	13.0±3.1	NS
β-カロテン (mM/L)	プラセボ	0.61±0.24	0.50±0.19	0.41±0.17	<0.01
	2 g スタノール	0.59±0.61	0.53±0.15	0.59±0.55	NS
	3 g スタノール	0.58±0.51	0.48±0.39	0.57±0.37	NS
α-トコフェノール (mM/L)	プラセボ	37.1±7.0	39.5±7.0	—	NS
	2 g スタノール	39.5±7.0	37.1±9.3	—	NS
	3 g スタノール	39.5±7.0	37.1±9.3	—	0.05

20 歳以上の健常な男女に植物スタノールエステルを含むスプレッド（スタノールとして 2 g あるいは 3 g を 4 週間投与．プラセボ群はスプレッドのみ．平均値±SD（n＝11〜12）．NS：有意差なし．日本人の場合，β-カロテンの吸収は抑制されないようである．

れる．ハムスターでの実験で，摂取したエステル型 PS の加水分解効率は脂肪酸の種類により異なり，パルミチン酸，ステアリン酸エステルでは僅か（1.69〜4.12％），オレイン酸エステルでは 86.3％であり，加水分解率（％）と Chol 吸収率との間には負の相関が認められている[24]．加水分解されにくいエステルは別のメカニズムで Chol 低下作用を示す可能性も推察される．

PS/植物スタノールの作用機構は Chol の吸収阻害作用を介するので，同時に摂取する脂溶性成分（ビタミン A, D, E, β-カロテン，リコペンなど）の吸収をも阻害する可能性が考えられ，実際に血液中でのこれら成分の濃度低下を観察した報告もある（表 7.9）[8]．レチノールは低下しない（レチノールはリポタンパク質としては運ばれない）．しかし，図 7.4 に示すように，PS や植物スタノールの摂取による血清の α＋β-カロテン濃度の低下は，α-トコフェロールよりかなり大きく，2 g 以上の摂取でその差は明らかである（ただし用量依存性は認められない）[25]．このような脂溶性成分の吸収阻害効果の生理的意義ははっきりしないが，わが国で行われた試験では，問題となるような低下作用は認められていない（表 7.10）[26]．このような不一致の一因は食事構成の違いによるものと考えられる．最近の総説[27]では，長期間指定量を摂取しても血漿のビタミン A, D および K の濃度に影響はないが，α-トコフェロールと β-カロテン濃度が中央値としてそれぞれ 10％および 24％低下する．しかしこの低下は，果物や野菜の摂取で改善できるとまとめられている．

7.4.2 植物ステロールの吸収

PS も Chol と同様な機構で NPC1L1 トランスポーターを介し吸収されると理解されている（図 7.5）．しかし，その吸収率は Chol より明らかに低い．現時点では，小

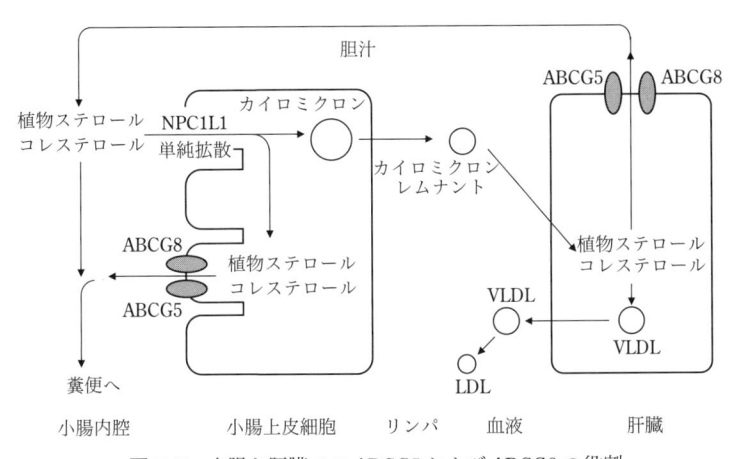

図 7.5 小腸と肝臓での ABCG5 および ABCG8 の役割

腸上皮細胞内に取り込まれたPSはエステル化されにくく，ほとんどがABCG5/G8を介して小腸内腔に戻されると説明されている[28]．しかし，実際にはPSは吸収細胞へほとんど取り込まれず（一時的にせよ吸収細胞内のPS濃度が上昇することは確認されていない），さらにABCG5/G8のPS排泄能はきわめて弱いことも指摘されている[29]．

それでは，PSの低い吸収性はどう説明すればよいのか．各種PSのリンパ吸収とミセル溶解性，親和性との関係が検討されている（図7.6）[30]．ABCG5が機能不全の

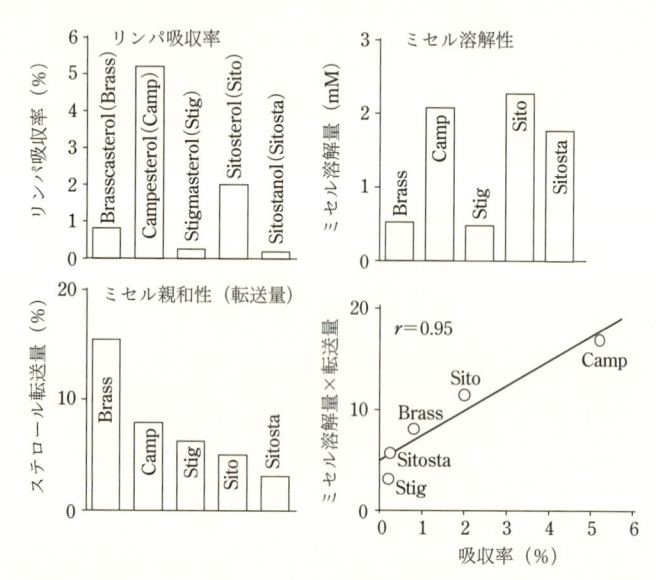

図7.6 植物ステロールのミセル溶解性，親和性および吸収率の関係[30]
リンパ吸収率はSHRSPラットで測定された値であり，Cholの吸収率は59.2%．
Cholのミセル溶解性，親和性および溶解性×親和性値は，5.21 mM，15.4%および80．

表7.11 植物ステロールの吸収率：実験動物とヒト

植物ステロール・スタノール	ラット	ヒト
カンペステロール（C_{28}）	10〜15%	1.5%
β-シトステロール（C_{29}）	〜5%	0.5%
カンペスタノール（C_{28}）	〜5%	0.3%
β-シトスタノール（C_{29}）	1%以下	0.04%

コレステロールの吸収率（約50%）と比べ，植物ステロール/植物スタノールの吸収率はかなり低い．側鎖が長いほど吸収率は低く，B環の二重結合がないと吸収率は低くなる．いずれにしても，動物種によって吸収率はかなり異なり，ヒトでは低い．種々の関連論文から引用．

SHRSP ラット（脳卒中易発症性高血圧自然発症ラット）での PS の吸収は PS の種類に依存しており，この違いの原因として，ミセルへの溶解性と親和性が調べられたが，両指標では断片的にしか説明付けられなかった．しかし，溶解性と親和性（輸送率）の積が吸収率と高い正の相関性を示すことが認められ，PS の低い吸収性の原因の一つと考えられている．

Chol の吸収率が 40～60％ であるのに対し，PS の吸収率は 5％ 以内に過ぎない．しかし，PS でも C_{28} のカンペステロールは C_{29} の β-シトステロールよりは吸収されやすい（表 7.11 および図 7.6 参照）．したがって，Chol 吸収阻害の目的で PS を利用する際にはできるだけ炭素数の多いもの（例えば β-シトステロールあるいは β-シトスタノール）を使うのが安全性の面で望ましいと考えられる（7.7 節参照）．

7.5 その他の機能

PS の血清濃度は Chol に比べ非常に低いが，そのような量であっても生理活性を発現する可能性があることに加え，PS の血清 Chol 濃度低下作用がある種の癌リスクと重なり合う可能性もある[31]．*In vitro* での観察から関心を集めていた PS の前立腺癌リスク低減効果は，疫学調査で否定されている．肺癌や胃癌については PS 摂取量と逆相関の可能性が指摘されているが，詳細は不明である．乳癌との関係についても関心を集めている．しかし，各種の癌に対する予防効果は臨床試験で確認する必要がある[32]．

腎臓の脈管径への影響に関し，PS や植物スタノールの摂取（2.5 g/日，85 週間）は有意な変化はもたらさなかったが，PS の場合には血清中の PS の上昇があり，血清カンペステロールレベルの増加と脈管径の拡張との間に有意な正相関が認められている（植物スタノールでは血清の PS レベルはむしろ低下し，そのような相関はない）[33]．

PS は軽度ながら血清トリグリセリド濃度も低下させる（約 6.0％）ことも報告されているが，効果はトリグリセリドレベルが高いほど大きい[34,35]．

7.6 植物ステロール酸化物

PS は比較的酸化安定性が高い化合物であるが，Chol と同様にある条件下では酸化されやすいので防止策を講じる必要がある．PS は植物油の精製に際して蒸留副産物として得られ，植物スタノールは通常，トール油（tall oil, 松材を原料にクラフトパルプの製造時に副生する樹脂と脂肪酸を主成分とする油）中の植物ステロールの水素添加により調製されている（スタノールエステルは工業的には天然の脂肪酸とのエ

表 7.12 食品中の主な植物ステロール酸化物の含有量[38]

	6β-OH	7α-OH	7β-OH	β-エポキシン	α-エポキシン	トリオール	6-ケト	7-ケト	diOH
β-シトステロール酸化物									
油	0.0～2.9	<0.1～15.3	<0.1～20.7	<0.1～3.0	<0.1～17.2	0.3～1.9	2.6～3.0	<0.1～4.9	<0.3～4.9
マーガリン[a]		0.2～6.2	0.5～11.4	<0.3～0.4	<0.3～5.3	<0.3～0.6		1.7～15.0	0.2～2.8
フレンチフライ		0.2～12.1	0.2～13.0	0.1～110.6		0.1～10.9		0.2～18.4	
ベーカリー製品[a]								0.6～1.8	
乳児用調製乳								0.5～5.0	
牛乳＋PS		3.0	18.6	10.1	9.0	1.4		13.4	
牛乳＋PS[a]	0.08	0.13	0.15	0.17	0.18		0.27		
果実飲料＋PS		0.07～0.91	0.13～4.65	0.05～1.26	0.07～0.64	0.09～0.16		0.17～1.89	
乳幼児用シリアル食品[a]		0.012～0.014	0.045～0.051	0.045～0.056	0.10～0.13	0.11～0.13		0.14～0.16	
カンペステロール酸化物									
油	14.2～27.3	0.1～7.9	0.1～15.9	nd～2.6	0.1～15.1	nd～1.5		nd～2.7	
マーガリン[a]		0.1～2.5	0.1～2.8	<0.3	<0.3～0.5	<0.3～0.5	—	1.1～5.8	
フレンチフライ		0.1～1.4	0.1～2.8	0.2～61.9		0.2		0.1～9.2	
ベーカリー製品[a]								0.3～0.7	
牛乳＋PS		3.8	8.0	7.7	7.4	2.0		12.0	
乳幼児用シリアル食品[a]		0.009～0.010	0.020～0.024	nd	0.012～0.013	nd		0.017～0.020	

値は μg/g 脂肪. a を付したものは μg/g 試料. PS：植物ステロール.

ステル化により調製).調製中にステロール/スタノールのごく一部はCholにおけると同様なメカニズムで酸化を受け,7-OOH(ヒドロペルオキシ),7α-OH(ヒドロキシ),7β-OH,7-ケトに加えエポキシ誘導体やトリオール,24-OHおよび25-OH体も生成する.植物スタノールにはΔ^5位に二重結合がないので,PSより安定性は高いと見なされるが,加熱時にはPSと同程度に酸化物が生成するようである[36,37].

種々の食品中の酸化PS含有量を表7.12にまとめているが,Cholと同様に多種多様な酸化物が検出される[38](第6章,表6.8参照).例えば,マーガリンに加えたPSは4℃および20℃で18週間保存すると,それぞれ23%および30%減少し,それに伴って酸化ステロールの量は約1.5倍および2.4倍増加している[39].大豆と並んで生産量が多いナタネ種子中では,PSは温度および湿度によっては変化を受けやすいことも報告されている[40].

PSや植物スタノールを摂取した場合,体内で酸化PSが生成するかどうかに関しては,明確にされていない.血漿の酸化PSレベルに及ぼすPSあるいは植物スタノールを含むマーガリンの影響について検討した研究では,4週間の摂取後,図7.7に示すような結果が得られている[41].血漿の酸化PSレベルには大きな個人差があるが,酸化PSと血漿PSとのパターンの間には対応性がなく,PSの上昇と酸化PSの上昇とは必ずしも並行しないようである.植物スタノールについても,血漿PSの低下は酸化PSの低下を伴っていない.ただ,血漿のPS酸化物は比較的安定で長期間存在

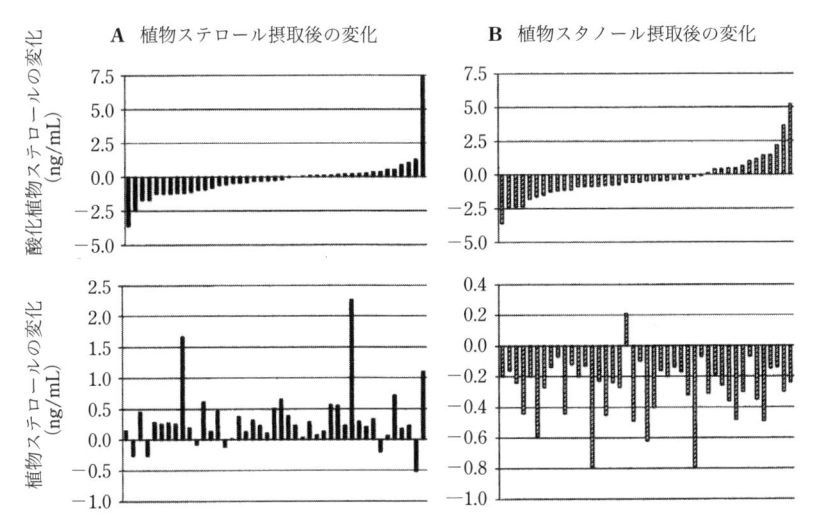

図7.7 植物ステロール(A)あるいは植物スタノール(B)摂取後における血漿の酸化植物ステロールと植物ステロール濃度変化の個人差[41]

18〜70歳の健常者43名に4週間,無作為に植物ステロール,植物スタノールおよび対照のマーガリンを4週間摂取させた.値は対照条件時との差で示す.

表7.13 ヒト血清/血漿中の酸化植物ステロール

対象者	総酸化植物ステロール (ng/mL)	文献
対照健常者[a]	nd[b]	(1)
高シトステロール血症者[c]	4,670	(1)
健常ボランティア[d]	113	(2)
健常ボランティア[e]	4.76	(3)

[a] ステロール関連疾患がない健常者15名。[b] 不検出。[c] 血清PSレベルが高い患者（44 mg/dL，対照群は1.3 mg/dL）。酸化物の組成：7β-ヒドロキシシトステロール（19%），7-ケトシトステロール（20%），5α,6α-エポキシシトスタノール（50%）およびシトスタントリオール（12%）。[d] 13名の健常者の平均値。酸化物の組成：7-ケトシトステロール（5%），5α,6α-エポキシシトスタノール（5%），5β,6β-エポキシシトスタノール（51%），シトスタントリオール（35%）およびカンペスタントリオール（4%）。[e] 43名の健常者に酸化PSを4.88 ng/mg含むマーガリン20 gを4週間摂取させた後の値。PSあるいは植物スタノールを各3 g含むマーガリン（酸化PS含量33.74および5.41 ng/mg）を摂取した場合の総酸化PS濃度は，4.56および4.47 ng/mLで，ほとんど差はなかった。

(1) Plat J et al., *J. Lipid Res.*, **42**: 2030-2038 (2001)
(2) Grandgirard A et al., *Brit. J. Nutr.*, **91**: 101-106 (2004)
(3) Baumgartner S et al., *Atherosclerosis*, **227**:414-419 (2013)

するようである．いずれにしても，応答に大きな個人差があることを認識する必要がある．ヒト血液中の酸化PS濃度は表7.13に例示するように，かなりの幅がある．

酸化PSは酸化Cholと同様に，炎症性疾患に係わり，循環器の健康に影響することが指摘されているが，酸化Cholに比べると情報は限られている[38]．血液LDL-Chol低下の目的でPSの使用が広まってきているので，代謝性あるいは自己免疫疾患に深く係わっている腸内細菌への影響を知る必要があろう．PSの場合にはその酸化物の種類が多く，Cholにおけるよりかなり複雑であると理解すべきであり，これらの知見はPSの安全性確保の面からも重要である．

酸化PSは鍵となる炎症因子（TNFα，IL-1β，IL-6など），ケモカイン（IL-8，MCP-1，MIP-1βなど）や接着分子（ICAM-1, VCAM-1, E-セクレチンなど）の産生を促し，炎症反応を誘起する．炎症反応は，脂質異常症や動脈硬化の進展に係わることから近年注目を集めてきている．酸化PSの蓄積はこれらの反応を促進する．一方，動物実験では，ある種の酸化PS（5-カンペステノン）はエネルギー消費を高め，内臓脂肪の蓄積を抑えることが報告されている[42]．

以上まとめると，酸化PSは吸収され（非酸化型よりよく吸収される），血液中で検出される．Cholの吸収には直接影響しないようである．体内では，動脈硬化と炎症反応に係わり，細胞毒性，酸化ストレス，グルタチオンの消耗，ミトコンドリア機能不全，カスパーゼ活性上昇などの影響を及ぼすことが指摘されている[43]．

7.7 植物ステロールの有効利用

食品由来の機能性成分の効果は，動物実験におけるような最大限の効果発現が予期できる実験系では十分期待できるが，ヒトの場合には曖昧な結果しか得られず，トクホとして活用されている成分の数はきわめて限定的である．PS もまた同様であり，かなりの量の摂取が必要である．僅かではあるが吸収される PS の生体内での作用を考慮すれば，安全性と効果との両立が大きな問題となる[44]．この問題の解決法の一つとして，同様な作用機能を有する成分との協同ないしは相乗効果がある．現在のところ，このような観点からの研究は行われていないが，植物スタノールに置き換えることは一つの対応策であろう．

LDL-Chol を低下させるという PS の効果を活用する方法として，Chol 合成阻害薬のスタチン類との併用が実際に行われている．他の対応法としてトリグリセリド (TG) を低下させる n-3 系多価不飽和脂肪酸との併用策が考えられる．この方策により魚油の投与量を少なくできることが期待できる．最近の研究によると，両者を含むスプレッドは予測どおりの効果を示すことが認められている（表 7.14）[45]．この表で，EPA+DHA の摂取により血清 TG 濃度は用量依存的に低下し，1.3 および 1.8 g/日の比較的少量で有意な低下が認められている．PS 添加群では，LDL-Chol が 11.5

表 7.14 植物ステロールあるいは植物ステロールと種々のレベルの魚油を 4 週間摂取した高コレステロール血症者の血清脂質濃度 [a, 35]

処理群	初期値	介入後	LSMeans[b] vs. C の絶対差	P	LSMeans[b] vs. C の相対差
	mmol/L	mmol/L	mmol/L		%
Ln(TG)[c]					
C	0.02	0.04	―	―	―
PS	0.06	0.00	−0.05	0.36	−0.53
PS + FOL	0.05	−0.04	−0.10	0.03	−9.3
PS + FOM	0.03	−0.09	−0.15	<0.01	−13.9
PS + FOH	0.06	−0.13	−0.18	<0.01	−16.2
LDL-Chol					
C	3.80	3.85	―	―	―
PS	3.77	3.34	−0.45	<0.01	−11.7
PS + FOL	3.98	3.50	−0.45	<0.01	−11.5
PS + FOM	3.93	3.46	−0.49	<0.01	−12.7
PS + FOH	3.77	3.26	−0.57	<0.01	−14.7

[a] 対象者（男女），血清 Chol 濃度 6.45 ± 0.05 mmol/L．C：対照（PS, FO を含まず），PS：植物ステロール，2.5 g/日，FO：魚油，L, M および H：低・中・高レベル（EPA+DHA として 0.9, 1.3 および 1.8 g/日），Chol：コレステロール．[b] LSMean (least square mean, 最小 2 乗平均）値は初期値並びにモデル（処理×初期値，年齢，BMI，体重変化，期間およびコホート）に有意に寄与した場合には補正．[c] 正規分布を示さなかったため，log 変換トリグリセリド値 (lnTG) を用い統計処理を実施．介入後の負の値は正常スケールで <1 mmol/L 以下であることを示す．相対差は逆変換した LSMeans に基づく値．

～14.7%低下したが，HDL-Chol には有意な群間差はなかった．このように，食事や生活スタイルに適合するかたちで，魚油と PS の併用は協調的効果が期待できる一例であろう．

7.8 ま と め

動物実験では PS がアテローム性動脈硬化の改善に有効であることも観察されているが，ヒトでは食品あるいはサプリメントとして摂取すると，PS による血清 LDL-Chol 濃度の低下が広く認められているにもかかわらず，動脈硬化の改善や予防，ひいては CHD による死亡率の低下についての確証はない．1日当たり 1～3 g の PS の摂取は，摂取形態（食事あるいはサプリメントとして）の如何(いかん)にかかわらず，副作用もなく LDL-Chol 濃度を 12 mg/dL 程度低下できるが，現時点では CHD に対して確実な臨床的有効性を示す信頼に足る介入試験は見当たらない[6, 9, 46]．しかし，米国では GRAS 成分として認定され（許容1日摂取量，130 mg/kg 体重），EFSA でも 1.5～3 g/日の摂取で 11%程度の血清 LDL-Chol の低下を認め保証している．なお，PS は軽度ながら血清 TG を低下させることも知られている[34]．汎用される Chol 合成阻害薬スタチンとの併用効果も観察されており，安全性の高い降 Chol 剤としての利用が期待される．

一方，PS の血清 Chol 濃度低下作用は，血清 PS 濃度の上昇という犠牲を払って成り立っていると言う見方もある[47]．PS の吸収率は確かに低いが，それでも僅かながら吸収される．Chol 低下に適用されている PS の量は Chol 摂取量よりかなり高く，長期間吸収された PS に暴露される可能性がある．高植物ステロール血症（sitosterolemia）では動脈硬化を惹起しやすいことがよく知られている[47, 48]．このよ

表 7.15 植物ステロールについての欧州動脈硬化学会コンセンサスパネルの基本的推奨[51]

植物ステロールあるいは植物スタノール（2 g/日以下）を添加した食品の摂取は，血漿 LDL-コレステロールを 10%以下低下させるので，そのような食品は下記のグループの生活スタイルの補助的手段になると判断される．
●コレステロールレベルが高く，包括的な循環器リスクが普通程度あるいは低く，薬剤治療が必要でないと見なされる者．
●リスクが高い，あるいは非常に高く，スタチンを投与しても LDL-コレステロールの目標値が達成できない患者，あるいはスタチン不耐性の患者への薬剤治療の補助として．
●家族性高コレステロール血症の成人および小児（6歳以上）は最新のガイダンスに準じる(The recent EAS Statement on FH states that functional foods known to lower LDL-C, such as plant sterols and stanols, may be considered as part of lifestyle management).

Nordestgaard BG *et al*., Familial hypercholesterolaemia is underdiagnosed and undertreated in the general population: guidance for clinicians to prevent coronary heart disease: Consensus Statement of the European Atherosclerosis Society. *Eur. Heart J*., **34**: 3478-3490 (2013).

うな観点からも PS の安全性を考慮する必要があるが，閉経前後の女性についての研究で，虚血性心疾患者より健常者で血漿 PS 濃度が高いが（4.649 vs. 4.092 mg/L，$P<0.001$），血漿 PS と CHD との間に相関は無いことも知られていて[49]，コンセンサスは得られていない．しかし，できるだけ吸収されない標品を選ぶことが適切であろう．一方，日常的な摂取量では効果は期待薄である[50]．

PS を添加した食品についての欧州動脈硬化学会（European Atherosclerosis Society, EAS）の合意事項を表7.15 にまとめている[51]．PS や植物スタノールは「生涯の友」と見なされている．効果，効率および安全性については最近の総説が参考となろう[52, 53]．なお，植物素材からの PS の抽出に超臨界二酸化炭素法が汎用されてきている[54]．

参 考 文 献

1) Pollak OJ, Kritchevsky D, Sitosterol. Monographs on Atherosclerosis 10, Karger (1981)
2) 原　健次，植物ステロールの生化学と応用，幸書房（2011）
3) 戸谷洋一郎監修，油脂の特性と応用，p.83, 幸書房（2012）
4) 日本栄養・食糧学会編，栄養・食糧学データハンドブック，p.155-158, 同文書院（2006）
5) 日本油化学会編，油脂・脂質・界面活性剤データブック，p.69-74, 丸善出版（2012）
6) Cusack LK, Fernandez ML, Volek JS, The food matrix and sterol characteristics affect the plasma cholesterol lowering of phytosterol/phytostanol. *Adv. Nutr.*, **4**: 633-643 (2013)
7) Ozawa Y, Sato H, Nakatani A *et al.*, Chemical composition of soybean oil extracted from hypocotyle-enriched soybean raw material and its cholesterol lowering in rats. *J. Oleo Sci.*, **50**: 217-223 (2001)
8) Katan MB, Grundy SM, Jones P *et al.*, Efficacy and safety of plant stanols and sterols in the management of blood cholesterol levels. *Mayo Clin. Proc.*, **78**: 965-978 (2003)
9) Gylling H, Plat J, Turley S *et al.*, Plant sterols and plant stanols in the management of dyslipidaemia and prevention of cardiovascular disease. *Atherosclerosis*, **232**: 346-360 (2014)
10) 斎藤信一郎，池田郁男，菅野道廣，植物ステロール/スタノールの血中コレステロール低下効果―最少有効摂取量について―．日本栄養・食糧学会誌，**55**: 177-189 (2002)
11) Kurokawa M, Masuda Y, Noda M *et al.*, Minimal effective dose on serum cholesterol concentration and safety evaluation of dressing containing plant sterol in Japanese subjects. *J. Oleo Sci.*, **57**: 23-33 (2008)
12) Clifton P, Influence of food matrix on sterol and stanol activity. *J. AOAC Int.*, **98**: 677-678 (2015)
13) Sato H, Ito K, Morinaga Y *et al.*, Effects of soybean-germ oil on reducing serum cholesterol level. *J. Oleo Sci.*, **50**: 649-655 (2001)
14) H. Sato, Ito K, Sakai K *et al.*, Effects of soybean-germ oil on reducing serum cholesterol leves in a double-blind controlled trial in healthy humans. *J. Oleo Sci.*, **53**: 9-16 (2004)
15) Ikeda I, Sugano M, Comparison of absorption and metabolism of β-sitosterol and β-sitostanol in rats. *Atherosclerosis*, **30**: 227-237 (1978)
16) Ikeda I, Kawasaki A, Samezima K *et al.*, Antihypercholesterolemic activity of β-sitostanol in rabbits. *J. Nutr. Sci. Vitaminol.*, **27**: 243-251 (1981)
17) O'Neill FH, Brynes A, Mandeno R *et al.*, Comparison of the effects of dietary plant sterol and stanol esters on lipid metabolism. *Nutr. Metab. Cardiovasc. Dis.*, **14**: 133-142 (2004)

18) Miettinen TA, Gylling H, Plant stanol and sterol esters in prevention of cardiovascular diseases. *Ann. Med.*, **36**: 126-134 (2004)
19) Talati R, Sobieraj DM, Makanni SS *et al.*, The comparative efficacy of plant sterols and stanols on serum lipids: a systematic review and meta-analysis. *J. Am. Diet. Assoc.*, **110**: 719-726 (2010)
20) Musa-Veloso K, Poon TH, Elliot JA *et al.*, A comparison of the LDL-cholesterol lowering efficacy of plant stanols and plant sterols over a continuous dose range: results of a meta-analysis of randomized, placebo-controlled trials. *Prostagl. Leukot. Essent. Fatty Acids*, **85**: 9-28 (2011)
21) Plat J, Baumgartner S, Mensink RP, Mechanisms underlying the health benefits of plant sterol and stanol ester consumption. *J. AOAC Int.*, **98**: 697-700 (2015)
22) Laitinen K, Gylling H, Dose-dependent LDL-cholesterol lowering effect by plant stanol ester consumption: clinical evidence. *Lipids Health Dis.*, **11**: 140 (2012)
23) Smet ED, Mensink RP, Plat J, Effects of plant sterols and stanols on intestinal cholesterol metabolism: suggested mechanisms from past to present. *Mol. Nutr. Food Res.*, **56**: 1058-1072 (2012)
24) Carden TJ, Hang J, Dussault PH *et al.*, Dietary plant sterol esters must be hydrolyzed to reduce intestinal cholesterol absorption in hamsters. *J. Nutr.*, **145**: 1402-1407 (2015)
25) Plat J, Mensink RP, Plant stanol and sterol esters in the control of blood cholesterol levels: mechanism and safety aspects. *Am. J. Cardiol.*, **96** (1A): 15D-22D (2005)
26) Homma Y, Ikeda I, Ishikawa T *et al.*, Decrease in plasma low-density lipoprotein cholesterol, apolipoprotein B, cholesterol ester transfer protein, and oxidized low-density lipoprotein by plant stanol ester-containing spread: a randomized, placebo-controlled trial. *Nutrition*, **19**: 369-374 (2003)
27) Fardet A, Morise A, Kalonji E *et al.*, Influence of phytosterol and phytostanol food supplementation on plasma liposoluble vitamins and provitamin A carotenoid levels in humans: an updated review of the evidence. *Crit. Rev. Food Sci. Nutr.*, 20 Jul 2015, doi: 10.1080/10408398.2015.1033611
28) Patel SB, Plant sterols and stanols: their role in health and disease. *J. Clin. Lipidol.*, **2**: 511-519 (2008)
29) Kato M, Ito Y, Tanaka Y *et al.*, SHRSP/Izm and WKY/NCrlCrlj rats having a missense mutation in *Abcg5* deposited plant sterols in the body, but did not change their biliary secretion and lymphatic absorption—comparison with Jcl: Wistar and WKY/Izm rats. *Biosci. Biotechnol. Biochem.*, **76**: 660-664 (2012)
30) Hamada T, Goto H, Yamahira T *et al.*, Solubility in and affinity for the bile salt micelle of plant sterols are important determinants for their intestinal absorption in rats. *Lipids*, **41**: 551-556 (2006)
31) Grattan BJ Jr, Plant sterols as anticancer nutrients: evidence for their role in breast cancer. *Nutrients*, **5**: 359-387 (2013)
32) Ramprasath VR, Awad AB, Role of phytosterols in cancer prevention and treatment. *J. AOAC Int.*, **98**: 735-738 (2015)
33) Kelly ER, Plat J, Mensink RP *et al.*, Effects of long term plant sterol and -stanol consumption on the retinal vasculature: a randomized controlled trial in statin users. *Atherosclerosis*, **214**: 225-230 (2011)
34) Demonty I, Ras RT, van der Knaap HCM *et al.*, The effect of plant sterols on serum triglyceride concentrations is dependent on baseline concentrations: a pooled analysis of 12 randomised controlled trials. *Eur. J. Nutr.*, **52**: 153-160 (2012)
35) Rideout TC, Marinangeli CP, Harding SV, Triglyceride-lowering response to plant sterol and stanol consumption. *J. AOAC Int.*, **98**: 707-715 (2015)
36) Ryan E, McCarthy FO, Maguire AR *et al.*, Phytosterol oxidation products: their formation, occur-

rence, and biological effects. *Food Rev. Int.*, **25**: 157-174 (2009)
37) Dutta P, Phytosterol oxidation in foods and food products. *Inform*, **23**: 265-267 (2012)
38) Alemany L, Barbera R, Alegria A *et al.*, Plant sterols from foods in inflammation and risk of cardiovascular disease: a real threat? *Food Chem. Toxicol.*, **69**: 140-149 (2014)
39) Rudzinska M, Przybylski MR, Wasowicz E *et al.*, Degradation of phytosterols during storage of enriched margarine. *Food Chem.*, **142**: 294-298 (2014)
40) Gawrysiak-Witulska M, Rudzinska M, Wawrzyniak J *et al.*, The effect of temperature and moisture content of stored rapeseed on the phytosterol degradation rate. *J. Am. Oil. Chem. Soc.*, **89**: 1673-1679 (2012)
41) Baumgartner S, Mensink RP, den Hartog G *et al.*, Oxyphytosterol formation in humans: identification of high vs. low oxidizers. *Biochem. Pharmacol.*, **86**: 19-25 (2013)
42) Ikeda I, Konno R, Shimizu T *et al.*, Campest-5-en-3-one, an oxidized derivative of campesterol, activates PPARalpha, promotes energy consumption and reduces visceral fat deposition in rats. *Biochim. Biophys. Acta*, **1760**: 800-807 (2006)
43) O'Callaghan Y, McCarthy FO, O'Brien NM, Recent advances in phytosterol oxidation products. *Biochem. Biophys. Res. Commun.*, **446**: 786-791 (2014)
44) Weingärtner O, Teupser D, Patel SB, The atherogenicity of plant sterols: the evidence from genetics to clinical trials. *J. AOAC Int.*, **98**: 742-749 (2015)
45) Ras RT, Demonty I, Zebregs YEMP *et al.*, Low doses of eicosapentaenoic acid and docosahexaenoic acid from fish oil dose-dependently decrease serum triglyceride concentrations in the presence of plant sterols in hypercholesterolemic men and women. *J. Nutr.*, **144**: 1564-1570 (2014)
46) Shaghaghi MA, Abumweis SS, Jones PJH, Cholesterol-lowering efficacy of plant sterols/stanols provided in capsule and tablet formats: results of a systematic review and meta-analysis. *J. Acad. Nutr. Diet.*, **113**: 1494-1503 (2013)
47) Weingärtner O, Baber R, Teupser D, Plant sterols in food: no consensus in guidelines. *Biochem. Biophys. Res. Commun.*, **446**: 811-813 (2014)
48) Silbernagel G, Baumgartner I, Marz W, Cardiovascular safety of plant sterol and stanol consumption. *J. AOAC Int.*, **98**: 739-741 (2015)
49) Windler E, Zyriax B-C, Kuipers F *et al.*, Association of plasma phytosterol concentration with incident coronary heart disease. Data from the CORA study, a case-control study of coronary artery disease in women., *Atherosclerosis*, **203**: 284-290 (2009)
50) Ras RT, van der Schouw YT, Trautwein EA *et al.*, Intake of phytosterols from natural sources and risk of cardiovascular disease in the European Prospective Investigation into Cancer and Nutrition-the Netherlands (EPIC-NL) population. *Eur. J. Prev. Med.*, **22**: 1067-1075 (2015)
51) Stock J, Focus on lifestyle: EAS consensus panel position statement on phytosterol-added foods. *Atherosclerosis*, **214**: 142-145 (2014)
52) AbuMweis SS, Marinangeli CP, Frohilich J *et al.*, Implementing phytosterols into medical practice as a cholesterol-lowering strategy: overview of efficacy, effectiveness, and safety. *Can. J. Cardiol.*, **30**: 1225-1232 (2014)
53) Ras RT, Geleijnse JM, Trautwein EA, LDL-cholesterol-lowering effect of plant sterols and stanols across different dose ranges: a meta-analysis of randomized controlled studies. *Br. J. Nutr.*, **112**: 214-219 (2014)
54) Uddin S, Sarker ZI, Ferdosh S *et al.*, Phytosterols and their extraction from various plant matrices using supercritical carbon dioxide: a review. *J. Sci. Food Agric.*, **95**: 1385-1394 (2015)

第8章　脂質の食事摂取基準

8.1　食事摂取基準の基本理念と特徴

　長年にわたる栄養基準づくりへの取り組みを経て，わが国の食事指導策が「日本人の栄養所要量」(Recommended Dietary Allowance) として体系付けられたのは1947年である．1969年以降5年毎に改定され，2000年に「食事摂取基準」が併記されたが，2005年からは現在の「日本人の食事摂取基準」(Dietary Reference Intakes) となっている．現在，2015年版が出され，エネルギーに加え各栄養素成分の摂取基準が示されているが，従来からの生活習慣病の発症予防に加え，重症化の予防を取り入れた基準となっている（図8.1）[1]．そのために，対象者には「保健指導レベルの高血圧，脂質異常，高血糖，腎機能低下に関するリスクを有している者」を含むことになり，疾患を有する者についても，「食事摂取基準におけるエネルギーおよび栄養素の摂取に関する基本的な考え方を理解した上で，その疾患に関連する治療ガイドライン等の栄養管理指針を用いること」が求められている．このような理念に立てば，各種疾病の治療に係わる関連学会（そして医師）が「食事摂取基準」の基本理念を正しく理解し判断・対応することが不可欠となるが，とくに脂質の摂取基準に関しては現時点での科学的根拠に立つ栄養学 (evidence-based nutrition) 情報が十分に把握されているかどうか，気にかかるところである．少なくとも，従来の健康者を対象とした食

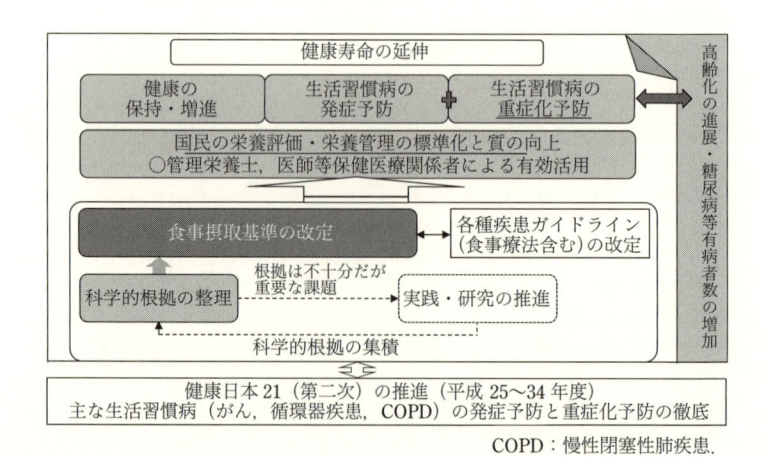

図8.1　食事摂取基準（2015年版）策定の方向性

事摂取基準と比べると，より広い視点からの対応が求められる．

今回の改定は，統合が定量的に行われた情報を優先的に採択し，介入試験の結果を重視した策定方針で行われている．しかし，脂質については日本人を対象とした信頼に足る介入試験は皆無に近く，今後も成果はほとんど期待できないので，観察研究の結果などをどう参考にするかが問題点であろう．

ともかく，脂質については摂取エネルギー比の目安量・目標量に加え，飽和脂肪酸（SFA）の目標量，多価不飽和脂肪酸（PUFA）の目安量が決められ，SFAについては過剰摂取を控える方向性が明確にされている．しかし，SFAはもとより他の脂肪酸についても，日本人に関しては疾病の予防あるいは改善についての限られた臨床情報があるだけで，健常者での信頼に足る介入試験のデータはなく，現時点での日本人の摂取量の中央値を判断の参考資料として策定された部分が多く，他の栄養素に比べ低い精度の基準となっている．今回も脂質摂取基準の科学的根拠は依然として希薄と言わざるを得ず，さまざまな異論を挟む余地を残している．

摂取基準の指標としては，「推奨量」（個人の場合は不足している確率がほとんどなく，集団の場合は不足が生じていると推定される対象者がほとんど存在しない摂取量）がもっとも精度が高いものであるが，脂質についてはこれに該当するものはない．十分な科学的根拠が得られないため，推定平均摂取量が算定できない場合に設定される指標であり，これ以上摂取していれば不足しているリスクは非常に低い「目安量」がもっとも精度が高い指標となっている．「目標量」は生活習慣病の発症予防を目的として算定された指標であり，原因が多数ある生活習慣病の予防の観点からは目標量だけを厳しく守ることは適切でないことになる．以上のように，脂質の食事摂取基準については，他の栄養素に比べ，精度が低いことを理解して対応すべきであり，現時点で乏しい科学的根拠を如何に活用するかが課題であるが，一応，具体的指針が示されている．

8.2　食事摂取基準 2015 年版

ここでは成人（30〜49歳）についての脂質の食事摂取基準に絞って解説する．

8.2.1　脂質の総エネルギーに占める割合（脂肪エネルギー比率）

この課題についてはまず，タンパク質，脂質および炭水化物からのエネルギー比（いわゆるPFCエネルギー比）の最適値を理解することが不可欠である．この3種の栄養素のうち，必要量が明確なのはタンパク質だけであり，成人での推奨量は1日当たり男性60 g，女性50 gである．1日の必要エネルギー量（この値には科学的根拠がある）から，タンパク質由来のエネルギー量を差し引いた残りのエネルギー量

を，脂質と炭水化物で分け合うことなる．脂質については，後述するように必須脂肪酸（essential fatty acid, EFA）としての摂取必要量があるが，その量はごく僅かであり，通常の食生活では無視できる．炭水化物については，必須量は必ずしも明確ではない．つまり，PFC エネルギー比の最適値と理解されている 15：25：60 という値は，たとえ幅を持たせたとしても，最善なのかどうか明確な科学的根拠はないが，成人の脂肪エネルギー比率の目標量，20～30％エネルギーが策定されている．このように，どれだけの脂質を摂取することが望ましいのかを決めることはきわめて難しい．

そもそも，栄養素として摂取しなければならない脂質は EFA だけである．表 8.1 にまとめているように，EFA の必要量は余裕をみてもエネルギー比で 2％（2％ E）程度である．一方，低脂肪国と言われる日本においても，EFA の摂取量は最近の国民健康・栄養調査の結果から 6％ E 程度と見積もられ，最低必要量と現実の脂質摂取量（男性 25.8％ E，女性 28.3％ E 程度）との間には大きな較差がある．

現時点では，脂質の摂取量と係わりが深い循環器疾患（cardiovascular disease, CVD）のリスクを重要な指標の一つとして，摂取脂肪エネルギー比率が策定されている．具体的には，SFA の目標量（7％ E 以下），n-6 系および n-3 系 PUFA の摂取量（中央値約 4％ E および 1％ E），一価不飽和脂肪酸（MUFA）の摂取量（中央値約 6％ E）および脂質のグリセロール部分のエネルギー量を考慮し，20％ E を目標量の範囲の下の値とし，範囲の上の値は肥満や糖尿病の予防や死亡率を考慮し，欧米で低脂質とされている 30％ E 未満が望ましいと決められている（表 8.2）．

わが国での策定値は，かなりの部分が欧米諸国での情報と現時点での摂取量の中央値を基にした仮説の積み重ねに基づいており，特徴的な食習慣を持つ日本人において

表 8.1 食事として摂取しなければならない「脂肪酸」は必須脂肪酸だけ

必要量は％エネルギー値として：
◆リノール酸（n-6 系）：～2％*
（アラキドン酸：乳児・高齢者では補足が必要）
◆α-リノレン酸（n-3 系）：～0.5％
◆EPA＋DHA（n-3 系）：0.1～0.2％
●全部併せてもエネルギー比で 3％程度に過ぎず，日本人では通常の食生活で不足することは事実上ない．
●必要量（必須量）は実際の平均的脂質摂取量（エネルギー比で 25％程度）よりはるかに少ない．
●これだけの量で食生活を営むことは低脂肪食と言われる日本人にとっても不可能．
●脂質を必要量程度しか含まない食事は，栄養面，とくにエネルギー供給に問題があり，「おいしさ」も犠牲になる．

＊ 必須脂肪酸欠乏動物あるいは欠乏者での欠乏症消失を指標にして求められた値であり，健康な人での必要量ではない．乳児・高齢者では体内でのリノール酸からのアラキドン酸生成効率が悪く，補足が必要である．

8.2 食事摂取基準 2015 年版

表 8.2 脂質の食事摂取基準 2015 年版（成人）：2010 年版との比較[1]

2015 年版*	男　性	女　性
脂肪エネルギー比率 目標量（% E）	20〜30	20〜30
飽和脂肪 目標量（% E）	7 以下	7 以下
n-6 系脂肪酸 目安量（g/日）	10	9
n-3 系脂肪酸 目安量（g/日）	2.1	1.6
2010 年版		
脂肪エネルギー比率 目標量（% E）	20 以上 25 未満	20 以上 25 未満
飽和脂肪 目標量（% E）	4.5 以上 7.0 未満	4.5 以上 7.0 未満
n-6 系脂肪酸 目安量（g/日）	10	9
目標量（g/日）	10 未満	10 未満
n-3 系脂肪酸 目安量（g/日）	2.1	1.6
目標量（g/日）	2.2 以上	1.8 以上
コレステロール 目標量（mg/日）	750	600

＊ 脂肪エネルギー比率：下限値，日本人の現時点での摂取量．上限値，欧米での推奨値を参考．
　飽和脂肪：実際の摂取量と欧米基準．下限値は諸外国で決められていないので削除．
　n-6 系脂肪酸：目安量，日本人の摂取量から設定．目標量，日本人での研究がなく設定せず．
　n-3 系脂肪酸：目安量，日本人の摂取量から設定．目標量，明確な予防効果不明で設定せず．
　コレステロール：目標量設定の十分な科学的根拠がなく設定せず．

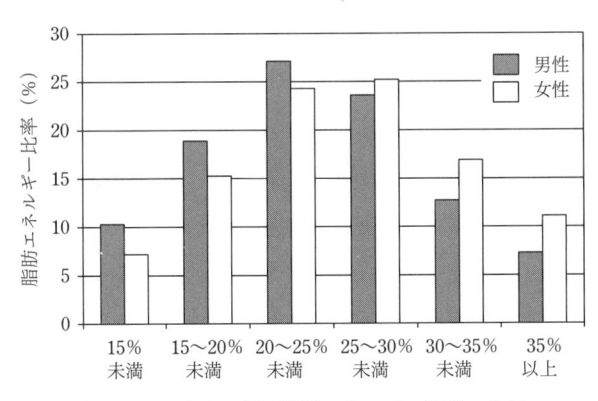

図 8.2 日本人の摂取脂肪エネルギー比率の分布
平成 24 年国民健康・栄養調査

も適切かどうかを確実に支持する科学的根拠は薄い．さらに，脂肪エネルギー比率の上の値がこれまでの 25% E から 30% E に引き上げられたことと健康との係わりは曖昧である．米国の 2010 年版食事ガイドラインの鍵となる推奨項目には，総脂肪摂取量の低減は示されておらず，飽和脂肪の摂取量を 10% E 以下にすることのみ推奨されている．一方，日本人の脂質摂取状況は平均的には策定値の範囲内にあるものの，

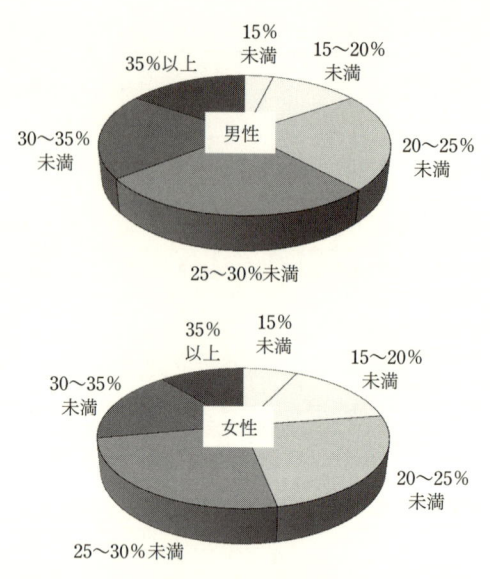

図 8.3 20〜29 歳日本人の摂取脂肪エネルギー比率
平成 24 年国民健康・栄養調査

年齢別の脂質摂取量を見てみると大きな違いがある．図 8.2 から解るように，摂取量が適切な者は全体の約 50％に過ぎず，摂取不足者，摂取過剰者は共に 25％以上にも及んでいる．摂取過剰者は 20〜30 歳代で多く，20 歳代での摂取状況はきわめて異常な状況にあると言わざるを得ない（図 8.3）．このような現状から，上限値 30％ E の適否は判断し難い．

8.2.2 飽和脂肪酸

SFA は CVD リスクを高めることが多くの介入試験で観察され，一般常識となっているが，最近の研究成果はそのような単純な判断に疑問を呈している（第 4 章参照）．加えて，起源となる食品によって SFA の影響に違いが認められる（乳製品由来の SFA 摂取は CVD を予防するが，肉由来のものはリスクとなる）など，必ずしも単純な判断はできない．しかし，食事摂取基準では，動脈硬化性疾患，とくに心筋梗塞の発症並びに重症化予防に対して SFA の摂取量制限だけでなく，PUFA の摂取増加が重要であるとの判断に立っている．諸外国で成人における望ましい SFA 摂取量が 10％ E 未満とされていること，日本人の摂取量の中央値がおよそ 7.3％ E（20 歳以上に限ると 6.9％ E）であることなどを考慮し，SFA の目標量は 7％ E 以下と決められている．日本人において，SFA 摂取量が少ないと脳卒中，とくに脳出血の罹患や死亡が増し，逆に心疾患は低下することが認められているが（第 4 章，図 4.4 参照）[2]，

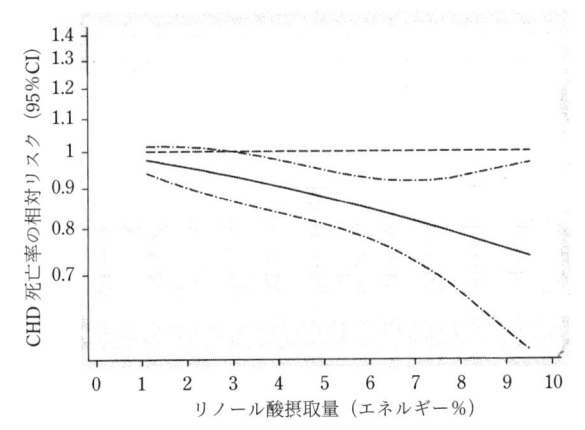

図 8.4 リノール酸の摂取量と冠動脈心疾患（CHD）のリスク：前向きコホート研究のメタ分析[3]

リノール酸の最高摂取量では最低摂取量と比較して，CHD 発症と死亡の相対リスク（RR）は，それぞれ 15％（RR＝0.85）および 21％（RR＝0.79）低い．飽和脂肪酸の摂取量をエネルギー比で 5％リノール酸で置き換えると，CHD 発症と死亡のリスクは，それぞれ 9％（RR＝0.91）および 13％（RR＝0.87）低下．一点鎖線は相対リスクの標準誤差を，破線は相対リスク 1 を示す．

動物実験では SFA 摂取量を増やしても脳出血が予防できることは示されていないので，諸外国の基準を参考に決められている．

　SFA と CVD との関連性に関しては，最近唱えられている無罪論を一方的に無視できるのかどうかについて，慎重な判断が求められる．おそらく，SFA の血清コレステロール（Chol）（とくに LDL-Chol）濃度上昇作用は，これまで理解されてきたようには強いものではなく，SFA を多く含む食品の栄養・生理的価値を考慮した上での判断が必要と思われる．しかし，CVD リスク因子としての SFA の影響は，それをリノール酸で置換することにより低減できることが再確認されている（図 8.4）[3]．すなわち，エネルギー比 5％レベルで SFA をリノール酸で置き換えると，冠動脈心疾患（CHD）の発症と死亡のリスクは，それぞれ 9％（RR＝0.91）および 13％（RR＝0.87）低下すると見込まれており，CHD の一次予防のために飽和脂肪を多価不飽和脂肪で置き換えることを勧めている現行の推奨は支持できることが指摘されている．別の観点からの同様な見解もあり[4,5]，従来の学説・推奨の本質は支持できる状況にあると理解できよう．

　さらに，図 8.5 に示すように，二つの大規模な前向きコホート研究での男女健常者を対象に，CHD リスクに関し飽和脂肪と不飽和脂肪とを比較した研究[6]によると，24〜30 年の追跡期間において PUFA の摂取が多いと CHD のリスクは有意に低いことが

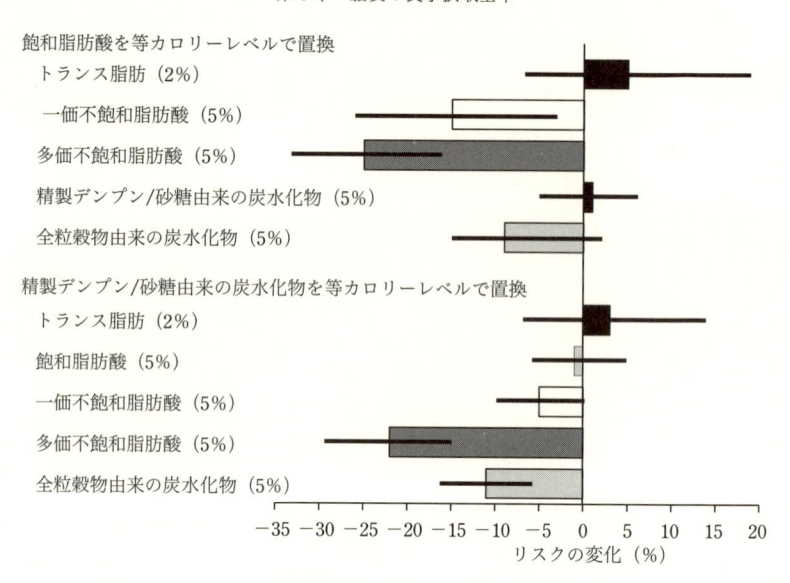

図 8.5 脂肪，炭水化物と心疾患リスクの関係（ハザード比から求めたリスクの変化値，バーは 95％信頼区間）[6]
Nurses' Health Study, 1980-2010 年の女性 84,628 名および Health Professionals Follow-up Study, 1986-2010 年の男性 42,908 名（開始時，糖尿病・循環器疾患・癌でない健常者）を 24～30 年追跡．7,667 名が心疾患発症．5 分位間でのハザード比（HR）について検討．多価不飽和脂肪酸および全粒穀物由来のデンプンの摂取量が多いと，心疾患のリスク（HR）は有意に低い．それぞれ 0.80（傾向 P＝0.0001）および 0.90（傾向 P＝0.003）．

認められている（最低と最高 5 分位間でハザード比 HR＝0.80）．5％ E の SFA を同エネルギー量の PUFA で置換するとリスクは 25％低下した（MUFA の場合 HR＝0.85）．

8.2.3　n-6 系脂肪酸

最近の日本人成人の 1 日当たりの n-6 系脂肪酸摂取量の中央値は，男性 10.0 g，女性 8.4 g である．通常摂取している n-6 系脂肪酸のほとんどはリノール酸（LA）であるが，アラキドン酸なども必要であるので，n-6 系脂肪酸として，平成 22・23 年国民健康・栄養調査の結果から算出された摂取量の中央値が目安量として定められている．

生活習慣病との関連については，これまで説明してきたように，最近の介入試験のメタ分析の結果は，LA は血清 Chol 濃度を低下させるが，心筋梗塞の罹患リスクや死亡を低減できない可能性を指摘しており（n-3 系には低減効果あり），日本人についても LA 摂取量と脳梗塞罹患率との間に関連を認めないコホート研究もある．LA の摂取量と糖尿病や乳癌との間に正相関があるとする報告もある．しかし，日本人を対象とした過剰摂取のリスクについての研究がないため，目標量は設定されていな

い．上記のように，SFA を LA で置き換えると CHD のリスクは低減すると判断できることから，成人での目安量は，現時点では理解できる推奨量であると判断できる．

8.2.4　n-3 系脂肪酸

n-3 系脂肪酸には植物油由来の α-リノレン酸（ALA）と魚油由来のエイコサペンタエン酸（EPA），ドコサヘキサエン酸（DHA）が含まれる．いずれも EFA であり，目安量が設定されている．これら n-3 系脂肪酸はそれぞれ特徴的な生理作用を有するので，これまで重視されてきた n-6 系脂肪酸との比率（n-6/n-3 比）ではなく，n-3 系脂肪酸そのものの摂取基準が決められている．

日本人成人の現時点での n-3 系脂肪酸の摂取量（中央値）は，男性 2.1 g/日，女性 1.6 g/日（それぞれ 0.89 および 0.86％ E），EPA＋DHA では 0.32 および 0.23 g/日（それぞれ 0.14 および 0.12％ E）である．ただし，魚油の摂取分布には大きな偏りがあり，中央値が摂取量を反映する代表値であるかどうかは明らかではない（ALA については，偏りは認められない）が，最近の総 n-3 系脂肪酸の摂取量の中央値を成人の目安量としている．

生活習慣病の発症予防に関しては，日本人を対象とした十分な研究がないため，目標量は設定されていない．EPA＋DHA については，日本人を対象とした観察研究および介入試験で CHD のリスク軽減効果が観察され，とくに EPA の有効性が報告されている．その他，糖尿病，各種の癌（乳癌，結腸・直腸癌）や認知能（認知症）に対する有効効果を支持する報告がある一方で，心疾患を含め有効効果を認めない報告もあり，目標量の設定は控えられている．

8.2.5　その他の脂肪酸

1)　一価不飽和脂肪酸

MUFA は生体内で SFA から合成でき，必須の脂肪酸ではないので，目安量は設定されていない．最近の日本人の摂取量中央値は男性 20.8 g/日，女性 17.3 g/日（9.0％ E および 9.5％ E）である．MUFA を高レベルで摂取しても LDL-Chol 値の増加，HDL-Chol 値の低下は認められず，空腹時トリグリセリド（TG）値を増加させないが，炭水化物を MUFA で置き換えた時の LDL-Chol 値の低下の程度は，PUFA と比べ低い（図 8.5 参照）．加えて，MUFA 摂取量が多いと CHD 罹患が増加するとの報告もあり，肥満者が増す懸念も指摘されている．これらの結果から，目標量は設定されていないが，過剰摂取には注意すべきである．

現時点では，MUFA については通常の摂取量では不利益な副作用は認められないが，生活習慣病の予防や改善に対する明確な根拠はないと理解するのが妥当のようである[7]．いわゆる「静かな脂肪酸」との判断である．

2) トランス脂肪酸

工業型のトランス脂肪酸（TFA）の摂取は CHD のリスクとなるが，自然界に存在する TFA（約 50％はバクセン酸）はリスクとはならないと判断されている（実際には，摂取量が少ないことから問題視されていないが，現時点では総 TFA として対応すべきとの判断が妥当である[8]）．平成 15 年から 19 年における国民健康・栄養調査での TFA 摂取量の中央値は男性 0.292 g/日（0.13％ E），女性 0.299 g/日（0.16％ E）で，20 歳以下の若者では摂取量は高い傾向にあり（〜0.2％ E），中には欧米人並みの量を摂取している者もあるので，注意が必要である．ただし，TFA の CHD 罹患の相対リスクは 1.3 程度であり，喫煙，糖尿病，高血圧症など他の主要な危険因子のオッズ比が日本人で 3〜8 倍程度であることに比べると低い．

3) その他

共役リノール酸，ジアシルグリセロール（ジグリセリド），中鎖トリアシルグリセロール（中鎖脂肪，MCT），植物ステロールなどとその他の脂質に関しては疫学研究が不十分であることや摂取量の推定が困難なため今回は検討項目とされていない．これは 2010 年版と同じ判断であり，これらの成分のいくつかは特定保健用食品やサプリメントとして汎用されていることや最近の知見は無視されている．例えば，植物ステロールについては，先に述べたように信頼に足る十分な介入試験の成績があるが何故か考慮されていない．

4) 今後の課題

「小児における主要な脂肪酸，とくに SFA の摂取量と摂取源に関する記述疫学的な研究に加えて，他の栄養素摂取量に及ぼす影響や CVD リスクなどの健康リスクとの関連に関する研究が必要である」と述べられている．

8.2.6 コレステロール

最近の日本人成人の Chol 摂取量の中央値は，男性 297 mg/日，女性 263 mg/日である．卵（鶏卵）は Chol 含量が高く，また日常の摂取量も多いため，疾患リスクとの関係が懸念されていたが，海外のみならず日本人でのコホート研究でも，卵の摂取と虚血性心疾患や脳卒中あるいは CHD 罹患との間に関連性は認められていない（第 6 章参照）．2010 年の策定で引用された総 Chol 摂取量と各疾患の死亡率との関連を調べたハワイ在住日系中年男性を対象とした観察研究（Chol 摂取量と虚血性心疾患死亡率との間に有意な正相関が認められ，325 mg/1,000 kcal 以上の摂取で死亡率が増加）の評価が棄却され，SFA 摂取量で調整されていないため，Chol 摂取自体が原因ではなく，同時に摂取した SFA が影響した可能性があると判断されている．これ

らの考察の結果，Chol の摂取量は低めに抑えることが好ましいものと考えられるものの，目標量を算定するのに十分な科学的根拠が得られなかったため，目標量の算定は控えたと述べられている．

2010 年版では，上記ハワイ在住日系人での成績を基に成人男性で 750 mg 未満，女性で 600 mg 未満の目標量（上限）が示され，世界に例を見ない高値が策定されていたが，観察研究であるが故に今回はこのデータは採択されていない．僅か 5 年の間に同じ研究成果の解釈に変更があったことはこの領域では例を見ないことである．ただ，Chol の摂取，とくに卵からの摂取については科学的根拠に準じた見解を記している点は評価できる．

8.2.7 生活習慣病の重症化予防

ここでは，高コレステロール血症患者，高トリアシルグリセロール（中性脂肪，トリグリセリド）血症患者，低 HDL-コレステロール血症患者，糖尿病患者ならびに高血圧患者への対応の各項目について現状解析がなされている．種々の生活習慣病の重症化予防に関しては，各疾患の原因による治療法（食事療法を含む）の違いや薬物療法との係わりあいも複雑なため，重症化予防を目的とした脂質の目標量は設定されていない．そのため，疾患別にまとめた「《参考資料 2》生活習慣病とエネルギー・栄養素との関連」が示されている．しかし，結局は疾患ごとに関連学会が策定している指針に従わなければならない訳であり，今回の改定の最大の目玉が満たされていない印象が強い．

8.3 脂質栄養学の真髄

これまで，日本人の脂質栄養に係わる諸問題について限られた範囲内ではあるが解説してきた．その究極が脂質の食事摂取基準であるが，科学的根拠が極めて希薄な条件下で対応され，結局は現時点での摂取状況が基盤となって決められたため，はたして日本人の健康にとって最適のものかどうかは断言できない．摂取量の中央値が判断基準となる理論的背景は理解し難い．いずれにしても，どれだけの脂質を摂取するのが最善であるのかという問題に答えられていない．

PFC エネルギー比の視点からは，肥満の改善のためには，低炭水化物・高脂肪食が勧められ，エネルギー比で 60％ 以上の炭水化物の摂取は決して最適ではない．しかも，この場合，脂肪は PUFA に富むことが望ましい [9]．2 型糖尿病患者でも，健康関連生活の質（health related quality of life）の改善に低炭水化物食が低脂肪食より優れていることが報告されている [10]．このように，食事の基本となる PFC 比についても，常識的理解では対応できないようである [11]．

第8章　脂質の食事摂取基準

　食事脂質の質の問題は，脂肪エネルギー比率の策定に比べればそんなに難しいことではない．おそらく，かなり幅広い最適範囲があると思われるからである．どれだけの脂質（脂肪酸）を摂取するのがもっとも健康的であるのかということが，最大の関心事である．現時点で日本人が摂取している脂質の80％程度はいわゆる「見えないあぶら」であり（図8.6），一般消費者にとっては，脂質低減策としては摂取脂質の一部に過ぎない「見えるあぶら」を減らすことしか具体的対応策は無い．そのような対応では効果は薄く，かつ「あぶら」の持つおいしさを放棄することにもなろう．

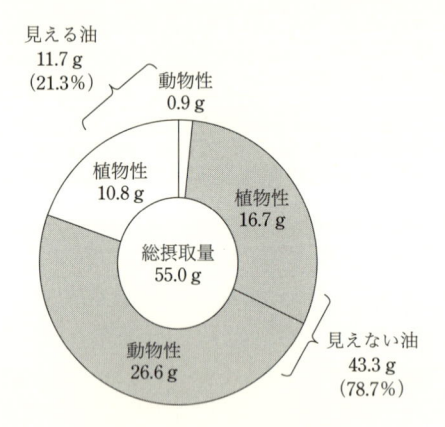

図 8.6　日本人の脂質摂取状況
（　）内は総摂取量に対する％値．
平成24年国民健康・栄養調査

表 8.3　栄養学の基本姿勢

- ◆「100％安全な食べ物はない」，あるのは「安全な食べ方」．そして「正しく怖がること」が大切．
- ◆「バランスよくほどほど」に食べる（ただし，具体的実践策を身につけること）．
- ◆一つの栄養素にだけ固執し，全体像を見失わないこと．「個々の成分の合計≠全体」の理解が脂質栄養領域ではとくに大切．
- ◆栄養学が説く食事指導は健康には「名案」だが，人生にとっては「愚案」かも知れない．
- ◆おいしく食べることは"QOL"の基本．

表 8.4　脂質栄養の考え方

- ◆「量」だけでなく，「質」と「バランス」にも考慮する．
- ◆個々の脂肪酸だけに注目せず，摂取脂質全体，さらには食事全体のレベルで判断し，冷静に対応する（とくに飽和脂肪酸，リノール酸そしてトランス脂肪酸）．
- ◆リノール酸，α-リノレン酸だけでなく，それらの代謝産物（アラキドン酸やEPA，DHA）の摂取にも注意する（乳幼児・高齢者・疾病時など）．
- ◆エネルギー摂取量が同じなら，飽和脂肪以外の脂肪（とくにn-3系多価不飽和脂肪）は糖質より肥満をもたらさず，肥満改善にも優れる．

以上のような曖昧な根拠しかない現時点の状況では，表 8.3 に示したような栄養的判断が不可欠と思われる．ヒトにとって「食」とは何か，という問いに答えることが大切である．具体的には，脂質の摂取については表 8.4 に示す考え方が限界であろう．「バランスの取れた食事」というキャッチフレーズが罷（まか）り通っているが，ほとんどの消費者はその具体策を理解できていない．一方では，食品の善し悪しを「ピューリタン的」な考え方で判断すれば，生活の楽しみは奪われてしまう．栄養学の基本理念である「ほどほど」の対応が不可欠である．欧米諸国でも"moderation"は健康上きわめて重要であることが認識されている．「ほどほど」の判断・対応さえできれば，「あぶら」，このおいしいものを怖がることはないが，このことが実に難しいのが現状である．

参 考 文 献

1) 菱田 明，佐々木敏監修，日本人の食事摂取基準，厚生労働省「日本人の食事摂取基準（2015年版）」策定検討会報告書．第一出版（2014）
2) Yamagishi K, Iso H, Kokubo Y *et al.*, Dietary intake of saturated fatty acids and incident stroke and coronary heart disease in Japanese communities: the JPHC Study. *Eur. Heart J.*, **34**: 1225-1232 (2013)
3) Farvid MS, Ding M, Pan A *et al.*, Dietary linoleic acid and risk of coronary heart disease: a systematic review and meta-analysis of the prospective cohort studies. *Circulation*, **130**: 1568-1578（2014）
4) Hooper L, Summerbell CD, Thompson R *et al.*, Reduced or modified dietary fat for preventing cardiovascular disease. *Cochrane Database Syst. Rev.*, 2011; (7): CD002137
5) Hawkes N, Too soon to discard advice against saturated fats, professors say. *BMJ*, **349**: g6114 (2014)
6) Li Y, Hruby A, Bernstein AM *et al.*, Saturated fats compared with unsaturated fats and sources of carbohydrates in relation to risk of coronary heart disease. A prospective cohort study. *J. Am. Coll. Cardiol.*, **66**: 1538-1548 (2015)
7) Schwingshackl L, Hoffmann G, Monounsaturated fatty acids and risk of cardiovascular disease: synopsis of evidence available from systematic reviews and meta-analysis. *Nutrients*, **4**: 1989-2007 (2012)
8) Nestel P, *Trans* fatty acids: are its cardiovascular risks fully appreciated? *Clin. Ther.*, **36**: 315-321 (2014)
9) Iggman D, Rosqvist F, Larsson A *et al.*, Role of dietary fats in modulating cardiometabolic risk during moderate weight gain: a randomized double-blind overfeeding trial (LIPOGAIN study). *J. Am. Heart Assoc.*, 2014 Oct 15; **3**(5):e001095
10) Guldbrand H, Lindström T, Dizdar B *et al.*, Randomization to a low-carbohydrate diet advice improves health related quality of life compared with a low-fat diet at similar weight-loss in Type 2 diabetes mellitus. *Diabetes Res. Clin. Pract.*, **106**: 221-227 (2014)
11) Sanders TAB, How important is the relative balance of fat and carbohydrate as sources of energy in relation to health? *Proc. Nutr. Soc.*, 2015 Nov 13: 1-7

第9章　食用油脂の安全性を巡って

　最近における日本人の食用油脂消費量は1人1日当たり10g程度に過ぎず，栄養的な見地からは摂り過ぎと見なされる量ではない．しかし，食用油脂の供給量から概算すると35gを超える値となり，かなりの部分が使用後廃棄されることを理解していないと，過剰摂取との誤解を招き兼ねない．食用油脂は製品の品質（色調，風味，安定性，安全性など）向上のために高度に純化されているが，脱臭工程での高温加熱処理に際しての変化が避けられない．例えば，不飽和脂肪酸のシス型二重結合のトランス型への幾何異性化が起こるが，その程度は一価不飽和脂肪酸（MUFA）よりも多価不飽和脂肪酸（PUFA）で明らかに顕著である．さらに，生理機能が期待されるビタミンEや植物ステロールなどの成分も除去される．そのため，ほとんど精製しない油が健康的であると即断するのは軽率である．信頼できるバージンオリーブ油などを除けば，そのような油製品は，農薬，大気汚染物質などの残存や品質に注意が必要である．

　植物油の加熱に伴う問題点として最近関心を集めているモノクロロプロパンジオール（3-MCPDおよび2-MCPD）やグリシドール（glycidol）は，本来油脂中には存在しない成分であり，脱臭工程での加熱により生ずる加工汚染物質（processing contaminants）と言うべきものである．これらは，通常含まれるような量では安全性に問題はないが，それでもなお，低減化に努める必要がある．特定保健用食品として認可されていたが，表示許可が自主的に取り下げられたジアシルグリセロール（diacylglycerol, DAG）油は，グリシドール（脂肪酸エステル）を多く含んでいたことが安全性上問題視された油脂でもある．

　一方，食用油脂による加工や調理のための加熱および油脂加工食品の保存に際し，脂肪酸の過酸化は避けられない．過酸化を受けた油脂は色，臭い，味，粘度などで識別できるが，それでもなお食中毒の原因物質となっている．最近，120℃以上の加熱でアスパラギンと還元糖との反応で生成するアクリルアミド（acrylamide）は，その神経毒性や発癌性との関連で関心を集めているが，油脂との関連ではポテトチップスなどのフライ食品が問題となっている．

9.1 油脂の精製中に生成する健康リスク成分

9.1.1 MCPDとグリシドール[1]

3-MCPD（3-クロロ-1,2-プロパンジオール）（図9.1）は調味料の原料であるアミノ酸液を製造する際に少量生成し，発癌物質とみなされ，暫定最大耐容1日摂取量は体重1 kg当たり2 μgとされている．乳児用ミルクから高濃度の3-MCPD脂肪酸エステル（3-MCPD-FE）が検出され，油脂および油脂加工食品，とくにパーム油中に他の植物油脂より多く含まれることが明らかにされた．DAG含量があるレベル（例えば4％）以上になるとMCPDやグリシドールの脂肪酸エステル（FE）の生成が促進される（モノアシルグリセロールからはもっと生成しやすい）．これらの成分は，油脂の精製過程，とくに脱臭工程で生成する[2]．国際癌研究機関（International Agency for Research on Cancer, IARC）のハザード評価では，グリシドールは「ヒトに対しておそらく発癌性がある」，グリシドール-FEは「ヒトに対する発癌性については分類できない」となっている．しかし，エステル型を摂取すると消化管内で加水分解を受け遊離型になると見なされているので，安全性の問題が生じる可能性がある．

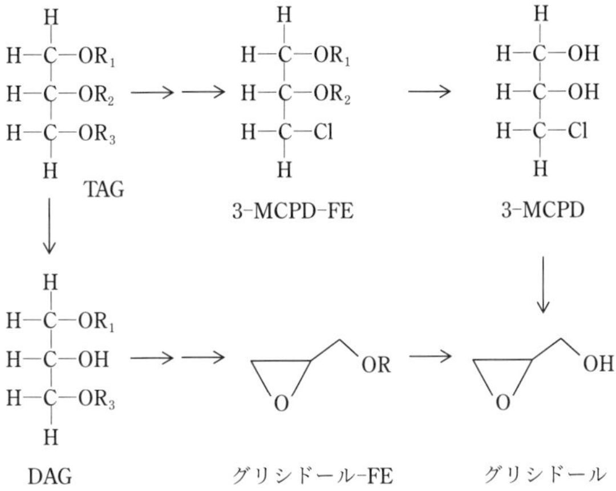

図9.1 MCPD，グリシドールおよび脂肪酸エステルの化学構造[1]

高温条件下で油脂中にごく少量混在する有機塩素の熱分解で生成したHClとTAG（トリアシルグリセロール）との反応により，MCPD脂肪酸エステル（MCPD-FE）が生成する．MCPDはグリシドールに転換されるが，DAG（ジアシルグリセロール）からもグリシドール-FEが生成する．エステル結合している脂肪酸はもとの油脂の組成を反映し，主成分は通常パルミチン酸，オレイン酸およびリノール酸である．

表 9.1 各種精製油脂の MCPD 脂肪酸エステル含有量 (mg/kg)[2]

試料	分析数	3-MCPD	分析数	2-MCPD
植物油	153	＜0.15〜18.8		
〃	32	＜0.1〜5.2		
大豆油			＞5	＜0.1〜0.1
なたね油	3	0.2〜0.36	＞5	＜0.1〜0.3
ひまわり油	4	1.2〜2.1	＞5	＜0.1〜0.3
オリーブ油	5	＜0.30〜1.234	4	＜0.1〜0.4
パーム油	20	＜1.1〜10.0	20	0.2〜5.9
パーム核油	3	0.85〜1.40		
やし油	2	1.418〜1.694		
ココアバター	2	＜0.5		
マーガリン	22	＜0.15〜7.7		
スプレッド	20	＜0.15〜2.1		
マヨネーズ	17	＜0.15〜1.04		
動物脂肪(未精製品)	25	＜0.1〜0.14		
さけ油	7	＜0.10〜1.20	7	0.1〜0.3

種々の分析法があり，方法ごとに値にはいくらか違いがあるが，ここでは Alkali/Br⁻ 法の結果を主に引用．

表 9.2 食用油および油脂含有率が高い食品中のグリシドール脂肪酸エステル含量（グリシドール相当，mg/kg）

植物油	試料数	定量限界未満の点数	最小値〜最大値	食品	試料数	最小値〜最大値
食用植物油脂	119	57	＜0.3〜6.8	油脂含有率が高い食品		
パーム油	5	0	0.8〜2.0	バター	5	＜0.05
あまに油	1	1	＜0.3	マーガリン	15	0.12〜0.91
オリーブ油	10	8	＜0.3〜1.6	ショートニング	3	0.7〜1.3
エキストラバージン油	5	5	＜0.3	ラード	3	＜0.06〜0.07
ピュアオリーブ油	5	3	＜0.3〜1.6	魚由を主成分とする食品	4	0.12〜0.34
やし油	3	3	＜0.3	調製粉乳等	21	＜0.02〜0.11
ごま油	30	28	＜0.3〜1.1	乳児用調製粉乳	8	＜0.02〜0.07
未精製油	20	19	＜0.3〜0.9	フォローアップミルク	6	0.02〜0.07
精製油	10	9	＜0.3〜1.1	特殊用途育児用粉乳	7	0.02〜0.11
こめ油	24	0	1.0〜6.8			
サフラワー油	4	3	＜0.3〜0.3			
大豆油	3	3	＜0.3			
コーン油	12	1	＜0.3〜1.6			
なたね油	8	6	＜0.3〜0.6			
未精製油	4	4	＜0.3			
精製油	4	2	＜0.3〜0.6			
ひまわり油	7	4	＜0.3〜0.3			
未精製油	4	4	＜0.3			
精製油	3	0	＜0.3〜0.3			
ぶどう種子油	4	0	0.5〜2.1			
その他	8	0	0.3〜3.9			

検出限界，0.08 mg/kg；定量限界，0.3 mg/kg．食品安全委員会，高濃度にジアシルグリセロールを含む食品の安全性評価書（案），2014 年 12 月．なお，ジアシルグリセロールを多く含む油脂中では，当初 166〜286 mg/kg，また，海外のパーム油では 9.26〜9.40 mg/kg の値が示されていた．

9.1 油脂の精製中に生成する健康リスク成分

MCPD やグリシドールは，脂肪酸エステルとして精製油脂中に微量ながら含まれている（表 9.1 および表 9.2）．MCPD-FE がパーム油にもっとも多く含まれることから，パーム油の製造工程が検討され，DAG 含量が高いこと（高いリパーゼ活性に由来）との関連性が指摘された．MCPD は 200℃以上の加熱で生成するので，これより高い温度で加熱される油脂の脱臭工程での生成は避けられない．塩素は自然界に広く存在するが，とくに粗パーム油では多く含まれている各種塩化物（ppm レベルで存在）が高温処理により塩酸（HCl）を生成し，反応に係わる．油脂および油脂加工食品中の含量（表 9.1 参照）は，醤油・醤油製品中での 1,780 ppm や即席めん（スープを除く）の 300 ppm（いずれも最大値）と比べればはるかに少なく，現時点では食用油の摂取に伴う 3-MCPD が原因となる健康障害は認められておらず，さらに脂肪酸エステル型については規制されていない．

MCPD およびグリシドールの生体内代謝経路を図 9.2 にまとめているが，グルタチオン抱合と酸化の 2 経路で代謝され，尿中あるいは呼気（CO_2）として排泄される（ただし，酸化経路はマイナーなようである）[3]．どの代謝産物が毒性に関与するのかは不明であるが，3-MCPD（毒性の強さは 2-MCPD と 3-MCPD との間で違いがあるようである）は腎臓，睾丸などに毒性を示し，グリシドールは乳腺，胃噴門などの腫瘍や白血病を引き起こすことが動物実験で観察されている．

グリシドールに関しては，9 年以上に及ぶ検討を経て，平成 26 年 12 月，食品安全委員会による安全性評価（案）が取りまとめられ，グリシドール-FE を不純物として

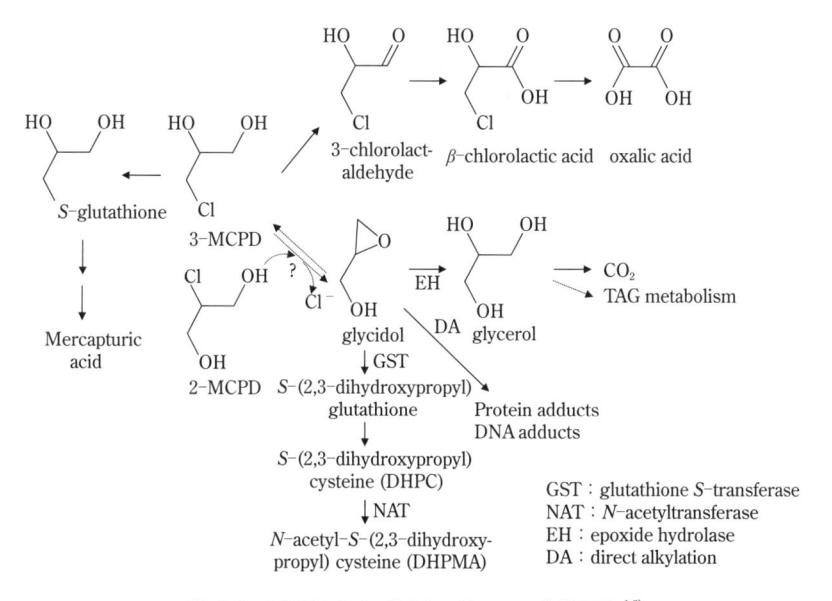

図 9.2 MCPD およびグリシドールの代謝経路 [1,2]

GST：glutathione *S*-transferase
NAT：*N*-acetyltransferase
EH：epoxide hydrolase
DA：direct alkylation

含む DAG には問題となる毒性影響が確認されなかったこと，一般の油脂類に不純物として含まれるグリシドール-FE については，遺伝毒性発癌物質である可能性は否定できないが，直接健康影響を示唆するものではないと判断されている．

現在，食用油脂精製工程での MCPD-FE とグリシドール-FE の生成を低減できる具体的方法が開発され，さらに精製油からの除去（活性白土添加）も可能である[4]．ただし，食品の加熱調理（肉のグリルなど）でも生成することが報告されている．

9.1.2　トランス脂肪酸

天然のシス型不飽和脂肪酸は不安定で，加熱により比較的容易に異性化されトランス型となる．二重結合が多いほど異性化されやすい．近年，油脂中のトランス脂肪酸（TFA）含量は低減化され，モノエン型の TFA 含量は確実に低減したが，ジエン型・トリエン型異性体の量は本来高いものではないが，明確には減少していないようである．現在の脱臭方法では異性化を完全に抑えることは難しく，食用植物油には 2% 以下含まれている（表 9.3）．ジエン型の TFA の生理機能については以前から関心が持たれ，いくつかの後ろ向き研究（症例対照研究）では 18:2 型 TFA の心筋梗塞への影響はかなり高いことが指摘されていた．表 9.4 に示すように[5]，観察研究についての最近の報告でも，米国人高齢者において，血漿リン脂質中の各種の TFA レベルと循環器疾患（CVD）罹患および死亡のハザード比は，通常主たる TFA 源である t-18:1 型では関連性はなく，tt-18:2 で CVD リスクの上昇に基因する総死亡数と強い相関があることが報告されている．tc-18:2 もまた関連する可能性があることから，TFA を

表 9.3　食用油脂中の C_{18}-トランス脂肪酸含量（g/100 g）

食用油	モノエン	ジエン	トリエン	総トランス酸
なたね油	<0.05	0.25	1.43	1.73
〃	<0.05	0.06	0.73	0.79
大豆油*	—	0.52	0.85	1.38
こめ油	0.13	0.61	0.33	1.07
ひまわり油	0.09	<0.05	<0.05	0.09
コーン油	<0.05	1.12	0.27	1.39
サフラワー油	<0.05	0.12	0.17	0.19
オリーブ油	<0.05	<0.05	<0.05	<0.05
ごま油	0.18	0.42	<0.05	0.60
調合油	<0.05	0.55	2.23	2.78
〃	<0.05	0.13	0.60	0.73

なたね油については 4 例，調合油については 12 例の分析値のうち，総トランス脂肪酸含量が最高と最低の分析例を記載．C_{16}-トランス脂肪酸含量は調合油での 1 例（1.00 g/100 g）を除き，すべて 0.05 g/100 g 以下．食品安全委員会，2007．

* 食品安全委員会資料には大豆油は例示されておらず，1 製品についての値を示す（海外の報告例では総トランス脂肪酸含量 2.4 g/100 g）．

表 9.4 ジエン型トランス酸と総死亡のリスク（ハザード比, HR）[5]

	血漿リン脂質レベルの5分位での HR					傾向 P
	I	II	III	IV	V	
t-16:1 n-9	1.00	1.05	1.06	0.93	1.05	0.92
総 t-18:1	1.00	0.83	0.80	0.91	0.82	0.33
ct-18:2	1.00	0.87	0.86	0.90	0.92	0.65
tc-18:2	1.00	0.97	1.04	1.13	1.19	0.05
tt-18:2	1.00	1.05	1.08	1.09	1.23	0.02

Cardiovascular Health Study の 74 ± 5 歳の非循環器疾患者 2,742 名について, 2009 年脂肪酸組成を測定し, 2010 年まで追跡. 31,494 人年中に総死亡 1,735 名, 総 CHD 死亡 639 名. HR 値は年齢, 性別, 人種, 教育, 就労, 糖尿病, 高血圧, アルコール摂取, 身体活動, BMI, 腹囲, 飽和脂肪・一価不飽和脂肪・食物繊維摂取量, 血漿リン脂質の EPA + DHA・リノール酸レベルで補正. 総 t-18:1 は t-18:1 n-6〜n-9 および n-12 を含む. tt-18:2 での高い相関は主として循環器疾患死亡による.

低減するに際しては, ジエン型・トリエン型の TFA にも注意が必要となる. 同様なことが若齢者や他国民でも再現できるのか, 主たる tt-18:2 の食品源は何かに加え, 種々の TFA 異性体についてのより適切なバイオマーカーの選定, そしてジエンタイプが疾患リスクを高めるメカニズムの解明など, 残された問題点は多い[6].

9.2 油脂を用いる加熱加工・調理に伴い生成する成分

9.2.1 還元糖との反応で生成するアクリルアミド[7,8]

アクリルアミドは遺伝毒性や発癌性が懸念される化学物質であり, 加熱処理食品中に含まれることが 2002 年に報告された. 特定のシリアル食品中に多く含まれるが, 家庭における調理でも生成するので, 長年にわたり摂取されてきた成分でもある. つまり, 多種多様な食品中に含まれるので, 摂取量をゼロにすることはできない. 本来食用油脂中には含まれない成分であるが, 油を用い高温あるいは高温高圧でフライされた食品（ポテトチップス, ポップクリスプなど）に比較的多く含まれることから, あたかも油脂中の毒性成分かのような濡れ衣を着せられている. 食品中の含有量は表 9.5 に示すように, 種類によって値に大きな幅があり, これらの値をもとに摂取量を推定するのは難しい. 欧米では, popped crisp, baked potato, prefabricated snacks など, 高いものでは 500 mg/kg も含む食品もあると報告されている.

IARC による発癌性分類において, アクリルアミドは, ベンツピレンやディーゼルエンジンの排気ガスなどと共に, ヒトに対し「おそらく発癌性がある」と分類されているが, 食品中に含まれているような量でヒトの健康にどの程度影響するのかについては, 発癌性を含めて解明されていない. したがって, これまでの食生活を変える必要はないが, 多く含む食品を過食することは避けることが望ましいとされている.

表 9.5　各種食品中のアクリルアミド含有量（最小値〜最大値，mg/kg）

	国立医薬品食品衛生研究所	海外 5 か国	農林水産省（中央値）
ポテトチップス	0.47〜3.54	0.17〜2.29	0.03〜4.7 (0.94)
ポテトフライ	0.51〜0.78	<0.05〜3.50	0.12〜0.91 (0.38)
ビスケット，クラッカー	0.05〜0.30	<0.03〜3.20	0.02〜0.46 (0.16)
朝食用シリアル	0.11〜0.12	<0.03〜1.35	
とうもろこしチップス類	0.12〜0.54	0.03〜0.04	<0.02〜0.31 (0.15)
食パン，ロールパン	<0.009〜<0.03	<0.03〜0.16	<0.02
チョコレートパウダー	0.10〜0.14	<0.05〜0.10	
コーヒーパウダー	0.15〜0.23	0.17〜0.23	0.0051〜0.014 (0.0089)*
ビール	<0.003	<0.03	

わが国の衛生研究所と海外 5 か国（ノルウェー，スウェーデン，スイス，英国，米国）の値は厚生労働省食品安全部，2010 年 4 月．農林水産省の値は 2004〜2006 年の分析値．＊缶コーヒーでの値．

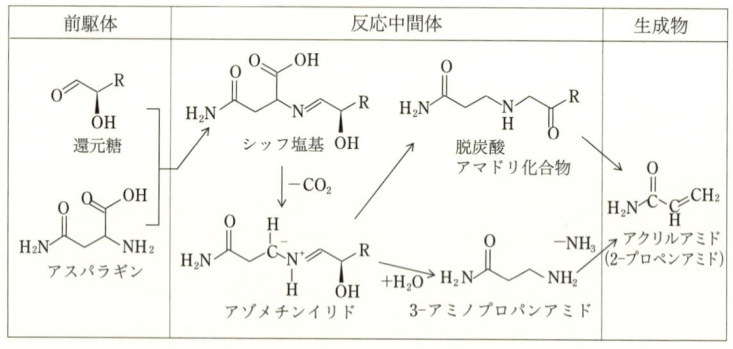

図 9.3　食品中のアクリルアミドの主な生成経路
農林水産省 2013

アクリルアミドは，デンプンを多く含む食品（ジャガイモ，コーンなど）を高温で加熱した場合に，遊離のアスパラギンと還元糖との間でのメイラード反応により生成する（図 9.3）．農林水産省は食品関連事業者向けに「食品中のアクリルアミド低減対策の指針」[9] をまとめている．いろいろな低減策があるが，基本的にはアスパラギンや還元糖の低減と加工方法の改良策である．アスパラギンの低減には作物の育種や遺伝子組換えに加え，アスパラギナーゼ処理（アスパラギン酸への転換）などがあるが，酵素処理は製パンでは有効のようである（47〜87％低減）[10]．システインが共存すると生成率が抑えられる．最近，各種のフラボノイドがアクリルアミドの生成を効果的に抑えることも報告されている（フェノール性の OH 基が多いほど有効で，20〜50％の低減が可能）[11]．しかし，欧州ではすべての食品について満足のいく低減化には至っていないようである．生のジャガイモを低温保存すると，デンプンの一部が糖へと変化するため，揚げ物などの高温加熱は避けるように指導されている．どのよ

うな対応をするかは，食品の種類に依存するようである．

経口摂取したアクリルアミドは吸収され，種々の組織に取り込まれるが，ほとんどはグルタチオン抱合体として速やかに代謝される．しかし，代謝産物の一つであるエポキシ化されたグリシダミド (glycidamide) は遺伝子変異や腫瘍に係わり，さらに神経毒や男性生殖機能障害の原因物質とされている．EFSA (欧州食品安全機関) は 2014 年 6 月の草案において，実験動物での発癌の閾値はヒトの実際の摂取量 (0.6〜3.4 µg/kg/日) よりかなり高く比較対象とはならないが，ヒトでの試験がないため，摂取量が多い者や年齢層によっては腫瘍発症のリスクを払拭できず，発癌のリスクを高める可能性があると判断した．2015 年 6 月ヒトでの情報は限られているが，アクリルアミドはすべてのヒトに対しおそらく発癌のリスクを高めると結論している[12]．メタ分析の結果では，14 種の癌のうちほとんどの癌に対する相対リスク (RR) に相関性は認められなかったが (RR=0.95〜1.03)，腎臓癌のみはボーダーラインの有意差 (RR=1.20) があり，さらに喫煙経験がない人では子宮内膜癌と卵巣癌で軽度の相関が認められたので，注意が必要であるとの見解もある[13]．英国の食品基準局 (Food Standards Agency, FSA) は，実際の食生活では問題ないと判断し，わが国の食品安全委員会も平均的摂取量では健康に問題はないとしているが，摂取量が多い人では悪影響の可能性があると判断している．

日本人女性を対象にした最近の研究で，アクリルアミドの摂取量が多いと血漿の総および遊離エストラジオール (E2) 濃度が低下し (4 分位の最低と最高摂取量間でそれぞれ 18.2 および 19.3％低下)，卵胞刺激ホルモン (FSH) 濃度は高くなる (23.5％増加) ことが報告されている[14]．E2 濃度の高値は乳癌のリスク増加と関連することが指摘されているので，この結果をどう評価すべきか今後の研究が待たれるが，最新の欧州での観察研究では，アクリルアミドの摂取量と上皮卵巣癌のリスクとの間に相

表 9.6 アクリルアミドは血漿の女性ホルモン濃度を低下させる：閉経前の日本人女性[14]

分位	摂取量中央値* (µg/日)	総 E2 (pg/mL)	遊離 E2 (pg/mL)	DHEAS (µg/dL)	FSH (U/L)
Q1	16.3 (6.0〜18.5)	116.7	2.33	122.1	4.40
Q2	20.6 (18.6〜22.3)	111.2	2.27	114.9	4.92
Q3	24.5 (22.4〜26.4)	99.5	1.97	117.8	4.96
Q4	30.1 (26.5〜56.3)	95.5	1.88	135.7	5.42
傾向 P		0.04	0.02	0.08	0.02

値は年齢，BMI，経産回数，初産年齢，授乳期間，喫煙年数，飽和脂肪摂取量および月経周期で補正．＊カッコ内は範囲．E2：エストラジオール，DHEAS：デヒドロエピアンドロステロンサルフェート，FSH：卵胞刺激ホルモン．テストステロン，性ホルモン結合グロブリン，黄体形成ホルモンおよびプロラクチンの値には有意差がなかったため割愛．

関性はないことが示されている[15]。

なお、アクリルアミドの生成はアミノカルボニル反応（メイラード反応）によるものであるので、同時に生成するフラン（furan）類の影響も考えられるが、その含量は 0.1 mg/kg 以下であり、とくに問題とはなっていない。

9.2.2 加熱に伴う過酸化脂質[16]

油脂の加熱調理に際して生成するアルデヒド類は、TFA よりずっと強い毒性を示すにもかかわらず、あまり注目されていない。油脂の加熱に伴う化学反応の中で、もっとも重要な変化は遊離ラジカル型 PUFA が介在する自動酸化的劣化である。図 9.4 にその全貌をまとめているが、酸化的劣化によりきわめて毒性が強い共役型の脂質ヒドロペルオキシジエン類（conjugated hydroperoxydienes, CHPDs）が生成する。ジエン類は標準的なフライ温度（180℃）では不安定で、多様な二次産物、とくに飽和および不飽和アルデヒドに加え、ジアルデヒドおよびエポキシアルデヒドへと分解される。これらアルデヒド類は重要な生体内分子（タンパク質、アミノ酸、グルタチオン、DNA など）と容易に反応し、ヒトに対し毒性を示す。よく知られた例に LDL-タンパク質との反応がある。これらアルデヒド類の多くは低沸点化合物であり、フラ

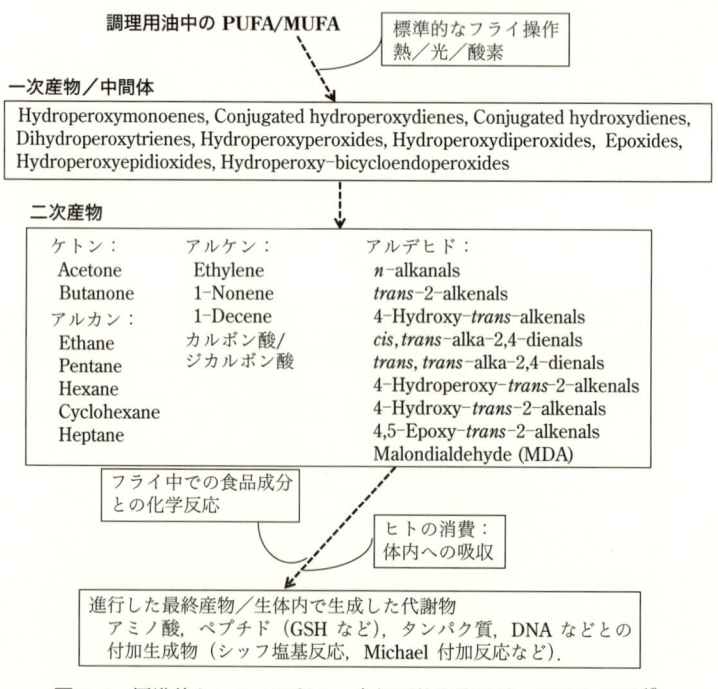

図 9.4 標準的なフライ工程での多価不飽和脂肪酸の過酸化反応[16]

イ中に気化するので，吸入のリスクも伴う（とくに換気が不適切な小売店など）．なお，通常のフライに用いられた PUFA に富む油中には，不安定であるにもかかわらず CHPDs が残存する．

上記のような脂質酸化物（lipid oxidation products, LOPs）は摂取すると消化管内皮に直接的障害をもたらすが，毒性は吸収の速度や程度に依存している．ラットの実験では，毒性を有する *trans*-2-alkenals は吸収され，体内でグルタチオンとの付加反応により代謝され，最終的には C-3 メルカプツール酸誘導体として尿中に排泄されることが知られている．実際にどの程度の LOPs を摂取しているのかは，高温でのフライや調理を受けた食品をどれだけ摂取したかに依存するが，加工条件によって酸化物の生成量が大きく異なるため，条件付きでしか評価できない（フレンチフライの 1 サービング当たりのアルデヒド含量は 0.35 mmol という一例がある）．また，衣を付けて揚げた魚 2 切れで 0.95 mmol 相当の摂取量となるとの報告もあるが，毒性と言う点からは問題とならないとされている．

アクロレイン（acrolein）もまた LOPs の 1 成分であるが，α, β-不飽和アルデヒドとしては強い毒性を示し，WHO では 7.5 μg（0.13 μmol）/kg/日を許容摂取量としている．この値は体重 70 kg の人では 525 μg（9.4 μmol）/日に相当するが，典型的なフライ食品中の総アルデヒド含量よりかなり少ない．いずれにしても，LOPs は吸収されると細胞内に取り込まれ，種々の重要な代謝系を攪乱する．アルデヒドおよび他の LOPs の毒性作用については，動脈硬化原性，変異原性と発癌性，先天性奇形性，胃疾患作用，炎症促進作用，催奇性，高血圧性など広範な健康障害作用が指摘されている．これらの反応の具体的例としてよく知られているのは動脈硬化との関連であり，LOPs は内皮損傷，プラーク形成および血小板凝集のすべての過程を促進する．LDL の Apo B の構造を変化させ，マクロファージによる取り込み，そして泡沫細胞（foam cell）化，動脈での脂肪縞の形成を促し，動脈硬化の病因となる．ここでは記述しないが，重合物の影響もある．

当然のことながら，PUFA に富む油でフライした食品はできるだけ避け，酸化を受けにくい MUFA（場合によっては SFA）に富む油（オリーブ油，特定のカノーラ油，パーム油など）を使用することが勧められる（図 9.5）[17] が，調理方法や摂取量などを考慮し判断すべきであろう．α-トコフェロールのような抗酸化剤をサプリメントとして適量摂取することも対応策として有効である．総トコフェロールを比較的多く含む大豆油（平均 90 mg/100 g[18]）でも，加熱酸化は防げないようである．これまで，PUFA 摂取の健康的効用について多くの研究があるが，食物や油脂中に含まれる LOPs の種類や濃度の影響については考慮されておらず，油脂の加熱・非加熱利用にかかわらず再検討の必要性があることが指摘されている．

加熱酸化に限らず，脂質の酸化は食品の品質，栄養価，安全性，消費者の受認など

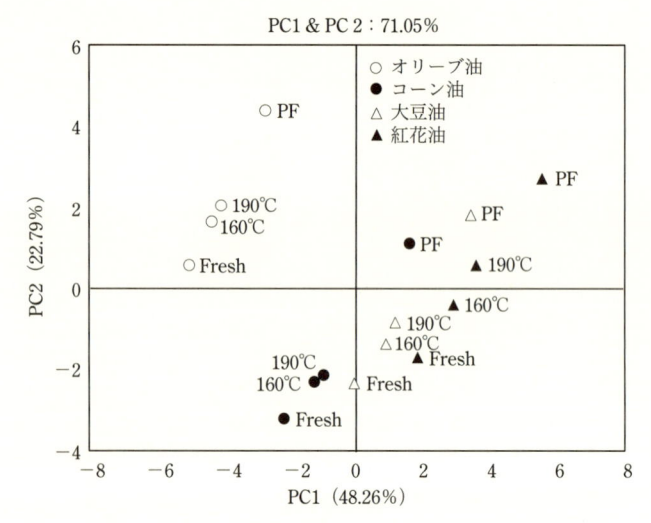

図 9.5 10回のフライパンフライおよびディープフライの前後における4種の食用油での成績についての主成分分析結果[17]

主成分分析の結果：PC1, 48.26％；PC2, 22.79％；PC3, 15.99％およびPC4, 8.97％．PC1は分光光度的指標，ほとんどすべての脂肪酸，二量体と多量体トリグリセリド（DPTG）およびアニシジン価と関連したので，安定性軸と見なされた．PC2はごく一部の脂肪酸とDPTGと関連．結局，オリーブ油は他の油と比較し，もっとも安定（紅花油がもっとも不安定）なフライ油であることや，160℃でのディープフライがすべての油で最善で，フライパンフライ（PF）がもっとも不適であることが読み取れる．

のいろいろな面できわめて重要な課題である．新規機能性脂質の開発の面でも，酸化防止の具体策は避けられない課題の一つである[19]．

9.3 ま　と　め

　油脂の精製工程および油脂を用いた食品の加工・調理に絡む健康障害物質を巡る諸問題は，分析技術の進歩により明らかにされてきた．この問題は，究極的には人間が火を使い始めたことに起因しており，摂取は避けられないけれども通常の摂取量では健康障害を起こすことはないと理解されてきた．しかし魚油の場合には食物連鎖による水銀の蓄積に加え，種々の環境汚染物質の汚染が懸念され，実際にノルウェー食品安全局は最近ダイオキシン様PCB類の濃度が安全許容量を超える例を報告し，さらに水質汚染による基準値以上のdi-2-ethylhexyl phthalate（DEHP，可塑剤）で汚染されたオリーブ油が指摘されるなど，油脂食品の安全性問題は現実のものとなりつつある．中国・台湾・香港などではいわゆる「どぶ油」（gutter oil）のスキャンダル問

題もある．食生活の多様化や乱れが顕著である現代においては，看過できない問題である．おそらく，同時に摂取する食物成分によって影響を低減ないしは回避できる可能性もあるが，現時点では栄養学的視点からの知見はほとんどない．このような観点から，油脂の摂取を最大の健康阻害因子として忌避する暴論も散見されるが，科学的根拠はきわめて薄弱かつ偏見的である．しかし，油脂を用いた加熱加工や調理に際しては，その特性を生かすことと同時に，加工汚染物質の生成について十分な注意が必要である[20]．DAG 油の安全性に対する食品安全委員会の対応にきわめて長い年月を要したことは，関連分野での基礎研究の不備の実情を反映しているだけでなく，食品の安全性問題の複雑さを如実に物語るものであろう．

参 考 文 献

1) MacMahon S ed., Processing Contaminants in Edible Oils: MCPD and Glycidyl Esters. AOCS Press, Urbana, Illinois (2014)
2) Crews C, Chiodini A, Granvogl M et al., Analytical approaches for MCPD esters and glycidyl esters in food and biological samples: a review and future prospectives. *Food Addit. Contam. Part A*, **30**: 11-45 (2013)
3) 桂木能久，グリシドール脂肪酸エステルの最近の研究．イルシー，No.112: 3-12 (2013)
4) Matthaus B, Pudel F, Approaches to mitigating esters of both 3-MCPD and glycidol. *Inform*, **25**: 652-654, 672 (2014)
5) Wang Q, Imamura F, Lemaitre R et al., Plasma phospholipid *trans*-fatty acids levels, cardiovascular disease, and total mortality: the Cardiovascular Health Study. *J. Am. Heart Assoc.*, 2014; **3**:e000914, August 27, 2014
6) Chowdhury R, Johnson L, Steur M, *Trans* fatty acid isomers in mortality and incident coronary heart disease risk. *J. Am. Heart Assoc.*, 2014; **3**:e001195, August 27, 2014
7) 食品安全委員会，化学物質・汚染物質専門委員会，（案）化学物質・汚染物質評価書　加熱時に生じるアクリルアミド，2014 年 5 月
8) Arvanitoyannis IS, Dionisopoulou N, Acrylamide: formation, occurrence in food products, detection methods, and legislation. *Crit. Rev. Food Sci. Nutr.*, **54**: 708-733 (2014)
9) 農林水産省，食品中のアクリルアミドを低減するための指針，第 1 版，2013 年
10) 厚生労働省，薬事・食品衛生審議会食品衛生分科委員会，アスパラギナーゼ（*Aspergillus niger* ASP-72 株を用いて生産されたもの）の食品添加物の指定に関する部会報告書（案），2014 年 6 月 4 日
11) Cheng J, Chen X, Zhao S et al., Antioxidant-capacity-based models for the prediction of acrylamide reduction by flavonoids. *Food Chem.*, **168**: 90-99 (2015)
12) EFSA Panel on Contaminants in the Food Chain (CONTAM), Draft scientific opinion on acrylamide in food, Endorsed for public consultation - draft scientific opinion. *EFSA Journal* 20YY; volume (issue):NNNN
13) Pelucchi C, Bosetti C, Galeone C et al., Dietary acrylamide and cancer risk: an updated meta-analysis. *Int. J. Cancer*, **136**: 2912-2922 (2015)
14) Nagata C, Konishi K, Tamura T et al., Associations of acrylamide intake with circulating levels of sex hormones and prolactin in premenopausal Japanese women. *Cancer Epidemiol. Biomarkers Prev.*, **24**: 249-254 (2015)

15) Obon-Santacana M, Peeters PH, Freisling H *et al.*, Dietary intake of acrylamide and epithelial ovarian cancer risk in the European Prospective Investigation into Cancer and Nutrition (EPIC) cohort. *Cancer Epidemiol. Biomarkers Prev.*, **24**: 291-297 (2015)
16) Grootveld M, Ruiz-Rodado V, Silwood CJL, Detection, monitoring, and deleterious health effects of lipid oxidation products generated in culinary oils during thermal stressing episodes. *Inform*, **25**: 614-624 (2014)
17) Zribi A, Jabeur H, Aladedunye F *et al.*, Monitoring of quality and stability characteristics and fatty acid compositions of refined olive oil and seed oils during repeated pan- and deep-frying using GC, FT-NIRS, and Chemometrics. *J. Agr. Food Chem.*, **62**: 10357-10367 (2014)
18) 戸谷洋一郎監修, 油脂の特性と応用, p.19. 幸書房 (2012)
19) Logan A, Nienaber U, Pan X (S) eds., Lipid Oxidation: Challenges in Food Systems. AOCS Press, Urbana, Illinois (2013)
20) Curtis TY, Postles J, Halford NG, Reducing the potential for processing contaminant formation in cereal products. *J. Cereal Sci.*, **59**: 382-392 (2014)

第10章　脂質と健康：新しい情報を中心に

10.1　歴史的背景と現実

　食事脂肪は，われわれの健康に決定的な影響を及ぼす成分と信じられている．ところが，その栄養学的根拠は現状では実に曖昧・脆弱であることを認めざるを得ない．脂質の摂取基準の歴史的背景を顧みると，われわれはある意味では「まさに非常に大規模なスケールの無調整・無確認の国家的介入試験の被験者（モルモット）となってきた」ともみなされる[1)注]．そのため，「ある種の食事（油脂）は"大量殺人剤"か？」との発言さえもある[2)]．循環器疾患（CVD）の主たる食事原因は飽和脂肪（初期の主張では総脂肪）にあるとする Keys の Seven Countries Study に基づく仮説（1970年）は，多くの問題点を指摘されながらも学会に広く浸透・定着し，Dietary Guidelines for Americans（米国人のための食事ガイドライン）の基本理念として採択され，現在に至っている（表10.1）．確かに，飽和脂肪を多価不飽和脂肪で置き換えることの有効性は多くの介入試験で確認されてきているが，以前から油脂よりも炭水化物，とくに砂糖の影響がずっと大きいと指摘されてきた．近年，飽和脂肪無罪論が唱えられるに至り，しばしば引用され影響力が大きい Time 誌は，表10.2に示す論

表10.1　食事脂肪と健康の歴史

年　代	画期的出来事	Time 誌の表紙
1950年代	脂肪とコレステロールが心疾患と関連	Ancel Keys
1970年代	総および LDL-コレステロールの同定	
1984年	飽和脂肪中のコレステロールが心疾患を惹起するとの主張	Sunny-side up (Cholesterol)
1980年代	脂肪フリーの大流行	
1980年代	飽和脂肪の代替え油脂としてトランス脂肪が市場に普及	
2006年	FDA はトランス脂肪の表示を義務化	
2013年	FDA は部分水素添加油脂を GRAS 指定から除くことを検討	
現在	飽和脂肪を誤解しているのでは（？）	Eat butter

　注）　引用した文献の著者は専門家ではなく，高名な疫学研究者 Willett WC は素人の著作に過ぎないと無視しているが，種々の専門誌やマスコミで引用されており，これまでの食事脂質と心疾患に関する研究の動向やガイドライン策定の科学的背景を理解するのに格好の著作とみなし，あえて引用した．

表10.2 「脂肪」との戦いの終結:あぶらを咎めないで

◆過去数十年間,科学者は「脂肪は敵」と標榜し,米国の食事ではもっとも貶されてきた栄養素である:なぜ悪いのか
◆しかし今,「脂肪」はヒトの健康を傷つけるものではないことが科学的に明らかにされている.
◆「脂肪」との戦いは終わった.「バターを食べよう」との派手なイラスト!
◆だが,冷厳な難しい真実:唯一の上手な食べ方は,上手に食べること?

Walsh B, Ending the war on fat. *Time*, June 23, 2014

戦を展開している.

飽和脂肪仮説は約49,000人の閉経後女性を対象とし,低脂肪食(対照食よりエネルギー比で8.2%減)の効用について8.1年間追跡された大規模な無作為化研究(Women's Health Initiatives)では否定された(2006年).すなわち,LDL-コレステロール(Chol)は低下したが冠動脈心疾患(CHD)や脳卒中の発症,体重低下に対しても低脂肪食の効果は認められなかった[3].2008年のFAOによるレビューでも,高脂肪食が心疾患の原因となる明確な証拠はないとされ,24の介入試験を対象とした2012年のCochrane Reviewでは,食事脂肪の低減はCVDや総死亡率に影響しないとしている(ただし,男性でのみCVDの発症のリスクが軽度に低下,相対リスクRR=0.86)[4].さらに,2012年5月までの論文26編についてメタ分析の結果[5],牛乳,チーズ,ヨーグルトおよびバターを多く摂取しても死亡率が有意に高くなることはなかった.肉および肉加工品の多量摂取で死亡のリスクが有意に高かったが,日本人の場合には癌死亡のリスクは低くなった.つまり,食品の種類や人種によって相関に違いがあり,飽和脂肪以外の食品成分が複雑に関与することが示唆されている.2型糖尿病の発症に対しては,酪農脂肪はむしろ抑制的に作用するようでもある[6].

そして,2015年に入り1983年以前の無作為化比較試験のメタ分析の結果が報告され,1977年の米国および1983年の英国の食事ガイドライン(それぞれ2億2,000万および5,600万人を対象とし,総脂肪摂取量30% E,飽和脂肪10% E以下を推奨)は証拠不在のまま導入されたことが指摘されている(図10.1)[7].さらに,飽和脂肪はCHDを引き起こす悪者ではないことが改めて主張され,飽和脂肪は血清Chol濃度を上昇させるが,そのことが心疾患の主たる原因となるのか,そしてCholを低下させることは心疾患患者に対する最高水準の処置法なのか,現時点での証拠はこれらの点を支持していないと述べられている[8].しかし,British Heart Foundationは科学的根拠に基づくガイドラインの策定は上記のメタ分析[7]に示されているように単純なものではなく,現時点でこれまでの指針を変更する必要はないと主張している.

以上のような知見から,飽和脂肪とCVDとの間の関係の理解には,交錯する情報

10.2 地中海型食事とオレイン酸の効用

研 究 名	リスク比	下限	上限	心臓死/全死亡 介入群	対照群
Rose Corn Oil (1965)	4.643	0.580	37.147	5/28	1/26
Rose Olive Oil (1965)	3.000	0.333	26.992	3/26	1/26
Research Committee Low-Fat (1965)	0.891	0.490	1.620	17/123	20/129
MRC Soybean Oil (1968)	1.053	0.634	1.784	27/199	25/194
LA Veterans Dayton (1969)	0.816	0.552	1.206	41/424	50/422
Leren, Olso heart study (1970)	0.840	0.669	1.056	79/206	94/206
Woodhill, Sydney heart study (1978)	1.501	0.930	2.425	35/2214	25/237
	0.989	0.784	1.247		

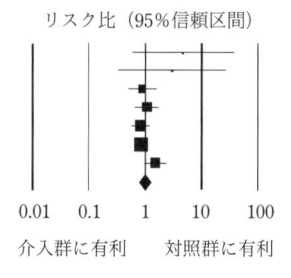

図 10.1 メタ分析による冠動脈心疾患死亡の評価（95％信頼区間）[7]
1977 年の米国，1983 年の英国での脂質摂取推奨値の科学的根拠を知るために，1983 年以前に報告された無作為化比較試験について行われたメタ分析の結果．全体で男性 2,467 名，冠動脈心疾患死亡 370 名．全死因死亡についてのリスク比は 0.996 であり，食事脂肪の影響はないと判断される．臨床医は食事ガイドラインにもっと疑問を抱き，低脂肪食推奨の適用を減らし，健康と食事の関係について更に議論することを勧める．

を正確に読み取ることが不可欠である．当然のことながら，脂質以外の栄養素についての考慮も欠かせず，バランスのとれた食事の重要性が強調されている[9, 10]．

10.2 地中海型食事とオレイン酸の効用

上記のような飽和脂肪仮説を背景として浮かび上がったのが地中海型食事（Mediterranean diet）である．最近，Nurses' Cohort Study の中年女性（平均 59 歳，42〜70 歳）32,852 名を対象とした研究で，地中海型食事に相当する食事の回数が多いほど健康的で，寿命のバイオマーカーである白血球のテロメア長（telomere length）が長くなることが報告されている[11]．図 10.2 に示すように，テロメア長の最小 2 乗平均値「z スコア」は，地中海型食事（Alternate Mediterranean Diet, AMED）の摂取頻度の最低と最高 4 分位で−0.38 および 0.072（傾向 P=0.004）であった．"Alternate Healthy Eating Index（AHEI）"（いわゆる健康な食べ方）でも軽度の正相関が見られたが，"Prudent dietary pattern"（健康な食事型）や "Western dietary pattern"（西欧食型）では相関性はなかった．地中海型食事の摂取頻度が高いと，総脂肪および一価不飽和脂肪酸（MUFA）の摂取量は多くなる（いずれも傾向 P＜0.001，飽和脂肪では有意差なし，傾向 P=0.084）が，MUFA を含め個々の構成食品（野菜，果物，全粒穀物，魚，肉，豆類，アルコール）とは統計学的に有意な相関は観察されず，この食事の寿命延長効果は個々の食品の総合的な効果を反映するものであると解釈されている．テロメア長に対し食事は大きな影響を及ぼす要因であるが，それ以外の因子（ストレス，恐怖，精神異常など）によっても左右されるので，この論文の解釈には注意が必要であり，地中海型食事の効用に関しても科学的根拠は確固たるものではないとの報告もある[12]．地中海型食事は欧米諸国ではもっと

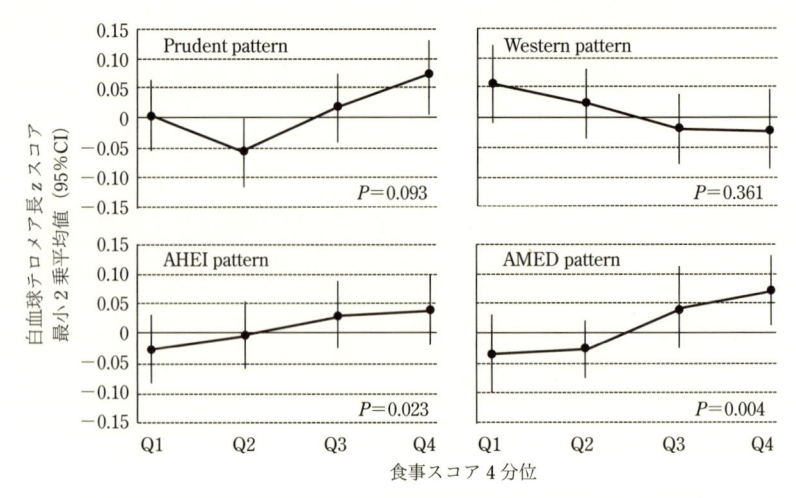

図 10.2 各種の食事パターンが白血球テロメア長に及ぼす影響 [11]
AHEI：Alternate Healthy Eating Index, AMED：Alternate Mediterranean Diet.
値は多変量補正した最小 2 乗平均値.

　も健康的な食事として評価されているが，最近の Euromonitor International（http://tinyurl.com/Med-Euromonitor）によると，G8 参加国で購入された包装食品由来のエネルギー量には国ごとに大きな差があり，欧州内ではイタリアが最低で，肥満者の割合も最低であった．しかし，日本では両パラメーターともより低く，日本型食事は地中海型食事に勝ることが指摘されている．

　一方，種々の MUFA が CVD および全死因死亡率に及ぼす影響に関し，32 のコホート研究（42 報告，841,211 人）についてのメタ分析の結果，総 MUFA（植物源と動物源），オリーブ油，オレイン酸および MUFA：SFA（飽和脂肪酸）比に関し摂取量最高と最低の 3 分位の間で有意な低下効果が認められた（全死因死亡 RR＝0.91，CVD 死亡 RR＝0.88，CVD 発症 RR＝0.91 および卒中 RR＝0.83）[13]．しかし，個々の成分についての解析の結果，オリーブ油の摂取が多い場合にのみ全死因死亡，CVD 発症および卒中の低下と有意な相関があったが，動植物源の MUFA ではそのような効果は認められなかった．MUFA と CVD との関係は，特定の脂肪酸，とくにオレイン酸だけでは期待できない可能性があり，オリーブ油の効果をオレイン酸だけで説明できないこととも関連して理解すべきであろう．このような結果は，オレイン酸を「静かな脂肪酸」とみなすことの妥当性を支持するものであろう．

　食事脂肪と健康に関し，現時点で問題点として提起されている事項は，表 10.3 のように集約される．2015 年秋に策定予定の米国人のための食事ガイドラインでは，飽和脂肪の摂取量をエネルギー比で 10％以下にし，不飽和脂肪とくに多価不飽和脂肪と置き換えることが勧められていて，飽和脂肪神話は依然として生き残っている．

表 10.3　欧米諸国での食事脂肪に対する関心：油脂に対する判断の健康チェック

―脂肪についてもっとも固執されているいくつかの疑問の解明―

- ◆一般論として，脂肪は不当に悪魔扱いをされているのか？
- ◆飽和脂肪についての昨今の科学的根拠の動向は本当に転換点となるのか？
- ◆「低脂肪食」文化は肥満や疾病に関しては逆効果か？
- ◆「良い脂肪」についての証拠が増していることは，われわれの脂肪に対するこれまでの判断の逆転に繋がるのか？
- ◆すべての脂肪は健康な食事中で役割を果たしているのか，あるいは製造業者は依然として食品中のある種の脂肪のレベルを調整する必要性があるのか？
- ◆われわれは脂肪の国際的健康ガイドラインを支持できるのか？
- ◆トランス脂肪や他の「悪い脂肪」のレベル低減の最善策は？

The FoodNavigator.com, Rethinking Fat Forum (Dec. 2014)

2025年までに非感染性疾患（noncommunicable diseases）による死亡を25％低減することを目指した最近のWHOの報告では，CVD，癌，糖尿病あるいは慢性呼吸器系疾患の低減がグローバルな目標の第一に取り上げられているが[14]，食事に関しては，食塩の摂取低減，トランス脂肪の多価不飽和脂肪による置換が示されているだけである．

10.3　*n*-3系長鎖多価不飽和脂肪酸を巡る議論

n-3系長鎖多価不飽和脂肪酸（LCPUFA）とCVDとの関係に関しては，これまでに膨大な報告があり，世界各国でその摂取が推奨され，莫大な金額（10億ドルとも言われる）の魚油などのサプリメントが生産・販売されている．だが，この科学的根拠は当初から疑わしい仮説に立つものであったとの指摘が最近出されている．

グリーンランドのエスキモー（原著のまま）ではCHDが少ないとことを示したオランダのBangとDyerbergによる1970年代初頭の画期的研究で，エスキモー食の特徴（多量のアザラシや鯨の皮脂の摂取）との関連が指摘された．しかし，実際にはCHDの発症率は調べられておらず，適用が限定的な年報のデータを心疾患予防効果判定の基準としていた．つまり，食習慣との関連に焦点が当てられたが，有効性については推測の域を出ていない可能性があった．だが，彼らの報告が嚆矢となり，現在までエスキモー食（上記の動物に加え，魚や海鳥を含む），すなわち*n*-3系LCPUFAの有効性が論じられてきた．Fodorらは，エスキモー/イヌイットで白人よりCHDによる死亡率やCHD疾患率が本当に低いのかどうか，過去40年間の文献を検討し，多くの研究でグリーンランドエスキモーおよびカナダとアラスカのイヌイットでのCHDは，非エスキモーと同等であることを指摘し，Bang, Dyerbergらの先駆的研究

成果を否定している[15]．

　このような否定論文には，マスコミは無批判に肩を持ったが，Dyerberg は Fodor らの見解に反論し，CHD 予防効果については当初得られた情報を基に可能性を指摘したものであると主張し，その後の論文が正しく引用されていないと批判している[16]．そして，もちろん何事にも疑問を投げかけることはできるが，それは反証にはならない．Fodor らの論文は「世間の注目を引くために捻じ曲げられた論文」であると一蹴している．

　エスキモーの食事が通常の西欧食と比較し，高タンパク質，低炭水化物食（脂質含量は同等であるが高飽和脂肪食）であり，野菜や果物の摂取が極端に少なく，心疾患の予防食としては決して適切なものとは言えないので，Fodor らの見解を理解できなくもないが，n-3 系 LCPUFA の CVD リスク低減効果はほぼ明確であり，誤解を招かないような論拠で発言することが大切である．

　日本人は n-3 系 PUFA の摂取量が多いことが脂肪摂取の特徴の一つとなっているが，649 名の日本人通院患者（2009 年 4 月～10 月）を対象とした横断研究で，EPA/ARA（アラキドン酸）比最高者では CVD の発症は低かったが（オッズ比 0.328, $P =$ 0.041），DHA/ARA 比ではそのような相関は認められなかった．EPA/ARA 比はまた，種々の動脈硬化関連マーカーと逆相関した[17]．EPA と DHA との間での生理機能を考慮して，両者をバランスよく摂取することが重要のようである．

　このことと関連し，EPA, DHA, LA（リノール酸）および ALA（α-リノレン酸）の摂取量と CVD 発症および全死因死亡との間の相関を平均 14.5 年間追跡したスウェーデン人での研究（60 歳代の男女）では[18]，EPA および DHA 摂取量が 1-SD 上昇すると，女性での CVD 発症リスクが低下したが（ハザード比 HR＝0.79 および 0.74），ALA では女性での CVD リスクが軽度に上昇した（HR＝1.16）．全死因死亡に関しては EPA および DHA ではすべての参加者で（HR＝0.81 および 0.80），LA では男性でのみ（HR＝0.73）逆相関が認められた．つまり，PUFA に対する応答はその種類だけでなく，性差もある．

　しかし，日本人での高コレステロール血症の CVD リスクに関して[19]，スタチンを服用していない 30 歳以上の日本人 9,209 人を対象とした 24 年間にわたるコホート研究で，血清の総 Chol レベルは CVD，CHD および心臓死（CHD＋心不全）のリスク増加と相関し，4 分位間での HR はそれぞれ 1.00, 1.08, 1.33 および 1.21 であり，6.72 mmol/L 以上の場合には CVD 死に対し HR＝1.76 であった（CHD および心臓死についても同様）．総 Chol レベルと卒中との間には有意な相関はなかった．血清総 Chol 濃度 5.69 mmol/L（220 mg/dL）以上の高コレステロール血症による上記 3 死因についての人口寄与割合（population-attributable fraction, PAF）は，それぞれ 1.7%，10.6％および 5.6％であった．このように PAF 値は軽度に高いが，高血圧など他の危

険因子に比べると低かった．いずれにしても，日本人についても CVD の予防のために高コレステロール血症の管理が必要である．

なお，n-3 系 LCPUFA，とくに DHA の摂取は乳幼児では認知機能を有意に改善するようであるが，小児，成人さらには高齢者に対しては無効であることが介入試験のメタ分析の結果から報告されている[20]．ある特定の食事成分だけに生理的効果を期待することの限界を示す警告と認識しておくべきであろう．資源保存の観点から，魚以外の n-3 系 LCPUFA 源が検討されているが，その効果は化学形態により幾らか異なるようである．吸収性に絞れば糖脂質体がトリグリセリド体やリン脂質体よりも効果的との知見があるが[21,22]，差を認めない報告もある[23]．

さらに，サプリメントを毎日摂取する場合と，1 週間当たり 1〜2 回魚を摂取する場合とで EPA や DHA の利用性に違いがあるかという日常的な関心事について，ラットでの実験ではあるが，毎日の摂取よりも一度に高レベル摂取する方が β 酸化されにくく（それぞれ摂取量の 78％と 84％が β 酸化），したがって体内蓄積量が高くなる（それぞれ 23％と 15％）ことが観察されている[24]．ラットでは摂取した EPA，DHA の体内貯留割合は 25％に過ぎず，75％は β 酸化を受けることを考慮しなければならないが，摂取パターンにより効果に違いが出る可能性があることは興味がある．ただし，ヒトでは毎日摂取で 1 週間 2 回の摂取より効果的であるとの報告がある[25]．Bioavailability（生体利用性）の問題はきわめて現実的な課題であるが，明快な結論に至っていない[26]．

一部の魚介類には食物連鎖を通じて水銀濃度が高いものがあり，わが国の厚生労働省は現時点では胎児への影響が懸念されるような状況ではないが，妊婦が注意すべき魚介類の種類とその摂取量の目安を提示している（妊婦への魚介類の摂食と水銀に関する注意事項，平成 17 年 11 月，平成 22 年 6 月改訂）．小児や一般人では悪影響は懸念されないとされている．問題になるのはメチル水銀である．セーシェル共和国での妊婦と生後 20 か月の幼児を対象とした研究では，妊婦のメチル水銀暴露量と新生児の神経系発達との間に何ら悪影響は認められていない[27]．EFSA（欧州食品安全機関）は，耐容週間摂取量（tolerable weekly intake）を超えないように注意すれば，魚介類摂取の効果はメチル水銀によるリスクに優ると結論している[28]．しかし，キハダマグロでは水銀含量は確実に増加してきている[29]．偏食しないことである．

10.4 肥満との関係—食事脂肪低減化の問題点

肥満はいわゆる生活習慣病と深い係わりがあるため，その予防には膨大な努力が傾注されてきているが，依然として肥満者の割合は世界中で増加の一途をたどっている．食事対応は運動と共に予防対策の根幹をなすものであるが，とくに食事脂肪につ

いては根本的な誤解があり、正しく理解しなければならない.

米国では、食事脂肪とくに飽和脂肪の摂取を低減すべきとの推奨によって、過去40年間に脂肪摂取量はエネルギー比で37%から34%へと減少したが、過体重者は増加し続けており（成人で15%から37%へ）、低脂肪食では総エネルギー摂取量が多くなることが一因として指摘されている[30]. つまり、食事脂肪の低減は有効な結果を生み出していない.

多くの場合、肥満の改善のためには低脂肪食（高炭水化物食）が高脂肪食（低炭水化物食）より優れていると判断されているが、この点に関する錯誤については既に説明してきた. しかし、疫学調査のメタ分析によるとエネルギー比で28〜43%の脂肪を摂取している成人では、6か月以上脂肪の摂取量を減らすと僅かだが確実かつ有意義な体重減少（−1.6 kg、95%信頼区間 −2.0〜−1.2 kg）が認められ、この効果は小児や青年でも確認されている[31]. さらに、別のメタ分析で、体重低減に有効とされる低炭水化物食および低炭水化物・高タンパク質食は全死因死亡のリスクを高めることが示されている（ただし、CVDの罹患と死亡に対しては有意な相関はない）[32]. 低炭水化物食と低脂肪食（それぞれ脂肪エネルギー比40%以上と30%以下）を22〜75歳の米国人男女に12か月摂食させた比較研究では、低炭水化物食で体重、体脂肪とも低下は有意に大きく（−3.5 kgと−1.5%）、血清トリグリセリド（TG）値は低く、HDL-Chol値は高かった（図10.3）[33]. つまり、低炭水化物食が体重低下や循環器リ

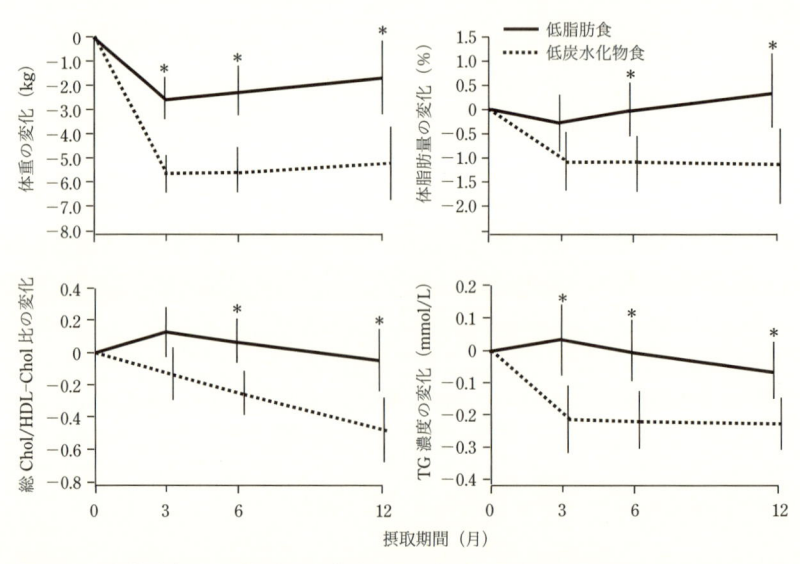

図10.3 低脂肪食および低炭水化物食群での体重、体脂肪、総Chol/HDL-Chol比およびトリグリセリド（TG）レベルの予想平均変化量[33]
平均値（95%信頼区間）. $*P<0.05$.

表10.4 炭水化物のグリセミックインデックス（GI）が血液化学検査値に及ぼす影響：実験開始時および各実験食摂取5週間後の主な結果[34]

測定項目	開始時	H–C/H–GI	H–C/L–GI	L–C/H–GI	L–C/L–GI
		平均値（SD）			
インスリン感受性	7.3 (5.8)	8.9 (9.5)	7.0 (6.4)[a]	7.9 (7.4)	8.1 (10.3)
トリグリセリド（mg/dL）	105 (67.1)	111 (65.7)	107 (59.2)	90.4 (48.1)[ab]	86.4[c] (48.1)[ab]
LDL–Chol（mg/dL）	153 (42.1)	139 (36.6)	146 (37.2)[a]	138 (36.1)[b]	13.8 (36.8)[b]
HDL–Chol（mg/dL）	58.3 (16)	56.9 (15.1)	57.3 (17.2)	59.0 (17.5)[a]	58.2 (15.7)
収縮期血圧（mmHg）	132 (9.1)	124 (11.5)	124 (10.5)	123 (10.3)	123 (10.1)

H–C：高炭水化物（58% E），L–C：低炭水化物（40% E），H–GI：高グリセミックインデックス（65% グルコーススケール），L–GI：低グリセミックインデックス（40% グルコーススケール），Chol：コレステロール．各実験食の完了者147〜154名．インスリン感受性はグルコース負荷試験での2時間（7測定点）中の血糖とインスリンのレベルから算出．
[a] H–C/H–GIに対し $P \leq 0.01$, [b] H–C/L–GIに対し $P \leq 0.01$. [c] L–C/H–GIに対し $P = 0.02$.

スク低減に対しより有効であった．このように，体重低減のための最善の食事に関してはきわめて輻輳する状況にあるが，究極的にはエネルギーバランスを負とする概念のもとに対応しなければならないであろう．

　一方，飽和脂肪を炭水化物で置換することは，少なくともCVDの改善には有効でなく，とくに炭水化物が高グリセミックインデックス（GI）のものでは，かえって悪影響をもたらすと見なされてきた．ところが，DASH（ダッシュ）食（Dietary Approaches to Stop Hypertension）を用いた最近の無作為化介入試験の結果では，低GI炭水化物を摂取しても，高GIの場合と比較し，インスリン感受性，血液脂質レベルあるいは収縮期血圧に対し何ら改善効果は認められないことが報告されている（表10.4）[34]．つまり，少なくともこの実験食の条件下では，GI値を基に特定の食品を選んでも循環器リスク因子やインスリン抵抗性に明確な効果は認められないことになる．このように，最近，肥満関連分野でも常識的理解を否定する論文が散見されるようになってきているが，全粒穀物の摂取が多いと死亡リスクが低いことはしばしば指摘されている事実でもある[35]．

　肥満と食事に関しては，遺伝的，環境的あるいは行動的な背景を理解しておくことが必要である．とくに，肥満に係わる遺伝的形質（味蕾のCD36や脂肪酸 β 酸化の機能不全など）をもつ人では，フライ食品などの高脂肪食品の摂取は避けるべきであり，逆にフライ食品の摂取により遺伝的形質が修飾される可能性も指摘されている[36]．

　わが国における肥満の食事療法でも，摂取エネルギーの低減が基本となっている（なお，脂肪組織1gは7kcalに相当する）[37]．日本肥満学会の肥満症治療ガイドライン（2006）では，肥満の食事療法ではタンパク質を多めにし（15〜20% E），脂肪を少なめに抑え（20〜25% E），炭水化物60% Eが適当な配分と見なされている．一方，

極端な糖質制限食は健康被害をもたらす危険があるとして，日本糖尿病学会はとくに糖尿病の場合には炭水化物を 40％ E 未満に抑えることのリスクを強調している（高脂肪食となる可能性がある）．日本動脈硬化学会の動脈硬化性疾患予防ガイドラインでも，摂取エネルギー比率として脂質 20～25％，炭水化物 50～60％が推奨されている．つまり，脂質に関しては，健常者と同じレベルで対応できるわけであり，総摂取エネルギーに留意すれば平均的にはとくに低減する必要性はない．

EFSA は，肥満の改善のためのカロリー制限食は 1 日当たり最低 600 kcal，タンパク質 75 g および炭水化物 30 g（脳のグルコース必要量），リノール酸 11 g，α-リノレン酸 1.4 g および微量栄養素の必要量を含まねばならないとし，脂質の必要量は必須脂肪酸としてだけでとなっている[38]．

10.5 食事脂肪とリポタンパク質代謝

これまで，種々の脂肪酸がそれぞれ血清 Chol 濃度に特徴的な影響を及ぼすことを説明してきたが，心疾患との関連からはリポタンパク質（LP）のレベルでの応答についての理解が不可欠である．

LP の動態研究の結果（表 10.5）[39, 40]，飽和脂肪酸（SFA）は LDL アポリポタンパク質 B-100（LDL Apo B-100）と Apo A-I の循環系からのクリアランスを遅らせ，一方

表 10.5 食事脂肪および食事がヒトのリポタンパク質の動態に及ぼす影響[39]

脂肪酸	TGL Apo B-48			VLDL Apo B-100			LDL Apo B-100			HDL Apo A-I		
	PS	PR	FCR	PS	PR	FCR	PS	PR	FCR	PS	PR	FCR
SFA[a]	nd	nd	nd	↓	nd	nd	↑	±	↓	↑	↑	↓
MCT[b]	±	±	±	±	±	±	nd	nd	nd	nd	nd	nd
MUFA[c]	nd	nd	nd	↓	↓	↑	±	±	↑	±	±	±
TFA[d]	±	±	±	±	±	±	↑	↓	↓	↓	↓	±
n-3 PUFA[e]	↓	↓	↓	↓	↓	↑	↓	↑	↑	↓	↓	±
n-6 PUFA[f]	nd	nd	nd	nd	nd	nd	nd	nd	nd	nd	nd	nd
食事として												
地中海型食事[g]	↓	nd	nd	±	↓	↑	↓	±	↑	±	±	±
高 MUFA 食[h]	±	±	±	±	±	±	↓	±	↑	↑	±	↓

TGL：トリグリセリドリッチリポタンパク質，PS：プールサイズ，PR：産生率，FCR：分画異化率，SFA, MUFA, PUFA：飽和，一価不飽和，多価不飽和脂肪酸，TFA：トランス脂肪酸，nd：未確定．IDL：中密度リポタンパク質．
[a] 低脂肪，高炭水化物との比較．[b] コーン油との比較．[c] PR の低下と FCR の上昇が MUFA による VLDL Apo B-100 の低下の原因．LDL Apo B-100 の FCR の上昇は Apo E と Apo C-III を含む小粒子径 LDL の増加による．[d] ひまわり油あるいは飽和脂肪酸との比較．[e] 開始時と長鎖 n-3 PUFA 摂取後との比較．VLDL Apo B-100 の FCR の上昇は主として IDL/LDL への転換促進によるもので，LDL Apo B-100 の PR の上昇をもたらす．[f] トレーサーを用いた動態研究なし．[g] 体重減少がない地中海型食事．[h] MUFA を多く含むコレステロール低下食．

では Apo A-I の産生を高めるようである．トランス脂肪酸（TFA）は LDL Apo B-100 および VLDL Apo B-100 のクリアランスを低下させ，Apo A-I のクリアランスを高める．n-3 系 PUFA は Apo B-48 を含む LP や VLDL Apo B-100 の産生を抑え，それらのより小さいリポタンパク質への転換を促進する．中鎖脂肪（MCT）は LP の動態にほとんど影響しない．MUFA，n-6 系 PUFA，MCT そして食事全体の効果については明確な知見は得られていない．体重低下効果を示さなくても地中海型食事は，循環系からのクリアランスを高めることにより LDL-Chol を低下させる．結局，脂肪酸とリポタンパク質代謝との関係は依然として未解明の部分が多い．

別の総説 [41] では以下のようにまとめられている：HDL の代謝に対する食事脂肪の影響に関して，炭水化物を脂肪で置き換えると HDL-Chol が上昇し，とくに SFA で顕著である（ただし総 Chol/HDL-Chol 比は変化しない）．SFA を MUFA で置き換えるとこの比は低下するが，MUFA は HDL-Chol には影響しない．TFA は SFA と比べ HDL-Chol をかなり低下させ，総 Chol/HDL-Chol 比に悪影響を及ぼす．魚油，とくに DHA の摂取は，HDL 代謝に良い影響を与えるようである．α-リノレン酸は HDL-Chol を低下させるが，その程度は臨床的に意義があるものではない．共役リノール酸（CLA）も低下傾向を示す．植物ステロール/スタノールは HDL-Chol に影響しない．

Framingham 研究への参加者 6,276 名（64±10 歳，女性 56％）を対象に，血漿脂質と虚血性心疾患・心筋梗塞のリスクとの関係を 9 年間追跡した報告 [42] で，低 HDL-Chol（≦40 mg/dL）と高総 Chol/HDL-Chol 比（≧5）が虚血性心疾患のリスクと相関することが確かめられている（ハザード比は 1.59 および 1.47）．LDL-Chol やトリグリセリドとは相関しなかった．一方，心筋梗塞ではすべての脂質指標と相関性があった．原因とは見なされ難いが，HDL-Chol 値が他の脂質指標以上に適切な心機能判定の指標となることが指摘されている．しかし，HDL レベルを上昇させるナイアシンや CETP（cholesterol ester transfer protein）阻害剤は CVD による死亡率に影響しないとの観察もある [43]．

以上のように，LP レベルでの解析の結果は食事脂肪の特異性を示唆している．しかし，若年期（35 歳）から HDL 以外の Chol 濃度が軽度に高い状態（≧160 mg/dL）が 20 年間持続すると，そのレベルに応じて CHD のリスクが高まることが観察されている（ハザード比 1.39）[44]．米国のガイドラインでは，160 mg 以下の場合には 40 歳以下ではスタチンの投薬は推奨されていないので，危険な状態を避けられず，適切な脂肪の摂取に十分な留意が必要のようである．わが国の動脈硬化学会の診断基準では LDL-Chol 140 mg/dL 以上は高コレステロール血症，120〜139 mg/dL は境界域高コレステロール血症とされており，米国のようなリスクは避けられるようである．しかし，2015 年の米国食事ガイドライン諮問委員会（DGAC）は，飽和脂肪の過食は

とくに50歳以上では注意が必要であるが，Cholは過食が問題とならない栄養素と見なしている[45]．

10.6　脂肪酸の供給源としての植物油

植物油は長鎖 n-6系および n-3系PUFA以外のほとんどすべての脂肪酸の供給源として重要な役割を果たしている．しかし，脂肪酸組成は種類により異なるため，14種の植物油の脂肪酸組成を分析し，総脂肪のエネルギー推奨摂取量（energy recommended dietary intake, E_{RDI} 37.7 kJ/g）に対する油1gの% E_{RDI} 値を求めて，エネルギー源としての寄与の程度を解析した報告によると[46]，SFA, PUFA, n-3系 PUFA および n-6系 PUFA でそれぞれ 19.4～697.5%，10.6～786.8%，4.4～117.1% および 1.8～989.2%の範囲であった．PUFA，とくに n-6系 PUFA については，大部分が推奨摂取量の11% E_{RDI} を超えており，中でもひまわり油と紅花油は 786.8 および 626.3% E_{RDI} であった．したがって，PUFAの推奨エネルギー摂取量を満たすには僅か0.1 gのひまわり油や0.2 gの紅花油，ぶどう種子油などで十分である．そして，いろいろな国における成人でのSFA, MUFA および PUFA 摂取量（% E_{RDI}）と CHD および CVD による死亡との間に有意な相関性は確認されなかった．

一方，世界40か国での総脂肪，SFA，および PUFA の摂取量を調べ，FAO/WHO の推奨値と比較した報告では[47]，摂取量は総脂肪 11.1～46.2% E，SFA 2.9～20.9% E，PUFA 2.8～11.3% E の範囲であり，平均摂取量が推奨値と一致したのは総脂肪（20～35E%）で25か国，SFA（<10% E）で11か国，PUFA（6～11% E）で20か国であった．脂肪酸摂取量の分布情報が示された27か国の内，18か国では50%以上の人でSFA摂取量は>10% E であり，13か国で大部分の人の PUFA 摂取量が<6% E であった．つまり，多くの国で成人の脂肪酸摂取量は CVD の予防のための食事推奨策とは一致していなかった．肥満との関連を含めて，脂肪の摂取についてはより一層の理解が必要である．

10.7　食事脂肪と腸内細菌：炎症，バリアー機能および代謝的効果

腸内細菌がホストの健常性や代謝機能に深く係わることが検討されてきて，オリゴ糖や難消化性食物繊維だけでなく食事脂肪もまた関与することが指摘されている[48,49]．動物実験では，高脂肪食（とくに飽和脂肪，エネルギー比で45～60%）は腸内細菌叢を変化させ，全身性炎症および肥満を誘起するようである．飽和脂肪は肝臓でのタウロコール酸の合成と腸への分泌を高め，その結果腸内での硫化水素の産生が高まり，結腸細胞での炎症促進，バリアー機能の不全をきたす可能性が指摘さ

れている．この反応に対し，n-3 系 PUFA に富む油脂は腸内での炎症（回腸炎や大腸炎）予防効果を示す可能性がある．リノール酸の腸内代謝産物の 10-hydroxy-cis-12-octadecenoic acid は，腸の炎症反応を抑えるようである[50]．一方，加工食品に汎用されている乳化剤（カルボキシメチルセルロース，Polysorbate-80）は比較的低濃度でも腸内細菌叢を乱し，肥満やメタボリックシンドロームを引き起こす可能性が指摘されている[51]．食事脂肪と腸内細菌との関係はまだ扉が開かれたばかりである．

10.8 ま と め

近年，食事脂肪と健康に関するこれまでの既成概念を否定あるいは支持しない論文が散見されるようになり，現在，それらをどのように理解すればよいのかという難問に直面している．学問の進展のための産みの苦しみかも知れないが，その場凌ぎの弥縫策に終わらぬように留意すべきである．どこかに正解があるのだろうが，食と栄養の問題はきわめて複雑であり，明快な結論には至らないのかもしれない．現時点では，Calder によってまとめられた図 10.5 が妥当な判断基準であろう[52]．しかしながら，表 10.6 に示すように同じグループであっても個々の脂肪酸によって生理的効果が異なることを理解しておかねばならず[53]，脂肪酸と健康を巡る問題は現状ではき

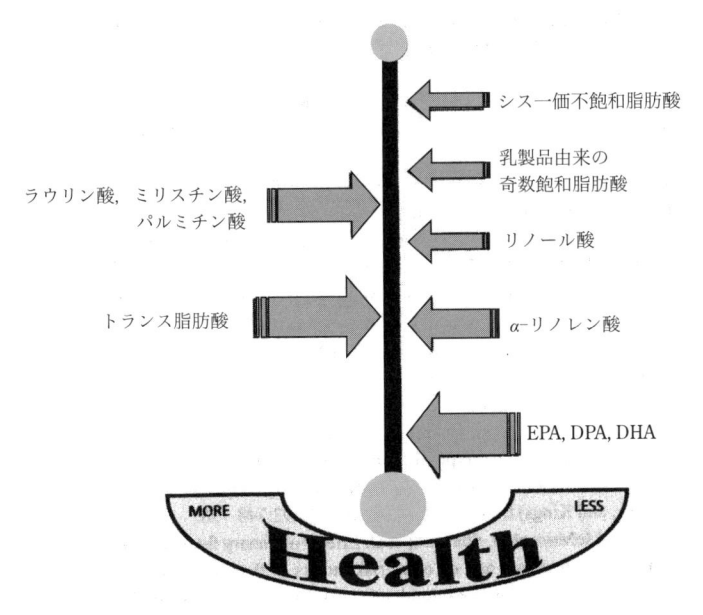

図 10.5 各種脂肪酸の相対的健康効果の評価[52]
矢印の大きさは相対的効果の強さを表し，下方ほど効果が大きい．

わめて複雑である．食べ物に対する応答の個人差を考えれば，当然のことであろう．その点で，肥満しやすさに中枢神経系が深く係わることが指摘されており[54]，現時点での肥満の一次防止策が効果を上げていないのも当然のことかも知れない[55]．いずれにしても，食と健康に関しては，個人の Quality of Life（QOL）を満足させる対応が不可欠であることだけは強調しておきたい（図10.6）[56]．そのためにはまず，マスコミ情報を正しく読み取り判断できる素養を身につけることである[57]．

表10.5　種々の循環器疾患リスク因子に及ぼす脂肪酸の影響

脂肪酸		循環器疾患のリスク因子				
		脂質異常症	肥満	インスリン抵抗性および2型糖尿病	炎症	高血圧
飽和脂肪酸	MCFA (8:0-10:0)	○	○	○	—	±
	ラウリン酸	○	○	○	±	—
	ミリスチン酸	±	—	±	—	±
	パルミチン酸	×	—	±	±	×
	ステアリン酸	±	—	±	±	○
cis-MUFA	パルミトレイン酸	±	±	±	±	±
	オレイン酸	○	○	○	±	○
trans-MUFA	エライジン酸	×	×	×	×	±
	バクセン酸	?	±	±	?	±
	t-パルミトレイン酸	○	?	○	○	○
trans-PUFA	リノエライジン酸	—	—	—	×	—
	ルーメン酸	±	±	?	±	±
	10t, 12c-CLA	×	?	×	×	±
n-3 PUFA	α-リノレン酸	○	±	○	○	○
	EPA	○	±	○	○	○
	DHA	○	±	×	○	○
n-6 PUFA	リノール酸	○	±	?	?	?
	アラキドン酸	±	±	±	×	×

MUFA：一価不飽和脂肪酸，PUFA：多価不飽和脂肪酸，MCFA：中鎖脂肪酸，CLA：共役リノール酸．○ 有効効果，× 有害効果，± 中性，? 不一致/未確定結果，— データなし．文献53から抜粋．

参考文献

1) Teicholz N, The Big Fat Surprise: Why Butter, Meat & Cheese Belong in a Healthy Diet. Simon & Schuster, UK (2014)
2) Smith R, Are some diets "mass murder"? *BMJ*, **349**: g7654 (2014)
3) Howard BV, Van Horn L, Hsia J et al., Low-fat dietary pattern and risk of cardiovascular disease. The Women's Health Initiative Randomized Controlled Dietary Modification Trial. *JAMA*, **295**: 655-666 (2006)

```
                    食事の摂取
        ┌──────┬──────┬──────┬──────┬──────┐
        │社会的│個人的│      │      │      │
        │相互  │満足感/│経済性│身体的│心理的│
        │関係  │飽満  │      │      │      │
        ├──────┴──────┴──────┴──────┴──────┤
        │  Quality of Life に影響する生活領域  │
        └──────┬──────┬──────┬──────┬──────┘
```

該当者の個人的な価値観，信条および生活経験による選択

食事に関連した Quality of Life
に対する潜在的影響

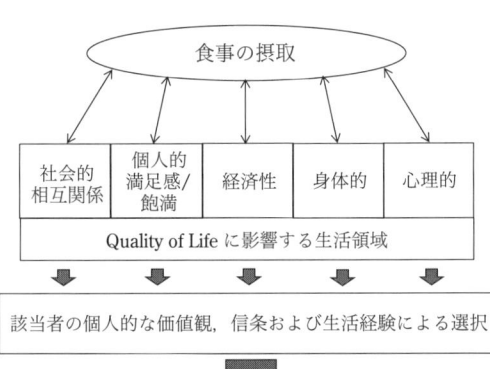

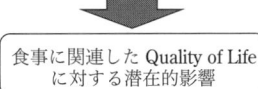

図 10.6 食事摂取が生活の質に及ぼす潜在的影響の概念モデル[56]

この図では，食事の変化が QOL（生活の質）にプラスあるいはマイナス方向にどのように影響するかを調べるに当たって，考慮すべき重要領域に焦点を当てている．例えば，食事の変化で体重が減少し，特定の人では QOL 領域のどれかが改善されても，同時に個人の経済状態あるいは社会的相互関係への影響を介して，QOL にマイナス効果を及ぼす可能性もある．

4) Hooper L, Summerbell CD, Thompson R et al., Reduced or modified dietary fat for preventing cardiovascular disease. *Cochrane Database Syst. Rev.*, 2012 May 16; **5**: CD002137
5) O'Sullivan TA, Hafekost K, Mitrou F et al., Food sources of saturated fat and the association with mortality: a meta-analysis. *Am. J. Public Health*, **103**(9): e31-e42 (2013)
6) Santaren ID, Watkins SM, Liese AD et al., Serum pentadecanoic acid (15:0), a short-term marker of dairy food intake, is inversely associated with incident type 2 diabetes and its underlying disorders. *Am. J. Clin. Nutr.*, **100**: 1532-1540 (2014)
7) Das UN, Nutritional factors in the prevention and management of coronary artery disease and heart failure. *Nutrition*, **31**: 283-291 (2015)
8) Harcomb Z, Baker JS, Cooper SM et al., Evidence from randomized controlled trials did not support the introduction of dietary fat guidelines in 1977 and 1983: a systematic review and meta-analysis. *Open Heart*, 2015;**2**:e000196
9) Sintra ST, Teter BB, Bowden J et al., The saturated fat, cholesterol, and statin controversy a commentary, *J. Am. Coll. Nutr.*, **33**: 79-88 (2014)
10) Bahl R, The evidence base for fat guidelines: a balanced diet. *Open Heart*, 2015; **2**: e000229
11) Crous-Bou M, Fung TT, Prescott J et al., Mediterranean diet and telomere length in Nurses' Health Study: population based cohort study. *BMJ*, **349**: g6674 (2014)
12) Rees K, Hartley L, Flowers N et al., "Mediterranean" dietary pattern for the primary prevention of cardiovascular disease. *Cochrane Database Syst. Rev.*, 2013 Aug 12; **8**: CD009825
13) Schwingshackl L, Hoffmann G, Monounsaturated fatty acids, olive oil and health status: a systematic review and meta-analysis of cohort studies. *Lipids Health Disease*, **13**: 154 (2014)

14) WHO, Global status report on noncommunicable diseases 2014, "Attaining the nine global noncommunicalbe diseases targets; a shared responsibility"
15) Fodor JG, Helis E, Yazdekhasti N et al., "Fishing" for the origins of the "Eskimos and heart disease" story: facts or wishful thinking? *Can. J. Cardiol.*, **30**: 864-868 (2014)
16) 1970s Fish oil study criticized but original author says critics twisted facts to get attention. *Inform*, **26**: 25-27 (2015)
17) Tani S, Takahashi A, Nagao K et al., Association of fish consumption-derived ratio of serum n-3 to n-6 polyunsaturated fatty acids and cardiovascular risk with the prevalence of coronary artery disease. A cross-sectional pilot study. *Int. Heart J.*, **56**: 260-268 (2015)
18) Marklund M, Leander K, Vikström M et al., Polyunsaturated fat intake estimated by circulating biomarkers and risk of cardiovascular disease and all-cause mortality in a population-based cohort of 60-year-old men and women. *Circulation*, **132**: 586-594 (2015)
19) Sugiyama D, Okamura T, Watanabe M et al., Risk of hypercholesterolemia for cardiovascular disease and the population-attributable fraction in a 24-year Japanese cohort study. *J. Atheroscler. Thromb.*, **22**: 95-107 (2015)
20) Jiao J, Li Q, Chu J et al., Effect of n-3 PUFA supplementation on cognitive function throughout the life span from infancy to old age: a systematic review and meta-analysis of randomized controlled trials. *Am. J. Clin. Nutr.*, **100**: 1422-1436 (2014)
21) Kagan ML, Levy A, Leikin-Frenkel A, Comparative study of tissue deposition of omega-3 fatty acids from polar-lipid rich oil of the microalgae *Nannochloropsis oculata* with krill oil in rats. *Food Funct.*, **6**: 185-191 (2015)
22) Kohler A, Sarkkinen E, Tapola N et al., Bioavailability of fatty acids from krill oil, krill meal and fish oil in healthy subjects—a randomized, single-dose, cross-over trial. *Lipids Health Dis.*, **14**: 19 (2015)
23) Yurko-Mauro K, Kralovec J, Bailey-Hall E et al., Similar eicosapentaenoic acid and docosahexaenoic acid plasma levels achieved with fish oil or krill oil in a randomized double-blind four-week bioavailability study. *Lipids Health Dis.*, **14**: 99 (2015)
24) Ghasemifard S, Sinclair AJ, Kaur G et al., What is the most effective way of increasing the bioavailability of dietary long chain omega-3 fatty acids—daily *vs.* weekly administration of fish oil? *Nutrients*, **7**: 5628-5645 (2015)
25) Browning LM, Walker CG, Mander AP et al., Compared with daily, weekly n-3 PUFA intake affects the incorporation of eicosapentaenoic acid and docosahexaenoic acid into platelets and mononuclear cells in humans. *J. Nutr.*, **144**: 667-672 (2014)
26) Ghasemifard S, Turchini GM, Sinclair AJ, Omega-3 long chain fatty acid "bioavailability": a review of evidence and methodological considerations. *Prog. Lipid Res.*, **56**: 92-108 (2014)
27) Strain JJ, Yeates AJ, van Wijngaarden E et al., Prenatal exposure to methyl mercury from fish consumption and polyunsaturated fatty acids: associations with child development at 20 mo of age in an observational study in the Republic of Seychelles. *Am. J. Clin. Nutr.*, **101**: 530-537 (2015)
28) EFSA Scientific Committee, Statement on the benefits of fish/seafood consumption compared to the risk of methylmercury in fish/seafood. *EFSA J.*, **13**(1): 3982 (2015)
29) Drevnick PE, Lamborg CH, Horgan MJ, Increase in mercury in pacific yellowfin tuna. *Environ. Toxicol. Chem.*, **34**: 931-934 (2015)
30) Walker TB, Parker MJ, Lessons from the war on dietary fat. *J. Am. Coll. Nutr.*, **33**: 347-351 (2014)
31) Hooper L, Abdelhamid A, Moore HJ et al., Effect of reducing total fat intake on body weight: systematic review and meta-analysis of randomized controlled trials and cohort studies. *BMJ*, **345**:

e7666 (2012)
32) Noto H, Goto A, Tsujimoto T et al., Low-carbohydrate diets and all-cause mortality: a systematic review and meta-analysis of observational studies. *PLoS ONE*, **8**(1): e55030 (2013)
33) Bazzano LA, Hu T, Reynolds K et al., Effects of low-carbohydrate and low-fat diets: a randomized trial. *Ann. Intern. Med.*, **161**: 309-318 (2014)
34) Sacks FM, Carey VJ, Anderson CAM et al., Effects of high vs low glycemic index of dietary carbohydrate on cardiovascular disease risk factors and insulin sensitivity. The OmniCarb Randomized Clinical Trial. *JAMA*, **312**: 2531-2541 (2014)
35) Wu H, Flint AJ, Qi Q et al., Association between dietary whole grain intake and risk of mortality: two large prospective studies in US men and women. *JAMA Intern. Med.*, **175**: 373-384 (2015)
36) Qi Q, Chu AY, Kang J et al., Fried food consumption, genetic risk, and body mass index: gene-diet interaction analysis in three US cohort studies. *BMJ*, **348**: g1610 (2014)
37) 徳永勝人, 古林孝保, 肥満・肥満症の予防と治療, 食事療法. 日本臨床, **71**: 315-319 (2013)
38) Scientific opinion on the essential composition of total diet replacements for weight control. *EFSA J.*, **13**(1): 3957 (2015)
39) Lamarche B, Couture P, Dietary fatty acids, dietary patterns, and lipoprotein metabolism. *Curr. Opin. Lipidol.*, **26**: 42-47 (2015)
40) Ooi EMM, Watts GF, Ng TWK et al., Effect of dietary fatty acids on human lipoprotein metabolism: a comprehensive update. *Nutrients*, **7**: 4416-4425 (2015)
41) Yanai H, Katsuyama H, Hamasaki H et al., Effects of dietary fat intake on HDL metabolism. *J. Clin. Med. Res.*, **7**: 145-149 (2015)
42) Pikula A, Beiser AS, Wang J et al., Lipid and lipoprotein measurements and the risk of ischemic vascular events. Framingham Study. *Neurology*, **84**: 472-479 (2015)
43) Verdoia M, Schaffer A, Suryapranata H et al., Effect of HDL-modifiers on cardiovascular outcomes: a meta-analysis of randomized trials. *Nutr. Metab. Cardiovasc. Dis.*, **25**: 9-23 (2015)
44) Navar-Boggan AM, Peterson ED, D'Agostino RB et al., Hyperlipidemia in early adulthood increases long-term risk of coronary heart disease. *Circulation*, **131**: 451-458 (2015)
45) USDA, Scientific Report of the 2015 Dietary Guidelines Advisory Committee. February 2015, http://www.health.gov/dietaryguidelines
46) Orsavova J, Misurcova L, Ambrozova JV et al., Fatty acids composition of vegetable oils and its contribution to dietary energy intake and dependence of cardiovascular mortality on dietary intake of fatty acids. *Int. J. Mol. Sci.*, **16**: 12871-12890 (2015)
47) Harika RK, Eilander A, Alssema M et al., Intake of fatty acids in general populations worldwide does not meet dietary recommendations to prevent coronary heart disease: a systematic review of data from 40 countries. *Ann. Nutr. Metab.*, **63**: 229-238 (2013)
48) Shen W, Gaskins HR, McIntosh MK, Influence of dietary fat on intestinal microbes, inflammation, barrier function and metabolic outcomes. *J. Nutr. Biochem.*, **25**: 270-280 (2015)
49) Ettinger R, MacDonald K, Reid G et al., The influence of the human microbiome and probiotics on cardiovascular health. *Gut Microbes*, **5**: 719-726 (2014)
50) Miyamoto J, Mizukure T, Park S-B et al., A gut microbial metabolite of linoleic acid, 10-hydroxy-cis-12-octadecenoic acid, ameliorates intestinal epithelial barrier impairment partially via GPR 40-MEK-ERK pathway. *J. Biol. Chem.*, **290**: 2902-2918 (2015)
51) Chassaing B, Koren O, Goodrich JK et al., Dietary emulsifiers impact the mouse gut microbiota promoting colitis and metabolic syndrome. *Nature*, **519**: 92-96 (2015)
52) Calder PC, Functional roles of fatty acids and their effects on human health. *J. Parenter. Enteral.*

Nutr., **39** (1 Suppl): 18S-32S (2015)
53) Poudyal H, Brown L, Should the pharmacological actions of dietary fatty acids in cardiometabolic disorders be classified based on biological or chemical function? *Prog. Lipid Res.*, **59**: 172-200 (2015)
54) Locke AE, Kahali B, Berndt SI *et al.*, Geneteic studies of body mass index yield new insights for obesity biology. *Nature*, **518**: 197-206 (2015)
55) Ard J, Obesity in the US: what is the best role for primary care? *BMJ*, **350**: g7846 (2015)
56) Carson TL, Hidalgo B, Ard JD *et al.*, Dietary interventions and quality of life: a systematic review of the literature. *J. Nutr. Educ. Behav.*, **46**: 90-101 (2014)
57) Northup T, Understanding the relationship between television use and unhealthy eating: the mediating role of fatalistic views of eating well and nutritional knowledge. *Int. J. Commun. Health*, 2014/No.3: 10-15

索　引

和　文

ア　行

アクリルアミド　250, 255
アクロレイン　259
アスタキサンチン　88
アスパラギナーゼ　256
アスパラギン　256
アセト酢酸　129, 136
アセトン　129
アドレナリン受容体　176
アナンダミド　80
Apo E4 欠損者　137
Apo E4 対立遺伝子　191
アポリポタンパク質　23, 139
アラキドン酸(ARA)　27, 64, 69, 77, 80
　　──酸化物　86
　　──代謝産物　83
　　──の機能　85
　　──の食品のおいしさ向上効果　86
アルツハイマー病　68, 76, 135, 139, 211
α-トコフェロール　17, 227, 259
α-リノレン酸　6, 8, 9, 27, 71, 77, 202, 245, 268, 273
アレルゲン性　7

イカ　89
胃癌　229
異所性脂肪　179
1型糖尿病　138, 193
一価不飽和脂肪　62, 166
一価不飽和脂肪酸(MUFA)　5, 55, 92, 93, 245, 265, 273
　　──の推奨摂取量　63
遺伝子組換え大豆油　6
　　──の血液コレステロール濃度への影響　7
　　──の脂肪酸組成　7
遺伝的肥満素因　174

インスリン　61
インスリン抵抗性　46, 134, 178

エイコサノイド　64, 70, 77, 79
　　──の炎症性　83
　　──の血栓形成性　83
エイコサペンタエン酸(EPA)　27, 64, 71, 245
HMG-CoA 還元酵素　70, 193, 211
栄養摂取量　157
ARA/DGLA 比　169
AOAC 法　121
エキストラバージンオリーブ油　56
SHRSP ラット　229
エスキモー食　267
エステル交換　120, 126, 131
エストラジオール　257
エゼチミブ　191, 207
n-3 系脂肪酸　245
　　──と心疾患　70
n-3 系長鎖多価不飽和脂肪酸　192, 267
n-3 系 PUFA　84, 88, 91, 128, 167, 202, 273
n-6/n-3 比　75, 84, 245
n-6 系脂肪酸　244
　　──と冠動脈心疾患　65
　　──と心疾患　65
　　──有害論　66
n-6 系 PUFA　50, 85, 192
エネルギーバランス　139, 166, 271
3-MCPD 脂肪酸エステル　251
エライジン酸(9t-18:1)　95, 102, 105
LDL-Chol/HDL-Chol 比　97, 107
LDL 受容体　70, 192, 194, 211
LDL の小粒子化　102
炎症　82, 274
炎症反応　83, 103, 232, 275
エンドカンナビノイド　85

オキアミ　89

オキアミ油　89, 203
オーストラリア　119
オメガ3脂肪酸　75
オメガ3製品　88
オリーブ油　56, 168, 266
オレイン酸　55, 57, 63, 92, 265
オレイン酸エステル　59
オレオゲル　120

カ 行

カイロミクロン　23, 191
カイロミクロンレムナント　23, 193
加工汚染物質　250
過酸化脂質　258
過酸化物価　18
可塑剤　260
過体重　155
褐色脂肪組織　173, 174
　　——の増量と活性化　179
　　——の熱産生　175
カルボニル価　18
カロテノイド　17
カロリーの強制表示策　185
環境化学物質　88
還元糖　256
肝臓X受容体　211
冠動脈心疾患(CHD)(リスク)　36–41, 44, 52, 55, 61, 65, 76, 87, 91, 98, 104, 106, 117, 189, 195, 243, 264
カンペステロール　218, 229
γ-オリザノール　221
γ-リノレン酸　8, 10, 28, 64

共役リノール酸(CLA)　10, 96, 97, 107, 118, 273
共役リノレン酸　11, 12
魚油　13, 64, 88, 89, 168, 202, 233, 273
　　——の酸化劣化　88
　　——の脂肪酸組成　13
魚卵加工品　206

空腸　192
クフェア油　125
グリコリピド　90
グリシダミド　257
グリシドール　250, 251
グリシドール脂肪酸エステル　251
グリシン抱合体　194
グリセミックインデックス(指数)　46, 271
グルコキナーゼ　173
グルタチオン S-トランスフェラーゼ　213
グルタチオンペルオキシダーゼ　212
グレリン　33

鶏卵　12, 189, 197, 213, 246
血液中の酸化植物ステロール濃度　232
血液脳関門　135, 211
血清アルブミン　135
血清 HDL-コレステロール濃度　197
血清 LDL-コレステロール濃度　197
血清コレステロール濃度　35, 45, 195
　　——低下作用　22, 55, 69, 221
　　——と癌　204
　　——と全死因死亡率　195
血清トリグリセリドの低下　234
血清ビタミン濃度　225
結腸・直腸癌　204
7-ケトコレステロール　208
ケトンエステル　136, 178
ケトン血症　136
ケトン体　125, 129, 135, 162
けん化価　18
健康関連生活の質　247
健康障害非発現量　104
健康な食事型　265
健康な食事指標2005　183

こ

工業型トランス脂肪酸　95, 106, 116, 119, 246
高コレステロール血症　54, 212, 214, 268, 273
高脂肪食　162, 164, 166, 173, 182, 270
高植物ステロール血症　234
合成脂肪　51
構造脂質　16

索　引　　　　　　　　　　**283**

　　──のトリグリセリド構造　16
高炭水化物食　161, 164, 270
高度肥満　155
高リノール酸ひまわり油　168, 180
ココアバター　16
コメ　183
コリン　213
コレシストキニン　22
Cholestanol/Chol 比　201
コレステロール　16, 90, 97, 182, 189, 246
　　──の吸収　190
　　──の自動酸化　205
　　──の摂取と血清コレステロール濃度　195
　　──の摂取と心疾患発症　213
　　──の体内合成　193
コレステロールエステル　58, 59, 99
コレステロールエステル転送タンパク質　102
コレステロール吸収阻害薬　191, 193
コレステロール合成阻害薬　191, 203
コレステロール代謝　190, 193
コレステロール 7α-ヒドロキシラーゼ　194
コレステロールヒドロペルオキシド　212
コロンビン酸　11

サ 行

魚　75, 89
　　──の摂取　70, 72
酢酸　140
さけ油　203
砂糖税　157
サフラワー油　50, 64, 67
サプリメント　10, 73, 75, 88, 110, 118, 119, 203, 234
酸価　18
酸化コレステロール　205
　　──摂取量　208
　　──の生体内生成　208

ジアシルグリセロール油　250
ジエン型トランス脂肪酸　96, 105, 254

シクロアルタノール　221
シクロアルテノール　221
シクロオキシゲナーゼ　80
脂質　3
　　──酸化物　259
　　──の栄養機能　26
　　──のエネルギー価　27
脂質異常症　184, 211
脂質受容体　32
脂質ヒドロペルオキシド　213
静かな脂肪酸　57, 245, 266
シスバクセン酸　60, 61
G タンパク質共役受容体　172
C ペプチド　61, 62
脂肪　3
　　──の摂取と肥満　164
脂肪エネルギー比率　239
脂肪酸　4
脂肪酸エステル型植物スタノール　223, 226
脂肪酸組成の改変　6
18:1 脂肪酸の位置異性体　105
脂肪税　157
脂肪：炭水化物比　170
脂肪置換物　51
脂肪フリー牛乳　168
ジホモ-γ-リノレン酸（DGLA）　70, 80, 169
4,4-ジメチルステロール　221
重金属　88
受動拡散　22
循環器疾患（CVD）（リスク）　39, 40, 43, 44, 59, 71, 98, 106, 108, 123, 169, 183, 189, 200, 240, 242, 254, 263, 266, 268
脂溶性成分の吸収促進作用　29
消化管ホルモン　33
消費者庁　74, 111, 117
小粒子径 LDL　46, 99
ショートニング　113
食事コレステロール　197
食事脂肪　21, 36, 43, 93, 263, 269
　　──と炎症　82, 274
　　──と血清コレステロール濃度　202
　　──と腸内細菌　274

索引

　　――と腸のバリアー機能　274
　　――と肥満　161, 181
食事摂取基準　45, 238
　　―― 2015 年版の 2010 年版との比較
　　　241
食事誘発性体熱産生　132, 166
食品安全委員会　113, 116
食品中の脂肪酸　3
植物スタノール　218
　　――の降コレステロール作用　221
植物ステロール　16, 218
　　――酸化物　229
　　――の吸収　227
　　――の降コレステロール作用　221
　　――のコレステロール吸収阻害機構
　　　224
植物油脂　5, 274
食味　119
食用植物油の脂肪酸組成　6
食用油脂　14
　　――の品質　15
ショートニング　113
心筋梗塞　40, 242, 273

推奨量　239
膵リパーゼ　21, 190
スタチン　67, 191, 193, 203, 233
スタノールエステル　229
スチグマステロール　218
ステアリドン酸　6, 77
ステアリン酸　49

西欧食型　265
生活習慣病　35, 179, 244, 269
　　――の重症化予防　238, 247
生活習慣病関連遺伝子　47
精製食用油中のトランス異性体　96
生物時計　184
赤血球中の TFA レベル　101, 122
赤血球膜中の TFA 異性体レベル　106
セロトニン　57
前立腺癌　84, 204, 229
全粒穀物　244, 271

総 Chol/HDL-Chol 比　37, 43, 49, 52,
　　105, 273
即席めん　253

タ 行

ダイオキシン　260
体脂肪低減作用　132
体脂肪率　133
大豆胚芽油　220, 222
大豆油　5, 28, 67
大腸癌　84
第六の味　32
タウリン抱合体　194
タウロコール酸　274
多価不飽和脂肪　166, 243
多価不飽和脂肪酸（PUFA）　5, 42, 46, 64,
　　167, 177, 202, 243, 259
　　――摂取量の評価　86
　　――と冠動脈心疾患　92
　　――の摂取推奨量　29
　　――の目安量　239
脱共役タンパク質 1　177
脱臭工程　96, 250
DASH 食　271
WHO の TFA 摂取上限　109
卵　246
　　――の摂取と血液コレステロール濃度
　　　197
　　――の摂取と心疾患リスク　198
　　――の摂取と 2 型糖尿病のリスク
　　　199
卵類　189
短鎖脂肪酸　4, 140
胆汁酸　22, 192
胆汁酸ミセル　22, 190, 225

地中海型食事　39, 57, 74, 265, 273
中華食　117
中鎖脂肪（MCT）　24, 124, 177, 246
　　――の生理的機能　131
　　――の体脂肪低減効果　132
　　――の認知症改善効果　135
中鎖脂肪酸　4, 24, 124
　　――の消化吸収　125

索　引

──の心疾患改善作用　134
中性脂肪　71, 74
中・長鎖脂肪 (MLCT)　125
　　──の生理的機能　131
中・長鎖脂肪酸製品　133
長鎖脂肪酸　4
長鎖多価不飽和脂肪酸　5, 27, 64
長鎖不飽和脂肪酸　180
長鎖飽和脂肪酸　180
超長鎖飽和脂肪酸　50
腸内細菌　140, 274
チョコレート　16
チロソールエステル　56

DGLA/LA 比　169
低脂肪牛乳　168
低脂肪食　161-163, 171, 182, 264, 270
低脂肪乳製品　168
低体重と過体重による死亡リスク　160
低炭水化物・高脂肪食　247
低炭水化物食　163, 270
TBA 値　18
4-デスメチルステロール　220
Δ^6-不飽和化酵素　77, 78, 169
テロメア長　265
天然型トランス脂肪酸　94, 106, 116, 119

糖尿病　169, 200
動物性脂肪　166
動物(性)油脂　12
　　──の脂肪酸組成　13
特殊な食用植物油の脂肪酸組成　8
特定保健用食品　16, 72, 125, 127, 131, 172, 220, 222
ドコサノイド　64
ドコサヘキサエン酸 (DHA)　27, 64, 245
ドコサペンタエン酸　28
トコトリエノール　17, 48
トコフェロール　17, 225
どぶ油　260
トランス脂肪酸/トランス脂肪　5, 94, 166, 246, 254, 267, 273
　　──規制　109
　　──摂取量　100, 109
　　──摂取量目標の WHO 勧告　116
　　──と冠動脈心疾患　97
　　──と心疾患リスク　102
　　──の許容上限量　104
　　──の禁止策　111
　　──の生理的効果　103
　　──の低減化　119
　　──の低減効果　122
　　──の表示義務化策　110
　　──の分析方法　121
トランス脂肪酸フリー食品　114
トリオレイン　131
トリカプリリン　131, 136
トリグリセリド (TG)　3, 22, 71, 182
トリヘプタノイン　138
トール油　229
豚脂(ラード)　12

ナ　行

内臓脂肪　173
内分泌因子　175
なたね油　5, 28
難消化性油脂　24

2 型糖尿病　134, 164, 180, 193, 199
肉製品の代替え脂肪　51
二次胆汁酸　194
日本型食生活　47
日本食(日本型食事)　117, 266
日本人の脂質摂取状況　241
日本人のトランス脂肪酸摂取量　112
乳化法の開発　120
乳癌　84, 205, 212, 229
ニュージーランド　119
任意表示　123
認知機能　138, 211, 269

熱産生調節機構を修飾する食品成分　177
年齢応答性　88

脳出血　40, 242
脳卒中　39, 40, 242
脳のエネルギー源　130, 135

ハ 行

肺癌　229
白色脂肪組織　174, 176
バクセン酸(11t-18:1)　94, 96, 105
バージンオリーブ油　56, 250
バター　50, 97, 206, 264
パーム核油　5, 124
パーム油　47, 120, 168, 180, 251
　——のトリグリセリド構造　48
パルミチン酸　47, 48, 92, 180
パルミトレイン酸　59-62
反芻動物トランス脂肪酸　94, 118
　——の心臓病予防効果　109
ハンバーガー　117

非アルコール性脂肪肝疾患　180
非感染性(慢性)疾患　35, 267
ピザ　117
PCSK9 標的薬　204
微小藻類　89, 90
必須脂肪酸　27, 64, 92, 240
　——欠乏改善　29
　——の代謝　77
　——必要量　28
7α-ヒドロキシコレステロール　210
7β-ヒドロキシコレステロール　208
27-ヒドロキシコレステロール　210
4-ヒドロキシノネナール　69
ヒドロペルオキシジエン　258
ピノレン酸　12
ビーフジャーキー　207
非ふるえ熱産生　175
肥満　32, 154, 155, 213, 269
　——の食事療法　271
肥満(関連)遺伝子　166, 172, 182
非メチレン介在型多価不飽和脂肪酸　11

ファストフーズ　113, 117
ファットスプレッド　114
風味　119
部分水添植物油　94, 97, 105, 108
部分水添油脂　94, 111, 119
　——使用規制　124

フライ食品　173, 259, 271
ブラシカステロール　218
フラン　258
ブレンディング　120
フレンチフライ　230
プロスタグランジン代謝産物　80
プロピオン酸　140

米国人のための食事ガイドライン　42, 263
7-ヘキサデセン酸　60
ベージュ脂肪細胞　176
β-アミロイド　211
β-カロテン　30, 48, 225
β 酸化　79, 129, 172, 180, 271
β-シトステロール　218, 229
β-ヒドロキシ酪酸　129, 136
ペルオキシレドキシン　213
ペルオキシソーム　180

飽和脂肪酸/飽和脂肪　5, 36, 92, 93, 113, 114, 120, 122, 166, 168, 182, 192, 202, 242, 263, 270, 272, 274
　——摂取量と各種疾患による死亡　39
　——摂取量と冠動脈心疾患　44
　——摂取量と冠動脈リスク指標　43
　——摂取量と循環器疾患　46, 242
　——と炎症　83
　——の摂取量低減と冠動脈心疾患　45
　——の低減効果　122
　——の目標量　239
　——のリノール酸による置換　54, 67, 93, 97, 243
　——無罪論　41, 263
　——リスク説　36, 37
ホスファチジルコリン　17
ポテトチップス　255
ほどほど　249
ホメオスタシス機構　193
ポリフェノール　56, 59

マ 行

マーガリン　7, 97, 113, 222, 230, 231
マクロファージ　210

索　引　　**287**

マヨネーズ　30, 206, 222

見えないあぶら　248
見えるあぶら　248
ミード酸　28
ミリスチン酸　48

メイラード反応　256
メタボリックシンドローム　59, 117,
　　141, 154, 157, 171, 213, 275
メチル水銀　269
4-メチルステロール　220
メニュー中のTFA含有量　122
目安量　239

目標量　239
モノエン型トランス脂肪酸　94, 254
モノクロロプロパンジオール　250
モノ不飽和脂肪酸　5

ヤ　行

焼き鳥の皮　206
やし油　5, 124, 136, 139
やせ　155, 157, 159

遊離脂肪酸　89, 172
油脂　3
　——と味覚　30
　——の消化吸収　21
　——の特数　18

ヨウ素価　18

ラ　行

ラウリン酸　5, 48, 124, 139
酪酸　140
酪農脂肪　169, 264
酪農製品　119, 168
卵白タンパク質　200

リノエライジン酸　106
リノール酸　22, 27, 64, 69, 77, 80, 91,
　　123, 180, 202, 268
　——欠乏症状　92

　——摂取量とCHDリスク低減　39,
　　65, 66, 93, 243
　——代謝産物　70, 83
　——による炎症亢進　83, 84, 92
　——によるトランス脂肪酸のリスク低減
　　99
　——のコレステロール合成抑制作用
　　70
　——の酸化代謝産物　68
リポキシゲナーゼ　80
リポタンパク質(a)　48, 99
リポタンパク質代謝　139, 272
リポタンパク質リパーゼ　23, 193
リン脂質　17, 89, 98

ルーメン酸　10

レシチン　17
レプチン　33, 173

欧　文

A

ABCA1　191
ABCG5　191, 225, 228
ABCG8　191, 201, 225, 228
Apo A-I　23, 102, 272
Apo B-48　191
Apo B-100　102, 272
Apo E　23, 139
Apo E4　139
Apo J　139
Atkins　161

B

bioavailability　89, 269
BMI(body mass index)　155, 166, 182

C

Caprenin　25
cardiometaboic disorder　180
CD36　22, 31, 32, 271
CHD　36, 55, 65, 104, 189, 195

cholestanetriol 206
cholesterol 5β-epoxide 206
CODEX 97, 107, 118
CVD 41, 59, 106, 240, 242, 263

D

DHA 27, 64, 71, 72, 78, 180, 202, 245, 268, 273
Dietary Goals for the United States 36
Dietary Guidelines for Americans 42, 44, 263
dietary portfolio 54

E

EPA 6, 27, 64, 71, 72, 78, 202, 245, 268

G

GI 46, 271
GPR120 172

H

9-(13-)hydroperoxy-octadecadienoic acid 68
7α-hydroxycholesterol 206
7β-hydroxycholesterol 206
25-hydroxycholesterol 206

K

7-ketocholesterol 206

L

large LDL 199, 202
LEARN 161
lipoxin A 80
Lp(a) 48, 99

M

MCPD 251
MLCT 125

moderation 249

N

NPC1L1 72, 190, 207, 227

O

24-OHChol 211
25-OHChol 211
27-OHChol 210, 212
Olestra 25
Ornish 161
9-(13-)oxo-octadecadienoic acid 68

P

PPAR 178
protectin D 80

Q

QOL 123, 183, 276

R

resolvin E 80
rumenic acid 10

S

Salatrim 25
small LDL 202
SREBP 194
SREBP-2 211
sugar-fat seesaw 161
Sustainable Palm Oil 15
sustainability 15

U

UCP1 177

Z

Zone 161

■ 著者略歴（平成 28 年 2 月現在）
菅野道廣（すがの みちひろ）

1962 年　九州大学大学院農学研究科博士課程修了，農学博士．
1962-1964 年　米国 Harvard 大学公衆衛生学部栄養学科博士研究員．
1964 年　九州大学農学部栄養化学講座助手，1966 年同助教授，1977 年同教授（1991 年から食糧化学講座教授）
1997 年　九州大学停年退官，同大学名誉教授．同年熊本県立大学生活科学部教授．
2000 年　同大学学長，2004 年退官，同大学名誉教授，現在に至る．

食品・機械研究会（会長），必須脂肪酸と健康研究会（会長），タマゴ科学研究会（理事長），機能油脂懇話会（旧 CLA 懇話会）（世話人），加工油脂栄養研究会（名誉会長），油脂・コレステロール研究会（名誉会長）

日本栄養・食糧学会名誉会員，国際栄養連盟（IUN）フェロー，日本油化学会及びアメリカ油化学会フェロー，日本油化学協会論文賞，日本栄養・食糧学会賞，日本農芸化学会功績賞，安藤百福記念賞，瑞寶中綬章受章．

研究テーマ：脂質代謝調節の食品栄養学的解析と脂質代謝改善関連機能性食品の開発．
専門研究論文（450 編）・総説・解説多数．著書（共著，分担執筆）「コレステロール」，「あぶらは訴える　油脂栄養論」，「Soy in Health and Nutrition」など．

脂質栄養学 ―「日本人の健康と脂質」の理解を求めて―

2016 年 4 月 5 日　初版第 1 刷　発行

著　者　菅野道廣
発行者　夏野雅博
発行所　株式会社　幸書房
〒 101-0051　東京都千代田区神田神保町 2-7
TEL　03-3512-0165　FAX　03-3512-0166
URL　http://www.saiwaishobo.co.jp

装　幀：㈱クリエイティブ・コンセプト（松田晴夫）
組　版　デジプロ
印　刷　シナノ

Printed in Japan.　Copyright Michihiro SUGANO 2016
無断転載を禁じます．

・JCOPY〈（社）出版者著作権管理機構 委託出版物〉
本書の無断複写は著作権法上での例外を除き禁じられています．複写される場合は，そのつど事前に，（社）出版者著作権管理機構（電話 03-3513-6969，FAX 03-3513-6979，e-mail：info@jcopy.or.jp）の許諾を得てください．

ISBN 978-4-7821-0408-8　C3047